ERCP
The Fundamentals
(2nd Edition)

ERCP

理论与操作

主编 ——

[美] Peter B. Cotton　　[美] Joseph Leung

主译 ——

宛新建　李百文　蔡晓波

主审 ——

李兆申

上海科学技术出版社

图书在版编目(CIP)数据

ERCP:理论与操作/ (美)科滕(Peter B. Cotton),(美)梁(Joseph Leung)主编;宛新建,李百文,蔡晓波主译.一上海:上海科学技术出版社,2018.7

ISBN 978 - 7 - 5478 - 3924 - 9

Ⅰ.①E… Ⅱ.①科…②梁…③宛…④李…⑤蔡… Ⅲ.①消化系统疾病-内窥镜检-教材 Ⅳ.①R570.4

中国版本图书馆 CIP 数据核字(2018)第 035539 号

Original Title:ERCP: The Fundamentals, 2nd Edition
by Peter B. Cotton and Joseph Leung
This edition first published 2015 © 2015 by John Wiley & Sons, Ltd.

上海市版权局著作权合同登记号 图字:09 - 2016 - 072 号

ERCP:理论与操作

主编 [美]Peter B. Cotton [美]Joseph Leung
主译 宛新建 李百文 蔡晓波
主审 李兆申

上海世纪出版(集团)有限公司
上海科学技术出版社 出版、发行
(上海钦州南路 71 号 邮政编码 200235 www. sstp. cn)
上海盛通时代印刷有限公司印刷

开本 787×1092 1/16 印张 24.25
字数:400 千字
2018 年 7 月第 1 版 2018 年 7 月第 1 次印刷
ISBN 978 - 7 - 5478 - 3924 - 9/R·1571
定价:198.00 元

内容提要

　　本书是一部关于内镜下逆行胰胆管造影(ERCP)的经典之作,对 ERCP 技术做了全面系统的阐述,包括四部分内容:术前准备、术中技巧、临床应用、质控和安全性。重点强调了 ERCP 的规范操作,涵盖了培训与评估、设施和人员设置、风险评估和安全性预案、医患沟通与相关文件准备、配套设施及相关学科配合、操作技巧和临床应用等,特色鲜明,切合临床实践的需求。本书适合作为 ERCP 的培训用书,对全面系统、规范地开展 ERCP 工作具有较高的指导价值。

译者名单

—— **主译**

宛新建　李百文　蔡晓波

—— **主审**

李兆申

—— **译者**（按姓氏笔画排序）

曲　颖　李　雷　李百文　李康安

肖静波　陈达凡　周　慧　赵　晓

徐晓蓉　黄　超　董志霞　蔡晓波

—— **秘书**

夏　杰

原著作者

主编

Peter B. Cotton MD FRCS FRCP
Digestive Disease Center
Medical University of South Carolina
Charleston, USA

Joseph Leung MD FRCP FACP MACG FASGE
Department of Gastroenterology and Hepatology
University of California, Davis School of Medicine
Sacramento, USA
and
Section of Gastroenterology
VA Northern California Health Care System
GI Unit, Sacramento VAMC
Mather, USA

编者

Lars Aabakken MD, phD, BC
Professor of Medicine, Chief of GI Endoscopy
Oslo University Hospital — Rikshospitalet
Oslo, Norway

Alan Barkun MD, CM, FRCP(C), FACP, FACG, AGAF, MSc (Clinical Epidemiology)
Chairholder, the Douglas G. Kinnear Chair in Gastroenterology,
and Professor of Medicine, McGill University
Director of Digestive Endoscopy (adult section), Division of Gastroenterology,
Montreal General Hospital, McGill University and the McGill University Health Centre

Chief Quality Officer，Division of Gastroenterology，
McGill University and the McGill University Health Centre
Montreal，Canada

Todd H. Baron MD，FASGE
Director of Advanced Therapeutic Endoscopy
Professor of Medicine
Division of Gastroenterology & Hepatology
University of North Carolina at Chapel Hill
Chapel Hill，USA

Michael Bourke MBBS，FRACP
Clinical Professor of Medicine
University of Sydney
Sydney，Australia
and
Director of Gastrointestinal Endoscopy
Westmead Hospital
Westmead，Australia

Gregory A. Coté MD，MS
Assistant Professor of Medicine
Indiana University School of Medicine
Indianapolis，USA

Peter B. Cotton MD，FRCS，FRCP
Professor of Medicine
Digestive Disease Center
Medical University of South Carolina
Charleston，USA

John T. Cunningham MD
Samuel and Winifred Witt Professor of Medicine
Section of Gastroenterology and Hepatology
University of Arizona Health Sciences Center
Tucson，USA

Evan L. Fogel MD，MSc，FRCP(C)
Professor of Clinical Medicine
Director，ERCP Fellowship Program
Digestive and Liver Disorders
Indiana University Health，University Hospital
Indianapolis，USA

Moises Guelrud MD
Clinical Professor of Medicine
Tufts University School of Medicine
Director of Advanced Endoscopic Therapy
Division of Gastroenterology
Tufts Medical Center

Tufts University School of Medicine
Boston, USA

Andres Gelrud MD, MMSc
Associate Professor of Medicine
Director, Center for Pancreatic Disorders
Director, Interventional Endoscopy of the Center for Endoscopic
Research and Therapeutics (CERT)
University of Chicago
Chicago, USA

Bronte A. Holt MBBS, BMedSc, FRACP
Interventional Endoscopist
Center for Interventional Endoscopy
Florida Hospital
Orlando, USA

Sundeep Lakhtakia
Asian Institute of Gastroenterology
Hyderabad, India

John G. Lee MD
Professor of Clinical Medicine
UC Irvine Health, H. H. Chao Comprehensive
Digestive Disease Center
Orange, USA
Joseph Leung MD, FRCP, FACP, MACG, FASGE
Mr. & Mrs. C. W. Law Professor of Medicine
Department of Gastroenterology and Hepatology
Davis School of Medicine, University of California,
Sacramento, USA
Chief, Section of Gastroenterology
VA Northern California Health Care System
GI Unit, Sacramento VAMC
Mather, USA

Wei-Chih Liao MD, PhD
Clinical Assistant Professor
Department of Internal Medicine
Taiwan University Hospital
Taiwan University College of Medicine
Taipei, Taiwan, China

Phyllis M. Malpas MA, RN, CGRN
Nurse Manager
Endoscopy Digestive Disease Service Line
Medical University of South Carolina
Charleston, USA

Derrick F. Martin FRCR, FRCP
Professor of Gastrointestinal Radiology
Wythenshawe Hospital
and
Department of Radiology
University Hospital of South Manchester
Manchester，UK

Julia McNabb-Baltar MD, FRCPC
Instructor of Medicine
Division of Gastroenterology，Hepatology and Endoscopy
Brigham and Women's Hospital
Harvard Medical School
Boston，USA

D. Nageshwar Reddy MD, DM, FRCP
Secretary General — World Endoscopy Organisation
Chairman and Chief of Gastroenterology
Department of Gastroenterology
Asian Institute of Gastroenterology
Hyderabad，India

Mohan Ramchandani MD, DM
Senior Consultant
Department of Gastroenterology
Asian Institute of Gastroenterology
Hyderabad，India

Wiriyaporn Ridtitid MD
Advanced Endoscopy Fellow
Indiana University School of Medicine
Indianapolis，USA
and
Chulalongkorn University
King Chulalongkorn Memorial Hospital
Thai Red Cross Society
Bangkok，Thailand

Joseph Romagnuolo MD, MSc, FRCPC
Professor
Medical University of South Carolina
and
Departments of Medicine，Public Health Sciences
Charleston，USA

Stuart Sherman MD
Professor of Medicine
Glen Lehman Professor in Gastroenterology
Digestive and Liver Disorders

Indiana University Health, University Hospital
Indianapolis, USA

Paul R. Tarnasky MD
Digestive Health Associates of Texas
Program Director, Gastroenterology
Methodist Dallas Medical Center
Dallas, USA

Shyam Varadarajulu MD
Medical Director
Florida Hospital Center for Interventional Endoscopy
Florida Hospital
Professor of Internal Medicine, University of Central Florida
Orlando, USA

John J. Vargo, II MD, MPH, FASGE
Vice Chair, Digestive Disease Institute
Chair, Department of Gastroenterology and Hepatology
Cleveland Clinic
Cleveland, USA

Hsiu-Po Wang MD
Professor
Department of Internal Medicine
Taiwan University Hospital
Taiwan University College of Medicine
Taipei, Taiwan, China

Mohammad Yaghoobi MD, MSc, AFS, FRCPC
Clinical Instructor
Advanced Endoscopy Program
Division of Gastroenterology and Hepatology
Medical University of South Carolina
Charleston, USA

中文版序一

ERCP技术自1968年发展至今已整整50年,已由单纯的诊断技术发展成胆胰疾病微创治疗的重要手段。尤其近20年来,随着新的内镜设备及附件的研发和推广,ERCP的诊疗范围得到不断拓展和深化,而临床培训的系统化以及整体操作技术的优化,也使其临床应用更为安全、易于接受。中国是胆胰疾病高发的国家,对ERCP技术具有更大的临床需求,因此,需要更为系统、深入的ERCP技术培训。

宛新建教授及其团队曾经翻译过一本《高级消化内镜:ERCP》,出版后在国内消化内镜界产生了良好的反响,对提高ERCP的整体认识、规范其操作技术起到了有效的推动作用。如今他们再次合作,翻译了《ERCP:理论与操作》,从临床应用角度出发,更加系统、全面地介绍了ERCP的技术要点,切实告诉广大从业人员为什么做ERCP,如何做,怎样做好。本书全面介绍了ERCP在各种胆胰疾病中的应用,包括适应证、治疗中的注意事项以及术后处理等,还嵌合了很多技术上的新进展和理论上的新趋势。同时还详细介绍了ERCP培训、放射防护、麻醉护理、风险规避以及质量控制等相关问题,这部分内容国内论著中较少涉及,具有临床指导价值。值得注意的是,该书还将相关各项临床操作技术单独列出、逐一讨论,并配以视频演示,以便为初学者提供更多的知识和指导。

该书原作者Peter B. Cotton教授是欧美ERCP技术的开拓者和奠基人,Joseph Leung(梁永昌)教授也是一位杰出的ERCP专家,两位教授是中国内镜医师的良师益友,许多ERCP医师接受过两位教授的培训。本书是他们在ERCP方面具有代表性的经典著作之一,是欧美国家ERCP医师的必读教材。该书包含了作者丰富的临床经验和卓越的技术思维,涵盖范围广,资料翔实,意见中肯，既可作为新学者规范的入门教材，又可为经验丰富的 ERCP 医师提供借鉴，加深其对 ERCP 技术的认知和启迪，对规范国内 ERCP 技术的临床应用和操作具有极大的价值。

我有幸在该书正式印刷前先浏览全书，受益匪浅，因此，我非常愿意向全国同道们推荐本书。

中国工程院院士

海军军医大学附属长海医院消化内科主任

中国医师协会内镜分会会长

国家消化系统疾病临床医学研究中心（上海）主任

2018 年 5 月

中文版序二

应宛新建教授的邀请,我很高兴为本书写序,因为这是一本对开展内镜下逆行胰胆管造影(endoscopic retrograde cholangiopancreatography, ERCP)很有临床价值的书。

本书写得非常全面,是完整介绍ERCP的一本好书。作者从术前准备、术中技巧、临床应用、质量控制和安全性方面,由浅至深地对ERCP这一重要的诊断治疗胆胰疾病的内镜技术做了详细描述。对于刚刚起步、准备开展这项工作的医生、护士、技术人员乃至医院有关人员都会有很大帮助,对于已经熟悉这一技术的医护人员,也是一部很好的参考书。

本书的作者都是ERCP专家,主编Peter B. Cotton教授和Joseph Leung教授是ERCP领域的先驱,他们把自己的一生奉献给了这一事业,他们早年的工作对ERCP的发展、ERCP的规范化起了很大的推动作用。他们都是我的老熟人,也是我们国内消化内镜界的老熟人、老朋友。Cotton教授从20世纪70年代开始就多次到国内,传播并帮助开展、推动ERCP工作。Leung教授不但很多次来中国传授消化内镜经验,更为国内培养了一批ERCP方面的人材。

以宛新建为主的翻译团队把这本书翻译成中文,做了一件好事情,这会让更多的国内同行看到这本书,有益于更多的人开展这一工作。我虽然已定居海外多年,但还是要先感谢宛新建、李百文、蔡晓波等人做的工作。宛教授是大家熟悉的消化内镜专家,李百文、蔡晓波是这一领域的青年才俊、后起之秀。我对新建、百文很了解,他们都曾到美国访问并和我一起工作过,他们的善良、扎实、勤奋、优秀都给我留下了深刻的印象。我在此祝愿他们事业成功,出版更多的好书。

今年正好是 ERCP 诞生 50 周年。起初在陈敏章教授等前辈的带领下，国内几乎与国外同时开展了 ERCP 的工作。几十年来，无数国内的同道为 ERCP 的发展做出了积极的努力，使国内 ERCP 的水平进入国际前列。

然而，中国人口众多，我曾多次听李兆申院士讲过，会做 ERCP 的医生人数还远远不够，还有很大的发展空间。在此，我祝愿国内 ERCP 事业更加蓬勃发展，也相信本书会在这一过程中发挥重要作用。

美国乔治亚州消化和消化内镜学会主席

美国埃默里大学医学院教授

2018 年 6 月

中文版前言

ERCP 技术已有 40 余年的发展历史,初期主要用于诊断,现已成为融诊断、治疗于一体的完整的技术体系。近年来随着科技的发展,ERCP 不断衍生出一系列新的技术,如经口胰胆管镜、激光共聚焦、射频消融等,在胆胰疾病临床诊疗中发挥着极其重要的作用。ERCP 技术引入我国也有 40 余年的历史,在各级医院得到了广泛的发展,整体技术水平取得了长足的进步,其中某些领域已经达到国际先进水平。但是,各级医生对 ERCP 工作的认识尚存在较大的缺陷,往往单纯重视操作,而对技术的设置、规范、质控则重视不足。因此,我们迫切需要建立科学合理的操作规范、进行系统的技术培训,也需要一些科学的学术思想来启迪我们的临床实践。

Cotton 教授是美国南卡罗来纳大学医学院消化疾病中心的主任,是国际知名的消化内镜专家。他长期从事消化内镜技术的研究,尤其在 ERCP 领域做了大量开创性工作,积极致力于 ERCP 技术的教学培训与质量控制,先后担任了英国消化病学会的副主席、欧洲消化内镜学会秘书和英国胰腺病学会的主席,2004 年荣获美国消化内镜学会的最高荣誉 Rudolph Schindler 奖。梁永昌教授曾是美国加州大学 Davis 医学中心消化内科主任,从 1980 年代开始在中国香港开展 ERCP 工作,对于 ERCP 技术的临床应用以及内镜医生的培养方面倾注了极大的热情,是美国消化内镜学会 Master Endoscopist 大奖的获得者。Cotton 教授和梁教授先后多次来我国讲学并进行内镜操作的示教,为促进我国消化内镜技术的发展做出了巨大的贡献。

ERCP: *The Fundamentals*(2nd Edition)是两位教授合作撰写的第二本 ERCP 方面的培训教程,参编的作者均为国际知名的消化内镜专家。两位教授

合作的上一本书 *Advanced Digestive Endoscopy：ERCP* 于 2002 年在 gastrohep.com 网站刊出，并于 2006 年由 Blackwell 出版公司出版，其中文版《高级内镜技术：ERCP》于 2010 年在国内出版，对我国 ERCP 工作的开展和规范产生了积极的推动作用。本书部分内容继承了上一本，但取名 *ERCP：The Fundamentals*，目的是为初学者提供更加重要的知识和指导，而不是阐述专家的评论。本书分为术前准备、术中技巧、临床应用、质控和安全性 4 个部分，更加全面、系统地阐述了 ERCP 技术的临床应用，更加紧密地结合临床实践，切实解答了十分常见和关键的临床问题，必将对我国 ERCP 工作的开展具有重要的指导价值。

在翻译过程中，我们尽可能忠实于原著，充分体现原著的精彩与特色，但由于我们学识有限，不妥之处在所难免，恳请国内同道指正。

希望本书的出版，对我国当前 ERCP 技术的开展以及未来的发展具有一定的指导和启示作用，为各级 ERCP 从业人员提供切实的帮助。

宛新建

2018 年 5 月

英文版前言

过去 40 年 ERCP 技术的发展

ERCP 技术发展史

虽然早在 1968 年就报道了第一例成功的经内镜下壶腹部乳头插管术，但 ERCP(内镜下逆行胰胆管造影术)技术真正在世界范围内被人所知却是在日本内镜专家和设备生产商共同努力发明了侧视镜之后。1974 年，在墨西哥世界内镜专题大会上，ERCP 这个专业医学术语被正式认可。尽管对其可行性、诊疗作用及潜在并发症一直争议不断，但 ERCP 作为一项有价值的诊断技术在世界范围内的应用却越来越广泛。治疗性 ERCP 技术的开展，尤其是 1974 年乳头括约肌切开术和 5 年之后胆管支架植入术的开展，极大地推动了 ERCP 的发展。

40 年前的内镜医师很难想象今天在胰胆管疾病诊疗上发生的巨大变化。如果没有 ERCP 技术，对胰腺疾病的认识和诊断仍将一片茫然，对胆道梗阻的诊断和治疗仍将依靠伴有高死亡率的外科手术方法。

19 世纪中期之后的 20 余年是 ERCP 发展的黄金期。尽管伴有一定风险，但显而易见，对每个人来说，采用 ERCP 技术处理胆管结石和肿瘤比外科手术方式操作更简单，费用更低廉，过程更安全。

在过去 20 年，ERCP 技术在很多方面都发生了较大变化，很多创新型 ERCP 技术面世。但总体而言，ERCP 的诊疗作用在一定程度上也受到了放射影像和外科手术技术提高的影响。

放射影像技术

目前,临床对胆管树和胰腺的显影模式更加多样化,高质量体表超声、计算机断层扫描(CT)、超声内镜(EUS)以及磁共振成像(尤其是 MRCP)等影像技术使得对已知或可疑的胰胆管疾病的非侵入性评估变得更为简单。因此,现今 ERCP 更多应用于胰胆管疾病的微创治疗。另一方面,一些胆管放射介入诊疗技术水平的提高,对 ERCP 失败或无法完成 ERCP 的患者是一种有益的补充。

外科手术

随着外科微创手术技术的不断提高,外科手术风险大大下降,围手术期及麻醉护理明显改善。认为 ERCP 永远比外科手术安全的看法是不客观的。外科手术已成为和 ERCP 同等重要的可选择方式,而不是 ERCP 失败后的被动选择。

患者授权

另一方面,患者在选择治疗过程中的参与程度也在不断增加。患者有权了解针对自身疾病可供选择的处理方式,以及每种处理方式相应的风险、局限性及获益情况,并最终作出决定。

质量控制

所有上述问题迫使从事 ERCP 技术的医务人员集中精力提高医疗服务质量,确保以正确的方式做正确的事情。这些问题在所有医疗行为中都十分重要。但是有一点必须清楚,在对某些特殊疾病的治疗中,ERCP 仍然被认为是探索性的治疗,如针对慢性胰腺炎及 Oddi 括约肌功能失调的处理。未来人们将越来越关注以下问题:哪些人员需要被培训参加 ERCP 工作？ 他们的专业技术水平需达到何种程度？ 真正需要多少人从事 ERCP 工作？ 在早期,从事 ERCP 工作的大多是胃肠病科医生,而现在的焦点是确保少部分经过正规培训的 ERCP 医生做充足数量的病例以保持和提高他们的 ERCP 技能。

关于本书

这是我们撰写的第二本有关 ERCP 的专著。第一本书 *Advanced Digestive Endoscopy*：*ERCP* 于 2002 年在 gastrohep. com 网站登出并于 2006 年由 Blackwell 出版公司出版。这本书部分内容继承了上一本，但取名 *ERCP*：*The Fundamentals*，目的是强调我们将更多地为初学者提供重要的知识和指导，而不是阐述专家的评论。值得注意的是，我们将单独逐一讨论相关的 ERCP 技术，并配以视频演示，以便让作者详细阐述什么时候应该做、什么时候不应该做等复杂问题。

感谢所有作者的巨大贡献，同时期盼获得建设性的反馈意见。

Peter B. Cotton and Joseph Leung

2013 年 12 月

相关资源网址

This series is accompanied by a companion website:
www. wiley. com/go/cotton/ercp

The website includes:
- Video clips

目 录

第2篇　术中技巧 61

Section 2　Techniques

第3篇　临床应用 189

Section 3　Clinical applications

第4篇　质控和安全性 331

Section 4　Quality and safety

第1篇

术 前 准 备

Section 1　Preparation

第1章

培训和能力评估(培养内镜医师)

Training and assessment of competence (Preparing the endoscopist)

Joseph Leung & Peter B. Cotton

要点

★ ERCP 包括一系列不同复杂程度的治疗性操作。

★ 培训涉及临床和技术方面。

★ 实际操作的培训为主,各种模拟器为辅。

★ 能力考核应该客观公正,并且能够提供结果给患者。

背景

ERCP 是最复杂的内镜(消化)操作。它具有巨大的临床价值,但也伴随着很高的失败风险、不良事件[1]和法医学的危险[2]。显然,必须尽可能做好 ERCP 工作,而且最近质量问题受到更多的关注。关键问题是:

- 谁应该接受培训?
- 应该教什么,如何教?
- 应该谁来教?
- 如何进行培训和能力评估?
- 如何确定培训所要达到的目标?

谁应该接受培训

ERCP 培训人员通常是一些受过毕业后培训的消化科医师和外科医师,所需要的培训数量已经随着磁共振胰胆管造影(和超声内镜)的广泛开展而有所下降。在结构完善的英国国家卫生系统中,现在培训职位的数量主要依据预期的人口需求。许多国家没有这样的限制,结果导致一些学员出现短缺,一些正在受训的项目学员只有边缘数量,这在美国尤为常见。培训计划应该义不容辞地确保他们所培训学员的能力能够达到适当的水平，可以安全独立地进行手术操作。

应该教什么，如何教

虽然我们关注的焦点主要是操作技能培训时所涉及的困难，但必须意识到实施 ERCP 技术需要从业者掌握胰腺和胆道的医学知识、许多可替代的诊断和治疗方法以及熟练的患者护理的基本原则。这些重要的内容应该被适当地包含在基本胃肠道(GI)训练项目，比如在美国的 3 年专科医生培训项目。

技术复杂程度

ERCP 不是一个简单的操作。这个概念包含了一系列主要通过乳头进行的介入操作。这个复杂度或者难度的概念，是由 Schutz 和 Abbot 提出，最近由美国胃肠内镜学会(ASGE)的一组专家进行更新的[3]。它一共包含有 4 个阶段(表1.1)，阶段 1 和阶段 2 主要包含基本的胆管操作，仅需要在区域性医疗机构接受较短时间的培训。更复杂的阶段 3 和阶段 4，主要由相对少数训练有素的高级内镜医师在更高级别的医学中心内完成。

表 1.1　ERCP 中的复杂程度

基础，阶段 1 和阶段 2	高级，阶段 3
目标胆管的深插管，取样	治疗胰管狭窄
胆管支架的去除/交换	去除胰腺结石，移动的且<5 mm
胆管结石的取出，<10 mm	治疗狭窄，肝门部和以上
治疗胆漏	处理可疑的肝胰壶腹括约肌(Oddi 括约肌)功能障碍(±测压)
治疗肝外胆管良性及恶性狭窄	**阶段 4**
放置预防性胰腺支架	去除内移的胰管支架
高级，阶段 3	管腔内治疗(光动学治疗，液电碎石)
胆管结石取出，>10 mm	胰腺结石，嵌顿的和(或)>5 mm
经小乳头插管和治疗	肝内胆管结石
去除内移的胆管支架	假性囊肿引流，坏死组织清除术
管腔内成像，活检，细针穿刺	乳头切除术
处理急性或复发性胰腺炎	Whipple，Roux-en-Y，减肥手术后的 ERCP 等

注：来自 Cotton 等人，2011[3]，Elsevier 转载许可。

这些区别显然与培训有关。接受培训后至少要达到 2 级以上的水平，而一些从业人员将逐渐在实践中通过指导、自学和课程提高操作技能，有越来越多的高级岗位(如在美国的第 4 年阶段)提供更加复杂的操作培训。

循序渐进的训练

像其他内镜培训一样,基本 ERCP 培训包含讲座、课程学习、示范教学及书籍、图谱和视频的应用等,以配合"手把手"指导的临床操作[4-6]。临床教学包括适当的病史采集、体格检查以及相关实验室检查等要素。全面的处理应包括:门诊和住院胆胰疾病患者的沟通,各种诊断和治疗方法的讨论,风险的评估与降低。这些最好能通过多学科协作来实现,特别是与外科及放射科专家的密切合作。

经过一段时间的观察,培训从学习正确的插镜和定位技术开始。尽管事实上,学员可能已经进行了很多上消化道内镜和结肠镜操作,十二指肠侧视镜却需要不同的操作技能。它需要 20～30 例的经验才能使初学者掌握侧视镜的基本操作技巧。

对目标管腔(通常最初是胆管)进行选择性插管是 ERCP 的关键挑战,因为它是治疗性操作的必要前提。插管的操作不当会导致手术失败并增加术后胰腺炎的风险。深插管后通过导丝可有助于完成括约肌切开术、支架置入术和球囊扩张术。这些基本技能的训练应该分阶段完成。训练者解释操作技巧后,应该在受训者实践操作中给予口头指导。在操作困难的病例中,训练者也可以接手部分更难的操作步骤,使得受训者能够完成操作。受训者可通过不同技术步骤的分别学习,来获得基本的 ERCP 操作经验,而不一定通过系统的培训方式。无论如何,受训者将吸收这些经验并最终能够独立完成整个操作过程。

一个学员所能达到的技术水平将取决于许多因素,不仅是培训时间的长短和操作的例数。

对于学员来说,了解 ERCP 所需各种设备的性能也很重要,包括放射防护和影像的解读。ERCP 是一个团队项目,必须认识到良好培训和团队精神的重要性。

模拟训练

在许多培训机构,考虑到病例相对短缺、操作存在风险等情况,自然就鼓励用辅助的方法来代替实际操作。模拟训练为学员提供机会来熟悉内镜和附件,在正式接触患者之前熟悉操作要领。初步数据表明,模拟训练能够提高初学 ERCP 者的临床技能[5]。

近年来,认证和管理机构推荐或授权使用模拟训练作为住院医师教育的一部分,模拟器在外科手术中已得到了广泛的应用。ERCP 培训中使用模拟训练的作用是,在没有患者情况下给学员提供机会来了解基本的解剖、熟悉设备(附件）、学习内镜操作的基本技能、了解附件的使用方法、练习操作中与助手的协调等。除非在替代的训练中实际动手使用真的内镜和附件，否则受训者将不会获益。

不同的模拟器可供学习和练习 ERCP 技术。因此，理想的模拟器/模拟训练应当遵循以下条件：提供受训者学习的机会来提高基本技能，通过实况演示帮助受训者理解解剖和胃肠动力情况，易于纳入一个培训计划（即，通过价格便宜的便携式系统来重复练习，而不需要特殊的设置），培训治疗性操作，使用真的内镜和附件，包括使用模拟透视[7]。

在麻醉的活体猪身上实施的 ERCP 操作最接近人体的情况，不过在实践中很少使用，主要是因为价格昂贵、体力要求高，而且没有特殊条件很难组织实施，同时有潜在伦理问题。一般情况下，3 种类型的模拟器是可用的——计算机模拟器、离体猪胃模型和机械模拟器（表 1.2）。计算机模拟器（例如 GI Mentor II）有利于学习解剖学，包括十二指肠运动和插管的基本定位[8]。然而，计算机模拟器使用特殊的"探针"而不是真正的设备，使之缺乏真实操作感，在治疗性 ERCP中，进行附件的操作时不能提供切实的"手感"。

表 1.2　高级 ERCP 培训中各种不同模拟器的比较

	EMS 和 X-Vision	计算机模拟器	活体动物	离体猪胃模型
参考文献	7,11,13,14, 15,16,17	8	5	9,10
预先计划	否	是	否	否
演示解剖	模拟	模拟	是*	是*
演示胃肠运动	否	模拟	是	否
基本设备	内镜和电热 治疗设备	探针和软件	内镜和电 热治疗设备	内镜和电热 治疗设备
真实的内镜/附件	是	否,改进的探针	是	是(Neopapilla†)
乳头切开术	是(人工的)	模拟	是	是
学习经历				
手感	非常好	好	非常好	非常好
协作/团队合作	是	或许	是	是
监督训练	是	或许	是	是
操作评分	是(手工)	是(电脑)	是(手工)	是(手工)
临床受益	是(EMS‡)	或许	或许	或许

续　表

	EMS 和 X-Vision	计算机模拟器	活体动物	离体猪胃模型
技术支持				
麻醉/技术员	否/否	否/否	是/是	否/是
助手	是	否	是	是
透视	模拟	否	是	透照
模型预计成本	$3 000～5 000	$90 000	$1 000/动物	$250/副
反复练习	是	是	是(一段时间)§	是(一段时间)§
特殊/动物实验室	否	否	是	是
设置不同级别的难度	是	是(预设程序)	否	否
客观评价	是	电脑类报告	是	是
建立文档	手册	计算机	手册	手册
再现性	是	是	或许	或许
日常训练一部分	容易	容易	难	或许

注：* 猪胃模型存在解剖变异；乳头靠近幽门。
†Neopapilla 模型改进允许多次乳头切开术的练习(每个"乳头"可最多练习三次)。
‡EMS 是唯一接受两个随机对照试验评价的模型，结果显示学员的临床技能随着指导下的模拟训练而提高。
§活体动物模型中每个动物只能接受一次乳头切开术。离体模型也只允许一次乳头括约肌切开，除非使用 Neopapilla 改良模型。

一个比较常用的训练模型是离体猪胃模型，附有相连接的胆道系统，受训者练习时可使用真实的内镜和附件[9]。然而解剖上存在差异，即猪胃模型中乳头位置更接近于幽门，使得内镜定位和插管更困难。此外，还有独立的胆管和胰管开口，不适合练习选择性插管。为了练习胆道括约肌切开术，需要对模型进行改造：在十二指肠的第二段制造一个开口，再附上一个鸡心(Neopapilla 模型)，这样可纠正解剖学的差异，而且在一个鸡心(人造乳头)上可以进行最多 3 个乳头切开术的练习[10]。

另一种形式的模拟训练涉及机械模拟器的使用，即 ERCP 机械模拟器(EMS)或 X 线引导的 ERCP 模拟器 X-Vision[11,12]。它们都是刚性的模型，带有特殊的乳头并附着于机械的十二指肠。选择性插管可以在导管或乳头切开刀(EMS)的帮助下，通过注射一种有色溶液(X 线可视)或使用导丝来实现。这种 X 线可视模型采用一种特殊的模塑材料造成人工乳头，可练习乳头切开术[13]。EMS 使用一种特殊导电胶浸泡的泡沫乳头，来练习乳头切开术[14]。此外，狭窄的扩张、细胞刷检和支架术，以及网篮取石和机械碎石都可以在 EMS 上实施。

尽管不同的模拟装置被用来补充临床 ERCP 的培训，而且两个前瞻性试验也显示了他们的价值[15,16]，但到目前为止，他们的应用在很大程度上仍局限于特殊教学场所。

谁应该来教学

一个熟练的内镜医师未必是一个好老师。训练者需要能够识别并纠正学员在技术操作和临床判断中所犯的错误，并且以一种支持而非惩罚的方式来进行训练。"培训培训师"的课程在解决关键问题中是有益的。在英国的系统中，目前参与这样的课程是强制性的，而且要求学员在电子档案系统中评估他们的教师。

如何进行培训和能力评估

无论采用什么样训练方法，关键问题显然是学员如何能做好。学员应该多记录他们在模拟装置和患者方面的操作日志以及一些技术指标，如表 1.3～1.5 所建议。

在模拟装置上对培训效果的客观评价较容易记录（表 1.3）。特殊的终点（specific end points）可以包括成功地进行操作以及总的操作时间，包括在练习中模拟透视时间的使用[11]。计算机模拟培训的文档记录更加完整，可以追踪操作所需要的时间以及完成某一特定操作需要尝试的次数。培训的调整或修改可以通过使用不同的计算机软件程序，从而改变复杂的程度来实现，而机械模拟器可以纳入不同的设置，如改变乳头的位置或胆管狭窄的水平。这种变化可以满足不同难度的操作培训，从基本插管到乳头切开术，以及更高难度的操作，如在一个模拟胆道狭窄中放置多个支架[17]。

表 1.3　通过一些模拟器的训练评分评价受训学员的操作表现

插管			
位置——获得适当的方向和轴向	1	插管失败	−2
选定管腔的深/成功插管	1	尝试的次数	
导丝操作			
操作导丝进行插管并通过狭窄	1	操作失败	−1
附件的协调交换	1	导丝末端碰到地板	−1
球囊扩张			
准备合适的注入泵	1	球囊中过量的空气残留	−1

续　表

在扩张中保持球囊的位置	1		
细胞学			
细胞检测中控制细胞刷的位置	1		
影像记录裸刷通过狭窄	1		
支架			
能够适当地选择支架长度	1	支架太长或太短	-2
适当地释放支架	1		
在胆总管中置入多个支架	1		
展示如何使用自膨式金属支架	1		
网篮			
适当地捕获并移除结石	1	石头被推到肝内胆管	-1
展示如何释放嵌顿的网篮和结石	1		
展示使用机械碎石器的技能	1		
退出球囊			
能够控制球囊大小	1		
乳头切开术			
切开时保持适当的位置	1	偏离地切开	-2
控制切开导丝的张力	1		
需要时改变导丝的位置	1		
实行分步的切开	1		
估计乳头切开的大小	1		
来自培训师的帮助			
只有语言指示	1	手把手帮助 25%	-1
		50%	-2
		75%	-3

　　一般情况下,培训者的评估更主观地依据受训学员全部的临床工作的总和(表 1.4 和表 1.5),包括技术操作和临床处置。毕业后医学教育认证委员会(The Accreditation Council for Graduate Medical Education, ACGME)设计出客观的终点来测试 ERCP 培训和成功完成操作的质量,但是严格地说,这些终点不能说明这项技术操作的所有方面。

表1.4　临床的评估(由培训师在完成 ERCP 后填写)

ERCP 操作评分 受训人员完成下列操作(没有培训师"手把手"的帮助)			
选择性插管	是	否	无法判定
胆管括约肌切开术	是	否	无法判定
胰管括约肌切开术	是	否	无法判定
胆管取石术	是	否	无法判定
球囊扩张	是	否	无法判定
刷检细胞学检测	是	否	无法判定
胆管塑料支架术	是	否	无法判定
胰管塑料支架术	是	否	无法判定
金属支架置入术	是	否	无法判定
机械碎石术	是	否	无法判定

(是＝1,否＝0;实际 ERCP 操作积分＝各种可用项目的总数(或总量),这个积分通常被用作可供分析的协变量)

ERCP"错误"积分 受训学员在 ERCP 操作过程中是否出现下列情形?			
插管失败	是	否	无法判定
导致空气进入管腔	是	否	无法判定
管腔系统造影剂过度充盈	是	否	无法判定
导丝末段碰到地面	是	否	无法判定
导丝耗损/通道破坏	是	否	无法判定
使用不适当长度的支架(太短)	是	否	无法判定
无法确认裸刷通过狭窄处(细胞刷检时)	是	否	无法判定
失控的乳头切开术	是	否	无法判定
石头被推移到肝内胆管	是	否	无法判定
石头和网篮嵌顿	是	否	无法判定

(是＝1,否＝0;实际 ERCP 操作积分＝各种可用项目的总数(或总量),这个积分通常被用作可供分析的协变量)

临床操作评估(非常好、好、差及无法评估)
操作前患者的准备
操作后患者的处理
术前影像的评估
ERCP 影像的解读
与患者的交流
与家属的交流
与参与者的交流

注:全面评价目前的能力,参照标准 ERCP 技能(%)。

表 1.5 培训师对受训学员操作的评估积分(5 点积分)

5. (非常好)能很好地操作附件,能够成功完成>80%病例的完整操作,没有发生医源性的操作失败或并发症,或者操作表现和主治医师一样好

4. (好)显示良好的知识背景、操作技能,只是偶尔需要培训师的帮助

3. (平均)了解附件的使用方法,在附件的实际操作中仅仅显示出基本的理解、一般的技能,需要培训师的帮助

2. (尚可)能够使用侧视的十二指肠镜,了解附件的使用,实际操作或附件的使用没有把握,>50%的操作需要培训师的帮助

1. (差)能较好使用上消化道内镜,十二指肠侧视镜尚有困难,对附件有部分了解,然而没有掌握附件或导丝的使用方法,需要培训师的大量关注和帮助

数量

"一个受训人员需要完成多少病例的培训才能胜任 ERCP 工作?"这个问题多年来一直备受关注且困扰着 ERCP 领域。最初 ASGE 推测 100 例或许足够,但 Jowell 等人的研究证实是严重不足的,研究提示受训学员在完成 180～200 例操作后仅仅能达到 80%的能力标准[18]。ASGE 建议,学员应该进行 200 例 ERCP 操作,其中 80%成功插管且超过一半病例为治疗性操作,才能被认为有能力胜任 ERCP,或准备好接受能力评估[19]。澳大利亚有一个更严格的标准:要求学员在没有培训师参与的情况下,已经成功完成 200 例的独立操作[20]。

这些评估通常由一个易通融的培训师在"基地"中完成,而且是各种主观判断的综合。我们通常认为受训学员是"应该合格的",但是我们并不知道,在实际工作中,当他们遇到缺少经验的助手或者不熟悉的设备时,在有着同样压力的情况下如何进行操作。

唯一重要的指标(实践和训练中)是实际的结果,使用统一的标准,如胆管深插管成功率和胰腺炎发生率。因此,我们长期一直建议从业者收集这些数据(报告卡)[21],并有机会与同批学员比较(标杆学习)[22]。这些系统也同样包括复杂程度,以便记录实际操作的各个方面。

因为需要 X 线的辅助,ERCP 是一种仅在医院内进行的内镜操作,而医院的认证和准入系统只允许能胜任的内镜医师进行操作,因此这些系统需要改进。

我们还能如何推进?培训结束后的评估可以由培训师以外的人来进行,参考一系列的培训记录,如日志、视频、参考文献和观察操作过程(在体和模拟的),培训地点可以是受训者的基地或其他地方。理想情况下,应该有国家级别的资格认证,体现出不同的复杂程度。

什么水平的操作是合格的

ERCP操作质量有显著的差异，以胆管深插管作为一个关键指标，我们知道专家可以达到大于95％的成功率，然而并非所有病例都会由专家来完成。那么什么样的水平是合格的？由谁来决定呢？专业协会通常建议，一般情况下需达到85％或90％的成功率，但大多数取决于临床情况和设置。一个经验较少的内镜医生是可以接受的，或许在急诊情况下(比如急性胆管炎)可以挽救患者，然而情况更复杂的疑难患者更倾向于转到条件较好的医学中心(如果可以选择)。患者可以询问手术医生的经验情况，而且可以要求查阅操作情况记录卡片[21]。这些方面将进一步在第25章讨论。

结论

ERCP包含了一系列操作，要求良好的临床、技术水平和一个经验丰富的团队，以及一个完善的工作环境。这个培训和实践的结构正在逐步完善，以便在世界范围内提高ERCP的工作质量，患者也将逐渐熟悉这种状况。我们希望未来看到越来越少的缺乏训练、技术不全面的ERCP操作者[23]。

附录

举例说明如何规范学员在临床实践中的操作。

插管

了解对比剂的使用(不同浓度)，适当使用导管和消除气泡，准备导丝引导的乳头切开刀(必要时，塑形导管或乳头切开刀)。

能够按照不同管腔的轴向和正确的方向进行适当的插管，可对不同的管腔系统进行选择性插管和深插管，适当注射造影剂，避免胰腺或梗阻的胆管系统过度充盈，能够捕获好的影像结果并进行记录。

导丝操作

了解不同导丝的特性及其使用方法，能够操作导丝进行附件的协调交换，交换过程中能够很好控制并避免导丝位置的丢失，在必要时候，能够对导丝头端进行塑形，使其顺应并通过困难的胆管狭窄部位，选择性放置导丝进入肝内胆管系统和(或)胰管。

扩张(硬性或球囊)

了解硬质导管扩张器(探条)与充气球囊的使用，了解如何用造影剂填充注射泵、去除注射器中的空气和使用注射泵、选择球囊大小、在扩张过程中能适当地协调交换并保持球囊位置。了解在特殊环境下 Soehendra 支架取出器作为扩张器的使用。

细胞学

了解双腔细胞刷和(或)单腔细胞刷的使用,在不同情况下(胆管和胰管)细胞刷的选择,能够控制(和记录)细胞样本采集时刷子的位置,了解如何准备样本和涂片。

支架

了解直的和双猪尾支架之间的差异、支架的选择,知道并展示如何用不同方法测量支架的长度,选择适当的导丝用于困难的支架置入[肝内胆管(IHBD)狭窄],使用特殊支架(左肝管),适当地置入支架(位置和长度),能够在胆总管和左右肝管置入多支架。

网篮

了解不同类型网篮的使用,导丝引导网篮,碎石网篮,了解和展示适当的结石套取和清除,展示如何解除嵌顿的网篮和结石,了解和展示机械碎石器的使用,了解如何引导网篮进入肝内胆管。

取石球囊

了解如何操作取石球囊进行取石,知道如何控制注入球囊的空气量,避免球囊的过度膨胀,了解操作过程中如何调整球囊的尺寸。

乳头括约肌切开术

了解胆管和胰管的轴向,知道如何沿着各自的轴向进行适当的切开,知道如何纠正偏向的切开,知道何时停止切开,了解并展示用不同止血方法来控制乳头切开后的出血,能够插入胆管支架来确保胆汁引流。

◇ 参考文献 ◇

1 Cotton PB. Complications of ERCP. In Cotton PB and Leung J. Eds. Advanced Digestive Endoscopy; ERCP, Blackwell Science, Massachusetts, MA, USA, 2005.

2 Cotton PB. Analysis of 59 ERCP Lawsuits; Mainly about Indications. Gastrointest Endosc 2006;

63;378 - 382.

3　Cotton P, Eisen G, Romagnuolo J, et al. Grading the Complexity of Endoscopic Procedures: Results of an ASGE Working Party. Gastrointest Endosc 2011;73;868 - 874.

4　Cohen J. Training and Credentialing in Gastrointestinal Endoscopy in Endoscopy Practice and Safety. In Cotton Ed. Advanced Endoscopy (e-book), Gastrohep. com, 2005;1 - 50.

5　Leung J, Lim B. Training in ERCP. In Cohen J. Ed. Successful Training in GI Endoscopy, Wiley-Blackwell, Sommerset, NJ, USA, 2010;85 - 96.

6　Chutkan RK, Ahmad AS, Cohen J, et al. ERCP Core Curriculum. Gastrointest Endosc 2006;63 (3);361 - 376.

7　Leung JW, Yen D. ERCP Training — The Potential Role of Simulation Practice, J Interv Gastroenterol 2011;1;14 - 18.

8　Bar-Meir S. Simbionix Simulator. Gastrointest Endosc Clin N Am. 2006 Jul; 16(3); 471 - 478, vii.

9　Neumann M, Mayer G, Ell C, et al. The Erlangen Endo-Trainer: Lifelike Simulation for Diagnostic and Interventional Endoscopic Retrograde Cholangiography. Endoscopy 2000; 32; 906 - 910.

10　Matthes K, Cohen J. The Neo-Papilla: A New Modification of Porcine Ex-vivo Simulators for ERCP Training (with videos). Gastrointest Endosc. 2006;64(4);570 - 576.

11　Leung JW, Lee JG, Rojany M, et al. Development of a Novel ERCP Mechanical Simulator. Gastrointest Endosc 2007 Jun; 65(7);1056 - 1062.

12　Frimberger E, von Dellus S, Rosch T, et al. A Novel and Practicable ERCP Training System with Simulated Fluoroscopy. Endoscopy, 2008;40;517 - 520.

13　von Delius S, Thies P, Meining A, et al. Validation of the X-Vision ERCP Training System and Technical Challenges during Early Training of Sphincterotomy. Clin Gastroenterol Hepatol 2009; 7(4);389 - 396.

14　Leung J, Yen D, Lim B, Leung F. Didactic Teaching and Simulator Practice Improve Trainees' Understanding and Performance of Biliary Papillotomy. J Interv Gastroenterol 2013;3;51 - 55.

15　Lim B, Leung J, Lee J, et al. Effect of ERCP Mechanical Simulator (EMS) Practice on Trainees' ERCP Performance in the Early Learning Period; U. S. Multi-Center Randomized Controlled Trial. Am J Gastroenterol 2011;106;300 - 306.

16　Liao W, Leung J, Wang H, et al. Coached Practice using ERCP Mechanical Simulator Improves Trainees' ERCP Performance: A Randomized Controlled Trial. Endoscopy 2013;45;799 - 805.

17　Leung JW, Lee W, Wilson R, et al. Comparison of Accessory Performance using a Novel ERCP Mechanical Simulator. Endoscopy 2008;40;983 - 988.

18　Jowell PS, Baillie J, Branch MS, et al. Quantitative Assessment of Procedural Competence. A Prospective Study of Training in Endoscopic Retrograde Cholangio-pancreatography. Ann Int Med 1996;125(12);983 - 989.

19　Baron T, Petersen BT, Mergener K, et al. Quality Indicators for Endoscopic Retrograde Cholangiopancreatography. Gastrointest Endosc 2006;63(4);S29 - S34.

20　Conjoint Committee for Recognition of Training in Gastrointestinal Endoscopy. www. conjoint. org. au (accessed on July 31,2014).

21 Cotton PB. How Many Times have you Done this Procedure, Doctor? Am J Gastroenterol 2002; 97:522 - 523.

22 Cotton PB, Romagnuolo J, Faigel DO, *et al*. The ERCP Quality Network: A Pilot Study of Benchmarking Practice and Performance. Am J Medical Quality 2013;28(3):256 - 260.

23 Cotton PB. Are Low-Volume ERCPists a Problem in the United States? A Plea to Examine and Improve ERCP Practice-NOW. Gastrointest Endosc 2011 Jul;74(1):161 - 166.

第2章

场地和设备的准备

Preparing the facilities and equipment

Joseph Leung

要点

★ 一个整洁有序的根据使用目的而设置的操作间,应该提供合理的地面布局,包括固定设备的位置,各种人员的工作空间,同时预留可能添加的其他附件的空间。

★ 内镜图像监视器和放射图像监视器应并排布置,放置于与内镜医师和助手视线平齐的高度,应该正对操作者,以利于 ERCP 操作时的观察。

★ 对于大多数成人患者的 ERCP 操作,应选用具有 4.2 mm 内径工作孔道的十二指肠镜,以便让 10 Fr 外径的附件可以通过。

★ 熟悉高频电发生器的设置和功能对成功切开乳头括约肌很重要。

★ 长度较长的导丝等附件的交换需要操作者和助手之间的密切配合。

★ 内镜医师应该熟悉应用短导丝系统的益处。

ERCP 是需要多方面协作的团队工作。对于内镜医师、实习生、护士、麻醉师、放射技师、报告书写等方面的重要问题,将在不同章节中提及。本章节将阐述场地和设备。

房间设置和地面布局

最好能够有独立的专门用于 ERCP 的房间,但是在规模不够大的内镜中心,

ERCP医师常常需要和放射科医师分享手术间。这种共享操作间除了要考虑时间安排的问题,还有可能引起其他问题。房间可能过小,难以很宽敞地容纳设备和所有人员(包括麻醉人员)。房间布置可能使 ERCP 团队成员过多暴露于放射线。另一个重要问题是监视器的位置。ERCP 医师需要内镜监视器和放射监视器并排摆放,但实际安排时可能会有困难。此外,如果把 ERCP 可能需要的所有设备和附件全部搬运过来,是非常麻烦和低效的事情。同样的问题也存在于其他的 ERCP 临时操作场所,包括手术室,中央监护室(ICU)等。

　　ERCP 操作间需要的主要设备和设计的要点在以下详细列举。

　　ERCP 操作间要足够大,至少 41.81 m² (450 ft²),以便能容纳所有内镜设备、监视器、麻醉设备,还有放射设备以及人员。空间应该给所有手术参与人员分配方便的功能区域,包括内镜医师、护士、助手、放射技师、镇静或麻醉人员,以及进修生和参观者(图 2.1)。

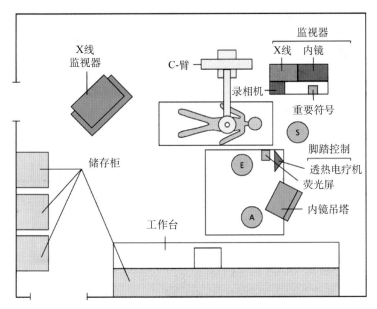

图 2.1　ERCP 操作间设备和地面布置。A. 助手;E. 内镜医师;S. 麻醉师。

　　配件应该有条理地存放,以便操作时方便获取(图 2.2)

　　内镜监视器和放射监视器应该并排放置(图 2.3),或者整合于同一个屏幕,在 X 线检查床患者头的右后方,固定于天花板,与视线同一水平,利于操作者和助手同时观察。一些中心将内镜监视器安装在内镜车上,放在患者头旁边。这样的安排需要内镜医师在操作时向右侧转头,身体转离患者,同时容易造成医师背部和颈部牵拉,有可能引起内镜移位,如果放射监视器不能移动,有必要将放

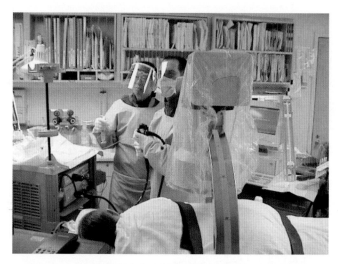

图 2.2　内镜医师和学生或助手的操作空间。配件摆放利于获取。

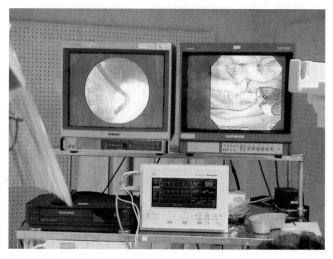

图 2.3　内镜监视器、放射监视器以及监护仪放置于视线水平。

射图像展示在内镜显示器旁的另一个监视器上。

内镜吊塔、支持系统

　　内镜支持系统包括光源、视频处理器和记录设备。这些最好安装固定在天花板的吊梁上，避免过多的连接线在地面穿过，也可以放置在特制的移动车上。设备的位置可以根据内镜医师的喜好做调整，但通常安装在医师的右侧，留给助手和操作配件足够的空间。

十二指肠镜

电子内镜有多个生产厂家,包括奥林巴斯(Olympus)、宾得(Pentax)、富士能(Fujinon)。我们主张应用 4.2 mm 大活检孔道的治疗内镜,因为它可以通过 10 Fr 的配件。3.2 mm 小孔道的内镜应用于消化管腔可能存在狭窄时,还可应用于 2 岁以上的儿童。更细的 2.0 mm 孔道的儿科十二指肠镜用于新生儿检查。

对于术后解剖结构改变或消化管腔走行扭曲,有必要应用前视内镜,例如儿科结肠镜可以应用于毕Ⅱ式胃大部切除术后,小肠镜可应用于 Roux-en-Y 肝肠吻合术后。有时应用上消化道内镜可直接进入胆肠吻合术后患者的肝内胆管。SpyGlass 是个独立的操作系统,能够自由通过大孔道内镜的活检孔道,可以单人操作进行胆道镜操作。超大孔道的内镜可以通过"子镜"设备,如胆道镜或胰管镜。

十二指肠镜的设计通常都相似。奥林巴斯有一种型号内镜在抬钳器上设计缺口(V-缺口),让抬钳器在配件交换的时候能够固定导丝。

配件

常用的 ERCP 操作配件列于表 2.1,以下予以详述。其他更复杂和更先进的配件及其应用将在其他章节里面加以讲述。

表 2.1　ERCP 配件

类　　目	样　　品	功　　能
插管用		
导管(S, LW)	子弹头(C),锥形头(C)5-4-3(B)	单通道用于造影诊断;辅助导丝进入,并进行选择性插管(使用特殊的转换器)
针状头导管(S)	Cramer(C)	小乳头插管(如胰腺分裂症)
导管(D, SW)	Fusion glow tip (C), RX (B)	双通道,造影剂和短导丝可分别进入(特殊设计)
括约肌切开		
切开刀(D, T)(LW, SW)	Cannulatome (C), DASH papillotome(C),聪明刀(O), Truetome(B), Autotome(B)	方便插入导丝来选择性插管,胆管或胰管括约肌切开
预切开刀(D, LW),(SW)	针状刀,海博刀(C), Miroknife(B)	结石嵌顿时预切开,或支架引导的切开,或小乳头切开
结石取出		

类　目	样　品	功　能
取石网篮（D，C）	22Q(O)，WEB(C)，Trapezoid(B)	取出胆道或胰管结石(可以碎石)
特殊网篮	螺旋网篮(O)	取出小结石或结石碎片
取石球囊（D，T，A）	Escort(C)，Fusion(C)，Extractor RX(B)，Extractor XL(B)	阻塞法胆道造影；取石；肝内胆道导丝选择性插管用；胆道狭窄或乳头括约肌切开术的测量
取石用特殊设备		
碎石网篮	Fusion basket(C)，Trapezoid(B)	必要时通过碎石的方法取出结石
碎石鞘管	Soehendra 碎石器	意外的结石或网篮嵌顿时的碎石
机械碎石器	BML(O)	有内置金属鞘和手柄的特殊网篮,可以粉碎大结石
液电设备	Walz	胆道镜引导下的管腔内碎石
激光	钬激光	胆道镜引导下的管道内碎石
胆道镜	子母镜(O)；SpyGlass(B)	用于胆道活检或管腔内治疗,包括选择性插管和管腔内碎石
狭窄扩张		
扩张探条(S)	Cotton/Cunningham(C)	扩张紧缩的胆道或胰管的狭窄段
扩张球囊（D，Con）	Quantum(C)，Fusion Titan(C)，Hurricane RX(B)，Maxforce(B)	胆管或胰管狭窄的扩张,乳头括约肌扩张成形术
细胞刷(D)	DL brush(C)，RX cytology(B)	胆道或胰管狭窄处细胞刷检
引流		
胆道塑料支架	Cotton Leung(C)，Advanix(B)，奥林巴斯支架	急性胆管炎时胆道减压引流；恶性胆道梗阻引流；良性胆道狭窄扩张引流；胰管狭窄或结石引流
胰管塑料支架	Geenen(C)，Zimmon(C)	胰管引流预防 ERCP 术后胰腺炎；胰管狭窄扩张,辅助针状刀胆道括约肌或小的乳头括约肌预切开
支架导入系统	OASIS(C)，Naviflex(B)，Fusion OASIS (C)	放置胆道或胰管支架进行引流
自膨式网状金属支架	Wallflex(B)，Zilver(C)，Evolution(C)	引流恶性胆道梗阻
自膨式全覆膜金属支架	Wallflex(B)	引流恶性胆道梗阻；特定病例的良性胆道狭窄
鼻胆管（S），鼻胰管	猪尾,angled tip(C)，Straight tip (C)，Flexima NB catheter(B)	急性胆管炎和结石梗阻的临时引流；少数情况下用于胰管引流

续　表

类　目	样　品	功　能
其他		
支架回收器(圈套器)	Mini 微圈套器(C)	内移位支架的取出
支架回收器	Sohendra 支架回收器(C)	可用于扩张胆管或胰管的紧缩狭窄
注射针	Sclerotherapy 针(C)	注射治疗;控制括约肌切开后出血

注:D,双腔;LW,长导丝;SW,短导丝;T,三腔;S,单腔。
Con:注入造影剂充盈;A:空气。
生产厂商:B,(Boston Scientific,波士顿科学);C,(Cook Endoscopy,库克);O,(Olympus,奥林巴斯)。

插管、导管

此类为长度差不多的塑料导管,通常 5 Fr 直径,有一个锥形的或圆形的不透 X 线的尖端。它们通常用于注射造影剂和插入导丝,这些功能可以在一个孔道中通过交换来完成,但如有两个孔道,使用将更方便。类似的还有用于吸引胆汁或其他液体,用于冲洗,用于插入细胞刷的导管。

括约肌切开刀

标准的拉式切开刀是一个塑料导管,有 2～3 cm 长的用于电切和电凝的钢丝。它也有 1～2 个孔道用于注射和插入导丝。牵拉切割钢丝使头端的方向偏转,有助于选择性插管。"针式"乳头切开刀是中央有个短的可伸缩的切割钢丝的导管。当常规的胆道插管失败时,可以用于胆管的预切开,应用时可以事先放置或不放置支架,另外也可以用于假性囊肿切开引流。

取石球囊和网篮

用于从胆总管和胰管中取石,应根据结石的大小、位置和管腔出口情况进行选择。取石球囊可以用于阻塞法胆管造影,以及判断括约肌切开的充分程度,或用于胆道狭窄的扩张。网篮通常由四根钢丝构成六角形。用于碎石的网篮有更强的钢丝,有金属外鞘管,有曲柄把手,用于压碎结石。

扩张导管和球囊

用于在导丝引导下扩张狭窄的胆管和胰管。扩张导管较硬,通常为聚四氟乙烯材料,有锥形头。在最大尺寸位置有不透 X 线的标记。扩张球囊通常 4 cm 长,直径分别为 4、6、8、10 mm。

塑料支架

塑料支架用于恶性梗阻性黄疸的姑息引流，也用于结石引起的梗阻或胆管炎的临时引流。对于胆道良性狭窄，可先进行球囊扩张，再植入多个支架。更小的支架通过不同式样的设计可用于胰管。常用的胆道支架为 7 Fr 和 10 Fr，直的(实际上有轻微的弯曲)，两端有侧翼，或猪尾样式。

自膨式金属支架(SEMS)

SEMS 比塑料支架大，用于胆道引流。自膨式网状金属裸支架主要用于恶性胆道梗阻的姑息治疗，用于肝门部梗阻时，可避免造成对侧胆管的梗阻。全覆膜 SEMS 大多用于远端胆道梗阻。因为可以内镜下取出，目前可用于良性顽固性胆道梗阻。

细胞刷和活检钳

用于获取细胞或组织样本，以便确认潜在恶性可能。细胞刷包含在鞘管中，由导丝引导送入，在需要刷检部位细胞刷头端伸出鞘管以刷取组织。小活检钳可以在透视下直接伸入胆管，获取组织样本。

鼻胆引流管

鼻胆引流管是在 ERCP 时通过导丝置入的长的塑料引流管，用于一段时间的胆道引流，同时还可以进行冲洗或重复造影。鼻胆管头端是直的或猪尾弯曲的，头端置于肝内胆管，远端从口腔引出，然后再将其从鼻腔引出。鼻胰管是类似的置入胰管的引流管，但应用很少。

导丝

导丝是大多数操作所需要的重要配件，有许多不同的材质和尺寸。不同导丝最主要的区别在于长度不同(短的有 200～260 cm，长的有 400～460 cm)，直径不同[0.046 cm(0.018 in)～0.089 cm(0.035 in)]，有或没有亲水包衣，以及头端柔软度。在第 7 章中将详述其应用特性。

配件的存储和工作间、工作台

配件应该存放于容易获取和摆放的地方。应该将一部分经常使用的配件存放于操作间，并做好清晰的标识，可以用类似于图书馆书架的方式陈列，在使用后及时补充(图 2.4)。最好将同类的摆放在一起，将特殊配件单独存放。操作中正在使用的或准备使用的配件应放置在工作台上。工作台是个独立的车子，或从悬吊塔上伸出的架子。为了避免交叉污染，有必要把清洁的和使用过的配件分开放置。确保使用过的配件不被污染是很重要的，以便可以安全地再次使用。像导丝这种长配件盘成弯曲后很容易松散，保持它盘曲状态的最好方法是应用一个夹子或湿的纱布进行固定。有人把暂时不用的配件盘曲起来装入清洁的塑料袋。大多数配件是一次性使用的，但是指应用于一个患者，而非只操作使用一次。

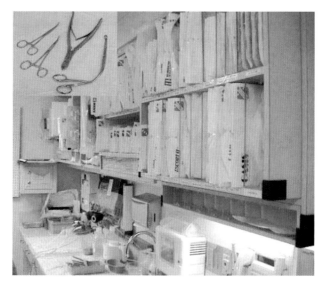

图 2.4　将配件放在容易拿到的地方。不应堆积放置，应该像图书馆摆放
书籍一样有清晰的标签，分类放置。特殊工具和附件专门放置。

　　术前和助手一起建立一个流程计划很有帮助，这样在操作前就可以准备好必要的配件。

电切单元（电热治疗仪）

　　电热治疗仪提供单纯或混合的电切和电凝电流。根据操作模式，可以预先设置输出功率（如 ERBE 治疗仪），也可根据操作者意愿在机器上设置不同模式（如 ValleyLab 或 Olympus 治疗仪）。

　　不同电热治疗仪的功率设置决定它的能量输出，Olympus 的治疗仪（如 PSD - 20 或同类产品），功率设置为 3～3.5 W 的混合电流。而 ValleyLab 电热治疗设备（60 - W 单元）设定为 30～40 W 切割电流、混合 I 电流，ERBE 治疗仪已经为 ERCP 预置了乳头括约肌切开模式（Endocut 模式）。该模式设置起始为凝固电流，紧接着为切开电流切开乳头，这样使乳头括约肌切开在一个可控的模式下完成。也可由操作者利用脚踏板来控制切开操作,或者通过内置的微电脑由脚踏板激活操作系统。

其他物品

抢救设备应该准备好,放置在附近。

造影剂应在操作前抽入标签清晰的注射器中备用。最好准备至少 2 个 20 ml 的注射器,分别吸入正常浓度或一半正常浓度的造影剂。用 20 ml 注射器的原因是,容易手持操作,包含足够的剂量,可以由内镜医师注射。

其他 ERCP 使用的物品包括小罐溶于无菌水的 30％乙醇,用于清洁手套,尤其是指尖,或交换时擦拭导丝,去除导丝上造影剂或胆汁,因为干燥后容易变黏。稀释的乙醇同样可以减少通过活检阀的摩擦力,有利于插入更大的配件,25.81 cm²(4 in²)的纱布用于清洁和擦拭。

混入二甲基硅油的无菌水可以从孔道冲入,以清除十二指肠的气泡,改善操作时的视野。

另外再准备 20 ml 注射器,用于抽吸胆汁,用于培养或细胞学检查。无菌水有时用于冲洗鞘管,然后插入亲水导丝并进行器械交换,有时也用于冲洗胆管以去除胆泥或结石碎片。

McGill 活检钳可用于将鼻胆管从口腔引到鼻腔。

Mucus trap 用于在十二指肠抽吸胆汁样本做培养。

人员保护

放射保护装备和操作方法将在第 12 章中详述。不容易渗透的隔离衣应穿在铅裙外面,以减少污染,同时应穿戴手套、鞋套。操作者和助手应佩戴防护面罩,避免喷溅损伤(图 2.5)。

结论

合适的空间组织和装备布置,良好的团队协作,对于 ERCP 很重要。配件的选择取决于操作的类型和内镜医师的偏爱,但熟悉所有设备对于手术成功至关重要。

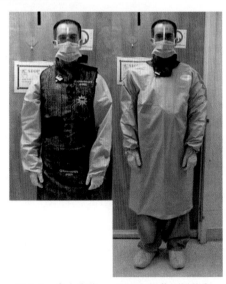

图 2.5 个人防护——OSHA 规范。长外套、手套(一对)、鞋套、面罩、铅裙(衬衣和背心)、衣领、X 线标识、房间的内衬铅板、警告标记。在操作时最好将不渗透的外套穿在铅裙的外面进行保护。

第3章

ERCP 团队和团队精神
ERCP team and teamwork

Phyllis M. Malpas

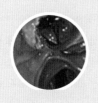

要点

★ 内镜下逆行胰胆管造影术（endoscopic retrograde cholangiopancreatography, ERCP）需要团队协作，需要几方面的专业技术人员参与，包括操作室内外。

★ ERCP 成功开展依靠人员培训、相互尊重和多级支持。

★ 要照顾患者需求，保护患者隐私。

★ ERCP 团队仅是整个科室组成的一部分。

回溯到 20 世纪 80 年代中晚期，ERCP 作为一项特殊的内镜介入诊疗技术进入消化系统疾病的临床工作和护理领域。作为 ERCP 团队一员，我与 ERCP 先驱者 Jeffrey Ponsky、Roy Ferguso 并肩工作，并接触了一些了不起的专家，如：Cotton、Cunningham、Leung、Geenen、Soehendra 和 Huibregste。这些名字现在还常出现在我们的学术讨论和当前使用的器材中。很自然，ERCP 成为我们工作的重中之重。由于那时我们的 ERCP 工作还"航行在未知的水域"，通常没有意识到需要去创新或发展，解决"如何""谁"和"为什么"等一系列问题。因此这一章节我将用一些从长期实践中获得的经验性语言，向大家开诚布公地解答，作为一名内镜医生和 ERCP 团队成员、作为一名护理工作管理者，在实施 ERCP 诊治中应该如何做的问题。建立一个出色的 ERCP 团队非常不容易，需要根据当前现状来设计未来的发展，并为之付出时间和努力。文化分歧的存在是阻碍 ERCP 团队进步的绊脚石。这些分歧看似微小，因为只显示了表象。然而长远来看，细小裂隙可能会逐渐加宽直至最终崩裂，将会耗费团队的时间和精力，影响人员技能水平、培训的开展和效果、设备融资与采购、医生排班制度、麻醉科及放射科的协作等，更重要的是患者监护和安全。

ERCP 是内镜操作中最复杂的技术,在大多数内镜中心常规开展,这项技术亟须团队合作精神。整个团队可比喻为交响乐队,其中某些成员起到更关键的作用,但只有在全体成员的齐心协力下,才能奏出最美的乐章。同理,也会被某位成员的糟糕表现而搞砸。是否能持续获取成功,是建立在正确认识和评估这个团队所有成员的价值的基础上。

ERCP 和内镜工作领导者在医疗护理和行政管理中必须确定,并随时重新确定他们的愿景、目标和"文化",这些存在于现有的和特定的组织结构中。随时间推移将愿景转化为现实的过程中,"合作"提供了达到所需目标和整合好团队所需的坚实基础。ERCP 团队中个人的发展需要构建这样一个"核心",在这里我们可以讨论所用器械是否合适,切磋内科医生和团队成员的技术水平。这是一个交响乐团演奏的舞台,最棒的团队才能奏出最和谐的乐曲。

ERCP 主体人员包括操作室的相关人员和患者,如内镜医生、手术一助、护士或技师或放射科技师、巡回护士以及麻醉师。操作室附近最主要的临床支持人员中,包括那些帮助患者复苏和安抚家属的团队成员。在这些场景背后,是那些提供所需设备和必要的附件并确保安全使用的人。这些细节工作可根据 ERCP 操作的地点和规模灵活机动调整,但基本原理是一致的。

在这个团队中,护理管理者和医疗指导者有责任确保所有人员和设备有条不紊地运转,所有人员都应有严格的初始和继续培训,应该给所有人员同等的支持,这里应该没有特殊的"主角"。

内镜人员

注册护士

每个操作队伍都应至少包括一个有执照的注册护士,作为一助或二助。通过教育和培训,注册护士常规参与评估患者,锻炼批判性思维技巧,为患者在任何状况下的安全提供有力的支持。在美国和加拿大,为注册消化科护士(有证书的消化内科注册护士,Certified Gastroenterology RN)考核发证的机构有胃肠病学护士和相关人员学会(SGNA)的姐妹组织——美国消化科护士认证委员会(GI Nursing Board),在不同国家教育和培训的等级和命名法不同。

GI 技术人员、内镜医生、助理和助手

非护理助手在 ERCP 团队中发挥重要作用(图 3.1)。在不同国家他们教育和培训差别甚远。在美国,SGNA 是通过完成一系列教学过程来认证教育和培训的程度,并给予命名。对辅助人员的界定可依据 SGNA 指南的要求并定期更

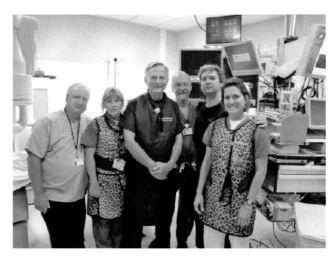

图3.1　2011年5月,Cotton医生最新的ERCP团队。

新。助手的工作范围必须通过特定的组织严格审核,并受所有理事会规章制度的约束。

一助

从内镜医生角度,一助是最重要且密切相关的同事,也称为"手术台护士"或"手术台技术人员",负责准备好设备和附件,并负责管理整个操作过程。此助手和内镜医生之间的默契合作对操作成功至关重要。在美国,依据配置要求,此人可能是注册护士或GI技术人员或内镜医生,他们在这个团队中担当非常重要的任务,更大的团队可能需要设定2～4个或更多的此类人员,尤其是在需要开展超出正常工作时间ERCP操作的单位。

二助

对手术室的流程而言,第二助手对手术台护士或技术人员的支持也很关键,包括密切观察患者的体位或舒适度,安排附件以及记录操作过程。这些人员通常能胜任多项操作任务;实际上,当其他团队人员变动时,他们能保证工作的持续性,也能负责维护记录附件清单的工作。

麻醉、镇静、监护

许多标准ERCP操作能在适度(清醒)镇定状态下完成,由注册护士在内镜医生的监管下实施。然而,目前有逐渐向"加强麻醉"(改良或全麻)发展的趋势,尤其对病情较重的患者及复杂操作(见第6章)。

放射学

透视和拍摄通常在放射技术人员(放射科技师)与内镜医生的合作下完成。繁忙的单位可以指定专属的、有专业知识的技术人员来协助,这样更加专业有效。在整个团队用一个不熟悉 ERCP 或一直忙乱的技术人员做复杂的操作是让人很沮丧的。辐射安全性是很重要的问题。更多细节在第 12 章阐述。

操作室外的成员

ERCP 内镜学家的指导者

在一个有数个 ERCP 内镜医生的大容量的内镜中心，应该指定一个内镜专家作为指导者，能与护理管理者协助，确保操作和培训的平稳进行。此人也有责任联络其他相关学科的同等的领导者，尤其是麻醉科和放射科。

团队的临床支持

ERCP 患者的准备和复苏工作与其他内镜操作有一些差异，但可由相同人员来操作。由于存在严重并发症的风险，ERCP 术后谨慎的监护显得尤为重要，尤其需警惕胰腺炎和穿孔的并发症。

团队的技术支持

负责清洗、消毒内镜设备的工作也很关键。其处理中的失误是造成 ERCP 术后严重感染的重要原因。管理和维护所有这些设备，包括增加计算机系统容量和程序的工作也同等重要。

团队外的人员

ERCP 操作前许多工作人员，如负责患者诊疗的临床医护人员和那些安排操作排班的人员，他们的工作可确保术前获取患者所有相关临床数据（如影像资料和报告结果），也有助于在术前谈话中将病情告知患者和家庭成员。最后我们应该感谢我们团队的每个成员，包括给我们提供操作设备、合作研发新器械的人员。

教育

在 ERCP 室中工作的护士和技术人员通常从整个团队人员中选择，这样能更全面深入了解、发现在内镜和临床方面有技术专长的成员。他们通过观察一些复杂的技术操作，体会 ERCP 操作的特殊氛围，逐渐培养兴趣以成为 ERCP 团队中的一员。

特定的培训需要熟悉以下 ERCP 操作的关键因素：
- 胰腺和胆道的解剖和疾病

- ERCP 治疗的操作范围
- ERCP 专用附件
- 放射的安全性
- 特定风险和如何使之最小化

以上知识大多数能从专业书籍、期刊、网页等浩瀚的参考文献中获取(尤其是国内和国际主要的专业学会的),如"进一步阅读"列举的内容所示。在医学院校,团队成员与其他受训者(如受训的专科医生)可以加入教学式的会议课程。很明显,团队成员需要时间参与这些教育培训。在本章结尾处,读者会发现一个 ERCP"教育和培训计划"的基础课程,提供了 ERCP 操作中不同阶段的步骤,可引导所有成员跟随培训而进步,达到操作的关键阶段。培训课程还建议导师手把手对初学者进行 ERCP 的操作培训(图 3.2)。可根据每个平台的特定需要调整构架。

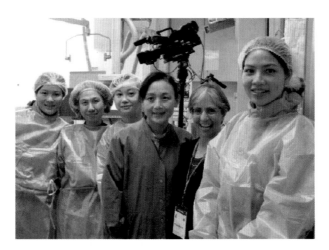

图 3.2　2010 年 12 月,在香港威尔士亲王医院,与 ERCP 护理团队在一起。

教育和培训计划

教学方法（对 ERCP 团队成员）
- 概况:与常见诊断与治疗相关的技术
- 患者细节包括麻醉和体位
- 详细的解剖和一些生理
  - 勾画出胰胆系统和周围的解剖
  - 透视和拍摄的影像,静态和动态的

- 常见设备和附件类型的概况
- 操作室内的观察,指导者在场
  - 内镜,诊断和治疗
  - 包括内镜和 X 线透视影像
  - 患者护理的观察重点和运转
  - 基础设备的设置和台面管理
  - 内镜医生和手术助手的协作

对即将承担技术工作的成员：课堂上学习、手术台上实习、操作试演

- 内镜基础的教学,建立扎实的基础
- 逐步建立设备平台
  - 基本的诊断器械:插管、导丝、乳头切开
- 添加变化和细节
- 包括高级操作技能:如扩张、取石
- 基于先前的内镜经验在操作前讨论整个操作环节
  - ERCP 讲解和操作室内观察
- "手把手"操作演示,鼓励"提问和回答"模式
- 展示相关的商品信息、手册和使用指南
  - 获取样品或培训设备
- 组件的安装、测量、运行和设备的转换
  - 利用颜色标示和组装指示
- 阐述侧视镜位置和对应的解剖标志
  - 如可能的话,用合适模型

经扎实的阶梯培训后，工作人员可进行"手把手"指导下操作，但要求有主要指导者/培训师在场

- 设置目标(规范的训练例数)
- 预先取得 ERCP 专家的协助
- 寻求与患者诊断相应的治疗方法
- 务必在病例操作前讨论手术方案
- 导师和受训者在工作中保持密切对话
  - 关注特殊的操作和不经常使用的器械
- 必要时培训中使用厂商人员
- 设计一些方法进行培训后能力的评估

医生、护士和技术人员是 ERCP 团队的主要成员,在培训中希望能提供准确、简洁的信息和指令,为学员们提供帮助并分享经验。尽管操作时间有限,初学者和观察者提出的所有问题,仍应得到良好的回答和反馈。应该有专业人员指导、培训如何使用特殊附件,开始在"课堂上"解说,后面在整个实际操作中指导。培训技能要遵循:开始时"一步一步"地分解说明、操作全程应有指导者的技术解说、应在一个"边走边说"的氛围中进行。在此过程中,内镜医生还需要富有同情和帮助之心。有经验的护士和技师应该有机会参加区域和全国的专业会议进行交流。

器械商家

内镜和附件制造商和提供者应热心地参与到内镜操作的教育中,他们提供的教学材料和组织演示是有帮助的。然而,如果没有正确处理好与器械商的关系,会有一些潜在的陷阱存在。可能导致不管临床实际需要和费用而采取不适当的购买决策,也可能出现透露患者隐私的问题。这些问题可通过严格的管理规定来克服。因此,厂商人员应遵守规范的行为准则方可进入内镜团队。

动机,团队建设

类似其他方面,通用的准则为:尊敬每个团队人员的技术和贡献,尊重他们的工作安排。这尤其适用于不同科室的成员,比如,麻醉科和放射科。工作安排的冲突是产生摩擦和矛盾的主要原因。

内镜医生应该时刻记住,每个人工作做得好的时候总是希望得到别人的肯定。批评最好在操作完成后私下交流中提出,因为工作中不当的批评将可能会导致适得其反的结果。

一份操作清单可能会帮助操作成员提前做好准备工作。这样,许多成功的团队有一个看似"混乱的"早晨,去讨论病例和可能需要的准备。而且,每个操作前总有一段"休息时间"来做最后分析。与此同时,要考虑到一些手术安全的问题(如患者安排错误、辐射防护等),有时还需要进一步解释患者的特殊情况,以使每个成员都能保持清醒,成竹在胸。

操作成员对以往病例手术效果的反馈应高度重视。如果有可能,主要操作人员应该参与 ERCP 的其他方面工作。这样,他们可能会受邀参加 ERCP 的相关研讨会。

缺陷

除了前面已提到的风险防范外,要想取得持续的成功,需要一直关注于影响所有 ERCP 操作的首要因素——每个患者的具体情况。在技术要求高的操作中，任何草率和冲动，都会忽略患者的特殊需要和隐私。操作中应该持续保持警觉，认清并防止任何类似"我们以前做过"等轻视的思想。

形成这样一种团队文化非常关键，尤其对培训者/指导者、护理人员、技术人员以及主要内科医生、ERCP 相关人员。ERCP 团队成员必须持续认识到，他们仅仅是构成整个"交响乐团"的一部分——作为这个"交响乐团"中独立的个体，他们不能因其技术专长而过度自我，或滋生出专业傲慢的情绪，这样会破坏"管弦乐队"创造的主旋律。这扇由于放射线原因需要紧闭的门，不应该阻断团队成员的精神交流。

资源

内镜团队应该有一个图书馆，包括当地的相关政策、操作规范和教育资源，可以是印刷品或专业网站。拥有一个正式的护理教育者的团队是非常幸运的，他能够管理专业学术资源、增添关键期刊文章、支持进一步的培训机会以及追踪该领域的进展。

总结

虽然 ERCP 团队的成员数量不等，他们似乎仅与每个成员的职责相关。最好的队伍是高度个体化和团结协作的团体。ERCP 队伍和团队精神包含所有相关人员的"主人翁"意识，无论在操作室内还是操作室外。实践是真正的检验，对所有相关的成员来说，只有将技术和人文关怀牢牢结合，ERCP 团队才能全面地进步。我希望这一章节在现在和将来有助于建设高效能团队，使其能一直正确评估并认识到自己的作用，来帮助我们所服务的患者。

进一步的阅读

Books

Advanced Digestive Endoscopy：Practice and Safety. Ed, Cotton PB. Blackwell, Malden, MA, 2006. Gastroenterology Nursing：A Core Curriculum, 5th Edition, Society of Gastroenterology Nurses and Associates, Chicago, IL, 2013.

Manual of Gastrointestinal Procedures, 6th Edition, Society of Gastroenterology Nurses and Associates, Chicago, IL, 2009.

Practical Gastrointestinal Endoscopy：The Fundamentals, 7th Edition. Haycock

A, Cohen J, Saunders B, Cotton PB, Williams CB. Wiley Blackwell, Malden, MA, 2014.

The Johns Hopkins Manual for GI Endoscopic Nurses, 3rd Edition. Eds, Khashab M, Robinson T, Kalloo A. Slack Incorporated, Thorofare, NJ, 2013.

Journals (many of which include society guidelines and technology assessments)

Endoscopy

Gastrointestinal Endoscopy

Gastroenterology Nursing Journal

Professional Societies

American College of Gastroenterology (ACG). www. gi. org (accessed on August 6,2014).

American Society for Gastrointestinal Endoscopy (ASGE), United States. www. asge. org (accessed on August 6,2014).

Canadian Society of Gastroenterology Nurses and Associates (CSGNA). www. csgna. com (accessed on August 6,2014).

European Society of Gastroenterology and Endoscopy Nurses and Associates. www. esgena. org (accessed on August 6,2014).

Society for Gastrointestinal Nurses and Associates (SGNA), United States. www. sgna. org (accessed on August 6,2014).

Society of Gastrointestinal Nurses and Endoscopic Associates, International. www. signea. org (accessed on August 6,2014).

第4章

患者的宣教及知情同意

Patient education and consent

Peter B. Cotton

要点

★ 患者宣教主要由进行 ERCP 操作的内镜医师进行。

★ 其他工作人员可以协助,文字资料及电子网络也可能起一定作用。

★ 应选择在宽松的环境中进行医患互动,且有时间进行提问及交流。

★ 医师提供的信息必须包括预期受益、潜在风险、已知局限性及其他可选择的治疗方案。

★ 知情同意过程必须清楚地记录在案。

ERCP 能给患者带来很多获益,但也可能导致严重并发症。患者及家属必须准确地知道患者要接受什么治疗及为什么要这样做,从而能做出明智的决定,选择是否接受 ERCP。"知情同意"不仅仅是在术前签署同意书,而是医师对患者及家属的教育过程,它需要在良好的医患关系中才能实现。除非在紧急情况下,术前教育不应该在 ERCP 当天进行,而要提前 1 天以上。实际上,因为抗凝和抗血小板药物的广泛使用,患者可能需要提前 1～2 周就做出是否进行 ERCP 的决定。这些不是琐碎的问题,医师常需要综合考虑出血与脑梗死的风险,并请相关科室的专家会诊。术前宣教过程应该让内镜医师与患者及其家庭成员面对面地坐下来,进行全面的咨询及交流。内镜医师应解释建议患者进行 ERCP 的原因,阐明操作的关键环节、患者的可能受益、已知缺陷及其原因、主要风险,和其他可选择的治疗方案。对于病情复杂的患者,可建议其转诊至三级医院。"知情同意"过程必须预留足够的时间回答患者问题。

其他医疗相关信息可以在知情同意之前或之后由护士和其他工作人员提

供,并附有文字说明资料。很多信息可从专业和非专业机构获得,但建议每个医院根据其具体环境及医疗实践制定符合自身的医疗信息。图 4.1 和图 4.2 所示是我们使用的资料,应用中感觉比较容易让不同患者均可接受。最终签署的知情同意书应包括声明:"我已经阅读了相关资料,并有机会询问问题。"

ERCP 是经内镜逆行胰胆管造影术

　　ERCP 是专业医师将器械置入胰胆管,进行诊断及治疗的过程。它采用的可弯曲内镜,是一个长而细并在末端具有照相功能的软管。在镇静或麻醉下,医师将内镜通过你的口腔插至乳头部,位于小肠上部(即十二指肠)的乳头状结构。此乳头是你的胰胆管开口,肝脏、胆囊和胰腺的消化液经该乳头流入十二指肠。通过 X 射线可显示是否有结石、梗阻等病变的存在。针对不同病变,医师将合适的器械通过内镜孔道插入体内进行治疗。最常见的治疗方法包括以下几种。

　　括约肌切开术:这是指对乳头括约肌进行小的切开,扩大胆管和(或)胰管的开口,从而改善引流或从管道中取出结石。取出的结石通常掉入肠道内,并通过肠道排出体外。

　　支架置入术:通常支架是一种小的塑料导管,可置于阻塞或狭窄的管道中,从而改善引流。狭窄段有时可能需要被扩张后,方可置入支架。一些特殊设计的支架,可在完成相应作用后自行排入肠道,而其他类型支架必须在 3～4 个月后进行内镜下拔除或更换。另外还有金属制成的永久置放支架。

　　其他治疗方法:也偶尔被应用。必要时候,你的医师会对其进行解释。

　　局限性和风险? ERCP 也存在一些缺点。这些可与你的医师进行讨论。
　　◉ 诊断及治疗结果不够完善。偶尔,重要的病变可能未被发现,或治疗失败。
　　◉ 即使是最好的术者,对胰胆管的操作也可能产生并发症。你的医师会解释这些事情,并回答你的问题。

　　最常见的并发症是:
　　◉ 胰腺炎(胰腺的肿大及炎症)。大约 5% 的患者发生此并发症,若发生则需住院静脉应用药物治疗。多数患者发病几天后可痊愈,少数患者病情会比较严重。

　　其他罕见的并发症(发生率<1%)包括:
　　◉ 心脏及肺部不良事件。
　　◉ 出血(括约肌切开术后)。
　　◉ 胆管感染(胆管炎)。
　　◉ 穿孔(肠管撕裂)。
　　◉ 严重并发症(发生率约 1/500)可能需要进行大手术及较长时间住院治疗。致命的并发症非常罕见。

　　另外:
　　◉ 镇静用药可能会使你有恶心感。
　　◉ 静脉输注部位可能出现软的肿块。如果肿块出现发红、疼痛或有扩大趋势,请通知你的医师。
　　◉ 你将接受低剂量的 X 射线辐射。

> 其他可选择方法？可以和你的医师讨论，是否有其他方法能解决你的问题。目前，多数情况下通过扫描（如 CT、MRCP）或超声内镜检查可以确立诊断，ERCP 通常是在需要进一步诊断或治疗的情况下才采用的方法。可能的其他诊疗方法包括外科手术及放射介入治疗等。
>
> 如有任何问题，可联系胆胰疾病工作室，具体地址是……

图4.1　南卡罗米纳医科大学消化疾病中心 ERCP 操作解释表格

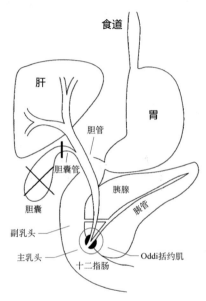

图4.2　ERCP 操作相关器官示意图。

互联网充斥着各种信息，并非都是准确及有用的，这里介绍一个有趣互动的网站：www. emmisolutions. com，它可记录患者的教育时间及过程。

有经验的医师在谈话中，会淡化患者潜在的收益，而强调可能的风险。那些说"在这里签字，我们每天都做这个手术，不要担心"的人，是在自己找麻烦。在紧急情况下，患者会更加认识到他们所处的困境，但他们仍然需要知道相关信息，方能做出是否接受相关操作的决定。

记录过程的重要性

现代电子信息系统可应用电脑写几条内容，而患者仅靠一个按键就可签署知情同意书。但是，当在诉讼中对某些言论存在争议时，原告及其律师往往对电子信息的准确性持怀疑态度。因此，较明智的做法是亲自手写或口述并让他人记录你所做的内容，同时有一个工作人员见证。

做好知情同意过程是医疗实践的重要组成部分,当临床诊疗过程中出现不良结果时很有帮助。届时你可能可以说:"X 线证实了存在一处穿孔,你应该记得我们昨天说的罕见可能性吧?"这将会对你有帮助。[1]

结论

在进行 ERCP 操作前,让患者在情感和知识上做好准备是一项重要且愉快的工作。我们不应仅仅只是技术员,而应履行一名医师所承担的各种职责。我们一定要把这项工作做好。

◇ 参 考 文 献 ◇

Frakes JT, Cotton PB. Medico-legal aspects of ERCP. 2013. In T. Baron, R. Kozarek, D carr-Locke (Eds), *ERCP* (2nd edition). Philadelphia, Elsevier.

第5章

ERCP 的风险评估及相关处理

Risk assessment and reduction

Joseph Romagnuolo

要点

★ ERCP 最常见的不良事件包括胰腺炎、心肺并发症、出血、感染和穿孔,但这些事件很少导致残疾或死亡。

★ 针对具体患者,实际风险取决于操作环境、患者特点、操作团队技术水平及预防性干预措施的合理应用。

★ 了解及处理这些相关风险,是医师做出合理临床决策及提高患者认知水平和知情同意的关键。

ERCP 的操作风险高于其他内镜手术,这是 ERCP 最重要的问题之一。即使是熟练的操作者,ERCP 术后胰腺炎的发生率,在低风险操作中是 2%～5%,高风险操作是 10%～20%(即使应用了相关预防措施),其中 1/1 000 患者出现死亡(主要是由于重症胰腺炎),故应关注此不良事件的发生。另外,出血(约1%)、穿孔(<0.5%)、感染(1%～2%)和心肺不良事件也可发生[1]。ERCP 在不同个体间风险差别很大。例如,中年男性患者胆管支架的更换,其操作风险要远低于行乳头括约肌测压、乳头双括约肌切开后胰管支架置入术及之前有 ERCP 术后胰腺炎的年轻女性患者。各种 ERCP 操作过程有很多不同,且每个 ERCP 操作者的训练及实践过程也有很大差异。这些不良事件的总结,对确保内镜医师及其团队得到合理培训具有重要作用,其有助于选择合适的适应证,合理考虑非侵入性的替代方案,以及让患者对风险、获益和替代方案有充分的知情。

降低操作风险的关键环节之一是认识风险的预测因素[2, 3]。一些因素可能是可以改变的,或会随着时间而变化。对于不可更改的因素,一旦确认其相关风险的存在,可能需要据其改变治疗方案(如选择其他方案替代 ERCP),或者在操作中及操作后高度警惕风险的发生。

　　本章将重点阐述可增加操作风险的患者特点及手术中、围手术期的相关因素,而关于风险定义、风险事件的记录、降低风险的 ERCP 技术将在其他章节中详述。然而一些操作过程也会被简要提及,从而有助于认识其对非操作因素的重要影响。表 5.1 总结了 ERCP 术后不良事件的预测因素。

表 5.1　ERCP 术后不良事件的预测因素(改编自 Romagnuolo et al, 2011. [2, 3])

不良事件	影响因素	风险大小(OR 值)	参考文献	备注
感染	肝移植	5.2	[4]	很少(0.25%～0.5%)(随病程延长风险降低,OR0.9/年)
	瘘管,管道阻塞(如肝门部、肝内胆管狭窄)胆管镜检查		[5, 6]	
	黄疸	1.4	[7]	
	较小的操作中心	1.4	[7]	
迟发性出血	乳头括约肌切开术	4.7	[8]	很少见;也可发生于大球囊括约肌扩张术;抗血小板药物并不增加其风险,尤其是阿司匹林单药治疗[9, 10]
	较小的操作中心	1.1	[7]	
	术中出血*	1.7	[11]	
	凝血功能障碍*	3.3	[11]	凝血酶原时间延长＞2 秒,血液透析,或血小板计数＜80×10⁹/L
	3 天内应用抗凝药*	5.1	[11]	
	胆管炎*	2.6	[11]	
	操作数量较少的内镜医师*	2.2(操作量为每周 1 次或更少)	[11]	
穿孔	外科手术史	2.5	[7, 8]	
	乳头括约肌预切开术	2.0	[7]	
	壁内注射造影剂的乳头括约肌切开术	1.9	[7]	很少见
胰腺炎†	可疑 SOD	1.9～9.7	[12, 13, 8, 14]	胆管括约肌切开术不是其危险因素[7, 13, 15]
	女性	1.8～3.5	[12, 14, 15, 16]	
	有 ERCP 术后胰腺炎病史	5.4	[12]	

续 表

不良事件	影响因素	风险大小（OR值）	参考文献	备注
	年龄较轻	每增加 5 岁下降 1.1[8]；1.1（年龄<70 岁）[5]；1.6（年龄<60 岁）[7]	[7, 13, 15]	
	正常胆管	1.05	[7]	
	正常胆红素	1.9	[12]	
	无慢性胰腺炎	1.9	[12]	
	非大学附属中心	2.4	[7]	
	插管困难	1.8~9.4	[12, 14, 15, 16]	早期乳头括约肌预切开术相比于持续性插管可以降低风险[17, 18]
	胰管括约肌切开术	1.5~3.8	标准[8, 12, 19] 副乳头[8, 13]	
	胰腺造影	1.04~1.5	[7, 12, 13, 19 - 21]	大多数研究包括任何次数造影；在参考文献[13]中,定义为≥2 次胰腺造影；胰管显影范围重要性[21]
	未用胰管支架	1.4~3.2	[8, 22 - 24]	高风险的 ERCP，尤其是 SOD
	培训人员参与	1.5	[13]	
	球囊括约肌扩张术	2.0	[25]	针对结石病,异质性研究
插管失败(有或无预切开)	3 级难度	1.4	[26]	
	ASA Ⅲ~Ⅳ级	1.9		
	培训人员参与(1%~50%参与度)	2.0		
	指征 黄疸	2.2		
	外科手术后	1.9		
	胰腺炎	急性(2.2) 慢性(1.6)		
	操作数量较少的内镜医师	2.79 <90 例/年 相比于>239 例/年		
	无效的 X 线应用(>3 分钟/低难度病例)	1.72		
	中度镇静	1.49 相比于深度镇静		
心肺事件‡	年龄	1.02(每年)	[27]	很少见,1.1%~1.2%[27-29]
	ASA	1.8, 3.2, 7.5 (ASA Ⅲ, Ⅳ, Ⅴ)	[27, 28]	

续　表

不良事件	影响因素	风险大小(OR 值)	参考文献	备注
	APACHE Ⅱ	12(评分＞15),在胃镜检查	[26, 30]	在高的 APACHE Ⅱ 得分组中新近的 MI 可能引起混淆
	麻醉类型	0.3(在 ASA Ⅰ~Ⅱ 级,MAC 相比于 GAP);在 ASA≥Ⅲ 级无差别	[28, 31-34]	一项 Cochrane 综述表明丙泊酚和非丙泊酚镇静相比,有关的不良事件没有差异,但未就 GAP 与 MAC 的比较进行分层[32]
		0.5(丙泊酚相比与中度镇静)		
	住院患者	1.5	[27]	
	退伍军人,非大学附属中心	1.2, 1.4	[27]	
	辅助供氧	1.2	[27]	
	培训人员参与	1.3	[27]	也研究了学员的危险因素[35]
心肺事件‡	肺部疾病	睡眠呼吸暂停,严重的 COPD 或需要家庭氧疗	[36, 37]	未确诊的睡眠呼吸暂停未能预测中度镇静中出现短暂缺氧情况[37]
	心脏疾病	5.2 近期 MI(30 天内)	[26, 30, 36, 38, 39]	MI 患者由于较高的 APACHE Ⅱ 评分可能产生混淆;[26, 30] 其他研究发现胃镜检查风险仅在 MI 的前几天内增加[38]
		陈旧性 MI 既往或现在/(最近)充血性心力衰竭心律,除重症心脏瓣膜病窦性心律外	[35, 40-42]	
	肥胖	~1.5 低氧血症	[43]	BMI 可能可以预测低氧血症,但不一定是不良事件
	其他合并症	糖尿病,肾功能不全,未控制的高血压,既往脑卒中或其他神经损害,不能从事 4~6 METS 的活动(走上一层楼梯)	[35, 42]	

注:APACHE,急性生理和慢性健康评估;ASA,美国麻醉医师学会的生理分类;BMI,身体质量指数;COPD,慢性阻塞性肺疾病;GAP,胃肠病专家应用丙泊酚;MAC,监测麻醉护理(一般丙泊酚);METS,代谢当量;MI,心肌梗死;SOD, Oddi 括约肌功能障碍。

*这些危险因素只在进行括约肌切开术患者中研究,而没必要在所有 ERCP 患者中考虑出血风险。

†显然,有些因素比其他因素有更多的共识意见支持其作为 ERCP 术后胰腺炎的危险因素;只有在许多研究中均发现是有意义的因素,才可能是真正的危险因素。

‡大多数结果基于对非 ERCP 甚至非内镜操作患者的研究。

评估和降低风险

如前所述，ERCP 有 5 个主要风险，包括胰腺炎、出血、感染、穿孔及心肺事件。一旦发生这些风险，它是"一般事件"，还是真正的"不良事件"，其区别点将在其他章节中详述[44]。此外，近来对其他两个过去常忽略的风险给予更多关注，即技术故障和辐射暴露。ERCP 在怀孕期间有额外风险。

胰腺炎及术后疼痛

许多研究在探讨 ERCP 术后胰腺炎的预测指标，但一些指标的意义仍存在争议。有研究发现，胆总管直径正常[7]、胆红素水平正常[12]、ERCP 术后胰腺炎史[12]、非大学附属医学中心[7]及学员参与[13]是预测 ERCP 术后胰腺炎的因素，但另外一些研究结果并不支持这些发现。对混杂因素的缺乏控制可能是研究结果不一致的原因，例如一些研究中的患者胆红素水平及胆总管直径正常，但其有可疑 Oddi 括约肌功能障碍及胰腺炎病史，而后两者可能是 ERCP 术后胰腺炎独立的高危因素。

有其他几个指标的研究结果是一致的，包括女性（OR 1.8～3.5）[12, 15, 16]、可疑 Oddi 括约肌功能障碍（OR 1.9～9.7）[8, 12-14]、年龄较轻[7, 13, 15]、胰腺造影（OR 1.04～1.5）[7, 12, 13, 19-21]（特别是注射造影至胰腺尾部）[21]和胰腺括约肌切开术（OR 1.5～3.8）[12, 13, 8, 19]，它们是 ERCP 术后胰腺炎的独立预测因素。此外，插管困难（OR 1.8～9.4）也可使风险增加[12, 14-16]，这表明医师的插管技能及患者可能导致插管困难的原因是重要的协同因素。晚期慢性胰腺炎[12]的腺体储备较少，其风险可能较低，但病理改变很少的胰腺炎其风险可能并不降低。在高风险患者的随机试验中表明，胰腺支架置入术和直肠应用非甾体类消炎药（NSAIDs）有利于降低风险，相反则风险增高[8, 22-24, 45]。

值得注意的是，单纯胆管括约肌切开术并不增加胰腺炎风险。另外，针对困难插管的预切开/针状刀括约肌切开术也不增加风险，有一项随机临床试验的荟萃分析表明，早期的预切开相比较传统坚持持续插管的做法可能降低风险[17, 18]。球囊括约肌扩张术可能增加风险（OR 2.0）[25]，但相关研究结果并不一致，因此，它通常应用于不能停用抗凝治疗但又必须取出较大结石的患者。最近一项荟萃分析显示，当进行球囊括约肌扩张术时，延长球囊扩张时间可能较有效的破坏括约肌肌层（而非短暂刺激，这可能会导致括约肌痉挛和胰腺炎），从而有助于减少风险[46]。

许多患者 ERCP 术后感觉疼痛，但未达到胰腺炎诊断标准。它可能是多个因素综合所致，包括充气引起的腹胀、内脏超敏反应的激活、亚临床胰腺炎及其他因素。最近一项荟萃分析表明,ERCP 中应用 CO_2(而非空气)可减少术后疼痛[47]。脑刺激也可能减少术后疼痛[48]。

胰腺炎是 ERCP 术后发病率和死亡率最高的事件,故其发生的预测因素可用于推测 ERCP 获益与风险比,从而选择合适的适应证;在我们医院,其预测因素也用于选择哪些患者应留院过夜观察及静脉输注液体。即使单纯的诊断性 ERCP 在高风险患者(年轻女性及正常胆管)仍然属高风险 ERCP 操作,避免胆道括约肌切开术也不能降低其风险。熟练的插管技术、选择性胰管支架置入、直肠应用 NSAID 及可能的情况下避免球囊括约肌扩张术,这些做法的综合应用可降低胰腺炎的风险(但不能消除)。利用 CO_2 可能会降低术后疼痛。

出血

出血一般只发生于接受治疗性 ERCP 患者,主要与括约肌切开术相关。术中出血经处理后仍能完成操作的,不属于不良事件[44]。毫无疑问,乳头括约肌切开术(OR 4.7)[8]已被证明是 ERCP 术后出血的独立危险因素。在较小中心的操作(OR 1.1)[7]也被认为可预测 ERCP 术后出血,但原因还不明确,可能与这些中心内镜医师的 ERCP 操作量较少、控制术中出血的技术欠缺,或缺乏选择合适的电切模式和设备所应有的专业知识等因素有关。

乳头括约肌切开组出血的预测因子与病例的选择有显著关系,在这组患者中[11],凝血功能障碍(OR 3.3)、术后 3 天内重新开始应用抗凝药(OR 5.1)、胆管炎(OR 2.6)(可能与组织充血水肿或取出困难性嵌顿结石相关)、ERCP 操作量较少(OR 2.2)及操作过程中出血(OR 1.7)等因素可显著预测出血事件的发生。采用合适的方法处理术中出血是否能降低迟发型出血的风险,或让患者留院过夜观察是否有帮助,目前还不清楚。

抗血小板药物的应用并不显著增加括约肌切开术后出血的风险[9, 11],但是关于非阿司匹林抗凝药(如噻吩吡啶类中的氯吡格雷)和 ERCP 关系的分析数据仍很有限。一项关于 ERCP 的病例对照研究显示,不论阿司匹林或非阿司匹林抗血小板药物,均不增加出血风险[9]。根据结肠镜下息肉摘除术的研究结果推断,应用双联抗血小板药物引发的出血风险明显高于单用氯吡格雷,而单用氯吡格雷或阿司匹林并不增加风险[49]。美国胸科医师学会(ACCP)指南建议在非心脏手术中,对有中高血栓形成风险的患者继续应用阿司匹林[50]。

降低风险的建议包括,当预计要进行括约肌切开术前,在安全的情况下停用抗凝药(通常停用 5 天可使 INR 降至治疗所需的正常水平),术后观察数天再重新应用抗凝药(安装有机械瓣膜或近期有血栓形成患者需要相对较快重新应用抗凝药)。然而,如何平衡出血及血栓形成风险很重要,美国胃肠内镜学会

(ASGE) 2009 年指南总结了相关程序[10]。另外,已经被证实有效的 CHADS$_2$ 评分及其修改版本[充血性心力衰竭、高血压、年龄大于 75 岁、糖尿病、脑卒中病史或一过性脑缺血病史(2 分)]简单实用,已被 ACCP 批准用于定量分析心房颤动患者的脑卒中风险,CHADS$_2$ 评分小于 3 分者年脑卒中风险小于 5％。不能停用抗凝药患者,可考虑进行球囊括约肌扩张术或短期支架置放术。

值得注意的是,胆汁淤积或黄疸、营养不良、抗生素治疗、胰腺功能不全都是维生素 K 缺乏的危险因素。因此,虽然不建议所有 ERCP 患者均行术前 INR 监测,但针对高危患者的术前 INR 监测很重要(通常情况应提前 1 天以上检测,以有时间补充维生素 K 及让其发挥作用)。同时伴有肝脏疾病的患者,应检测 INR 及血小板数量,虽然 INR 并不一定能预测他们的出血风险[54, 55]。肝硬化患者由于门脉高压及十二指肠静脉淤血,行括约肌切开术的出血风险可能会轻度升高。单用阿司匹林者可继续使用,但根据息肉摘除术的研究结果建议,在安全的情况下,应用双联抗血小板药物者倾向于调整成单用一种抗血小板药物。ASGE 指南建议在低血栓形成风险患者中,停用非阿司匹林抗血小板药物[10]。在非心脏手术中,已发现停用抗血小板药物可导致冠状动脉支架的血栓形成[9, 11, 48, 49],尤其在高风险的冠状动脉支架置入患者,即置放裸金属支架 6 周或药物洗脱支架 1 年以内[48]。在风险评估中,必须考虑置入支架的类型及时间。

药物的抗血小板作用具有不可逆性,通常停用药物 7～10 天,外周血小板可由骨髓产生的正常血小板更新[10, 56],指南通常基于这个理论确定停用抗血小板药物的时间。然而,即使只停用 5 天,大多数血小板功能也已经恢复,通常认为已适合进行较大的手术。研究发现,在心脏搭桥手术前停药 5 天,则术前应用阿司匹林和氯吡格雷双联治疗与单用阿司匹林两者的手术后出血风险相当,但是如果在术前 5 天内有服用氯吡格雷,出血风险升高 1.5 倍[57]。在胃肠道出血患者中,仅停用抗血小板药物 7 天,心脏病所致的死亡率即可升高[58],因此我认为,停药 5～7 天可能会较好地平衡风险与收益。在括约肌切开术后,重新开始双联抗血小板药物的理想时间,目前尚不明确[10]。

维持足够的内镜医师及病例数量,且确保内镜医师及其团队针对术中出血能从容应对,两者均很重要。最后,我们必须记住某些补救措施(包括预切开)不能用于正在使用抗凝药或双联抗血小板药的患者;有些并不计划进行括约肌切开术的患者,可能因为难于插管而结束操作,可予撤用抗凝药,待安全时,再考虑行括约肌切开术等操作。

感染

ERCP 术后发生感染比较少见。据报道,肝移植患者(OR 5.2)[4]、肝门部或肝内胆管狭窄[例如,肝门部胆管癌或原发性硬化性胆管炎(PSC)][5, 6]和 ERCP 操作数量较少的中心(OR 1.4)发生风险较大[7]。梗阻性黄疸(OR 4)患者发生感染的风险较高[7],但是如果通过 ERCP 解除了梗阻,这种风险是否仍存在尚不清楚。应注意抽吸胆汁和控制注入造影剂量,以避免增加胆管内压力,这对于前期进行胆管操作(支架或括约肌切开术)发生胆汁细菌定植的患者,尤其应予重视。

虽然造影剂是无菌的,但它是通过导管注射入体内,而导管会接触到通过口腔进入的内镜头端。因此,即使在患者没有胆管感染或细菌定植的情况下,造影剂进入体内封闭的无菌腔(如腹腔)也有较高的感染风险,如"漏"或"瘘"等情况(包括胆管及胰管)。

基于既往研究的结果,以下患者需预防性应用抗生素:不能引流或难于引流的梗阻性管道(PSC,肝门部肿瘤,慢性胰腺炎的局部狭窄),假性囊肿及胆漏情况下,肝移植患者。术前未预期的有感染风险的手术结果(例如,取石失败),应尽快应用抗生素,最好在术中就使用。虽然有些内镜医师仍然选择在黄疸患者 ERCP 术前常规应用抗生素,但目前通常不推荐在所有黄疸患者均预防性使用抗生素。

穿孔

穿孔很少见。它在两种情况下发生:内镜所致(大穿孔)或附件引起(小穿孔)。在多因素分析中发现,肠道穿孔与外科手术导致的解剖结构改变相关(OR 2.5),可能与操作时所插入体内的镜身较长,且局部组织扭曲和粘连有关[7, 8]。附件引起的穿孔大多数是因括约肌切开术所致,且预切开(OR 2)的风险高于传统的括约肌切开术[7],如果括约肌切开术中发现穿孔,临时置放支架可能有助于恢复。肠壁内注射造影剂可作为困难插管时的标记,及胰胆管和壶腹部操作的辅助性措施,但其也可增加穿孔风险(OR 1.9)[7]。活检、局部消融或内镜在胰胆管内操作等因素所致的穿孔较罕见。经黏膜下或穿透肠壁全层的导丝置入,是运用操作技术时所致的很小穿孔,不论用或不用支架或抗生素,患者大多可以很好地耐受(一般达不到不良事件的定义标准)。避免不必要的过多操作,在括约肌切开术(尤其是预切口术)时小心谨慎,对于解剖结构改变的患者在 ERCP 术前应予患者适当的病情告知(让患者明白哪些情况下将中止操作),这些措施在临床实践中综合应用,可降低穿孔风险。

心肺事件

心肺事件的危险因素已在其他文献中详述[2]。总的来说,大部分心肺术前评估内容已经在外科领域文献中阐述,但因为各种原因,其中的一些内容不太适用于内镜操作。

患者整体情况及合并症量化

年龄[27]、ASA 评分(美国麻醉医师学会的生理分级)[27, 28]、麻醉类型[28, 31-34]、住院中[27]、非大学附属医院[27]和学员参与[27, 35]是内镜相关研究确定的危险因素(主要是结肠镜检查),其中 ASA 评分是最有力的预测因素[27, 28, 42]。此外,许多评分系统被用来协助评估合并症相关混杂因素的风险,但主要是针对外科手术[2]。虽然合并症评分系统在日常工作中并不实用,但它们有助于我们对重要危险因素的认识。

APACHE Ⅱ(急性生理和慢性健康评估)评分及心肺疾病史,尤其是近期心肌梗死(MI),可用于预测心肺不良事件的发生[26, 30, 36-39]。APACHE Ⅱ 是一个复杂的系统,评估范围包括生理评分(12 个评分点)、年龄评分、器官衰竭评分及其他因素(如动脉血氧分压及动脉血 pH),该系统并不适用于大多数内镜操作。

睡眠呼吸暂停和身体质量指数(BMI)对于风险评估可能也是重要的。然而,一项关于常规内镜操作的研究发现,对于中度镇静中处左侧卧位的患者,未确诊的睡眠呼吸暂停[59]并不能预测操作中短暂缺氧或不良事件的发生[37]。另一项研究发现,BMI 在 ASA Ⅰ～Ⅱ级患者中可预测低氧血症事件发生次数[43]。BMI 增加及阻塞性睡眠呼吸暂停可以预测外科手术后围手术期气道并发症的发生率[60],它们可能使气道在深度镇静时[42]维持在不利的状况,这在 ERCP 术中处于标准体位半俯卧位时尤为明显。由于呼吸道问题需要进行气管插管的患者,如果要在 X 线床上保持半俯卧位进行 ERCP 操作会比较麻烦,通常需要先将患者行仰卧位以便插管,当插管成功后再将患者旋转至半俯卧位进行 ERCP 操作。尽管有理论上的风险存在,但一项针对随机试验的荟萃分析仍表明,在 ERCP 操作中应用无气管插管的深度镇静是安全的[61]。

另外,还有多种其他评分系统。Charlson 合并症指数[18]是 19 种合并症的加权表,可用于预测患者数月或数年后的预期寿命,但无助于预测短期内的不良事件(例如 30 天)。POSSUM 评分(计数死亡率和发病率的生理学和手术严重性评分)包括生理及手术因素分级,可预测术后并发症发生率及死亡率,但它手动计算过程繁琐(有在线计算器可用),且大多数评价指标(如腹腔污染等)不适用于内镜操作。NSQIP(国家外科质量改进计划)需要登记各种指标,包括多个术前危险因素、实验室检测数据、手术操作细节、ASA 评分、Mallampati 评分、伤口分级和术后事件。其第一步即数据输入需要大量人工操作,且要回答 30 多道答案为"是"或"不是"的问题。其中,最重要的 20 个因素可能有助于评估 ERCP 的麻醉风险,包括功能状态(例如:部分/全部不能独立生活,静息/劳力性呼吸困难,感觉受损,病态肥胖)、心脏介入治疗病史、吸烟中、脑卒中、高血压、糖尿病、慢性阻塞性肺疾病(COPD)、年龄和低蛋白血症。

心脏风险评估

有一些工具可用于非心脏手术的心脏风险评估,包括 Goldman[40] 和 Detsky 评分系统[41]。Goldman 评分系统有 9 个独立的心脏不良事件预测指标,其中预测能力最强的指标是活动性心力衰竭和心肌梗死(6 个月内),其他依次是心律失常、年龄超过 70 岁、手术类型和一般状况/功能状态较差(低氧血症、高碳酸血症、低钾血症、低碳酸氢根、肌酐>2.5 倍正常值、肝脏疾病、卧床)。修改后的版本增加男性和使用丙泊酚两个因素,它可用于预测内镜操作后心脏不良事件的发生风险[62]。Detsky 评分系统[41] 相当简单,包括新近的(非活动性)心力衰竭,陈旧性心肌梗死和加拿大心血管病学会心绞痛分级。对于非心脏手术围手术期的心血管评估指南于 2002 年更新[63],包括许多上述指标,再加上心脏瓣膜病、糖尿病、脑卒中和舒张压>100 mmHg 等指标,其中新近的心肌梗死或活动性的心力衰竭被认为最为重要。身体功能状态用代谢当量(METS)来定义更为准确[63, 64]。

在美国,卫生机构认证联合委员会(JCAHO)强调记录麻醉中为了操作连续应用 β 受体阻滞剂的情况。这项建议主要是基于减少腹部大手术和整形外科、血管手术围手术期死亡率的研究,而不是针对内镜操作[65]。然而,一个较大型的关于各种手术类型荟萃分析的结论并不支持这种观点[66]。患者通常会被告知在 ERCP 术前用少量水服用心脏病药物,然而,这种做法对内镜操作的重要性似乎缺乏循证支持,而是基于 JCAHO 清单及国家质量论坛(NQF)认证单位质量管理措施的要求。

在心肺不良事件发生风险中最常出现且最重要的相关因素包括:年龄较大,既往和新近的心肌梗死,既往或当前(新近的)心力衰竭,心律失常,糖尿病,肾功能衰竭,控制不良的高血压,既往脑卒中或其他神经功能损害,及无法完成 4～6 METS 的活动[上一层楼梯,从事庭院里工作,无代步车的高尔夫球运动,或步行速度超过每小时 6.44 km(4 英里)]。此外,还有其他方面,如睡眠呼吸暂停、肥胖、多种用药、严重 COPD 且需要家庭氧疗、操作的持续时间、镇静的深度等因素也可能改变内镜操作带来的心脏风险,这些因素值得进一步研究。在 ERCP 操作前,尤其是手术指征较弱的高危险患者,这些因素均应被考虑。虽然有些因素是不可改变的,但针对可控制的因素我们应予考虑及处理,如控制高血压、心肌梗死或心脏衰竭住院后暂缓 4～6 周、纠正心脏瓣膜病变及改善身体功能状态,通过这些措施可能会降低 ERCP 操作并发心肺不良事件的风险。

插管失败

插管失败不是一个传统意义上的风险，但它是一个重要的不良事件，可能会导致伴随的补救措施及风险。如果内镜医师、单位及某些患者有较高的插管失败率，通常因为插管困难也会有较高的其他不良事件发生率。最近，我们抽取多中心 ERCP 质量控制网络中的系列患者，包括由 80 多位内镜医师操作的 10 000 多例 ERCP，来评估导致插管失败的相关因素[65]。我们发现，门诊患者（OR 1.21）传统插管方法（无预切开帮助）的成功率较高，而病情复杂患者（OR 0.59）、病情较重患者［ASA 分级（Ⅱ，Ⅲ/Ⅴ：OR 0.81，0.77）］、教学案例（OR 0.53）和一些特定适应证（胰胆管狭窄、急性胰腺炎）患者则成功率较低。就整体而言，具有较多操作量（＞239 例/年，OR 2.79）及透视手法较熟练（OR 1.72）的操作者插管成功率（包括部分行预切开辅助）较高，而中度镇静（与深度镇静相比较，OR 0.67）成功率较低[26]。

辐射暴露与造影剂过敏

我们抽取 ERCP 质量控制网络中的系列患者，包括 50 多位内镜医师操作的 9 000 多例 ERCP，发现第 90 百分位数透视时间为 10 分钟（为总操作时间的 22％）；另外，我们将透视时间超过 14 分钟（mean + 2SD）定为过度透视[66]。按登记的先后时间排序，每 50 例 ERCP 为一组，我们发现每组病例的透视时间逐渐减少（0.2 分钟，$P = 0.001$），因此我们认为简单的通过追踪自身操作透视时间可能有助于降低后续操作的透视时间。此外，多因素分析显示，较低的总操作量（＜1 000 例）和年度操作量（＜100 例/年）、更高的操作难度、受训者、学员参与、深度镇静、非英国/非美国的国家、各种治疗（包括括约肌切开、球囊扩张、支架置入、取石等）和插管失败均是透视时间延长和（或）过度透视的独立危险因素。X线技术人员的经验可能有助于降低透视时间。

ERCP 造影剂的过敏反应非常罕见，即使在以往有显著不良反应的高危人群中也是如此[67]。放射学指南通常推荐那些有不良反应史或严重过敏体质（食物过敏、哮喘等）患者在 ERCP 术前约 1、6 和 12 小时（3 次）口服泼尼松预防过敏，在末次服用时可同时加用抗组胺药。ERCP 术前静脉应用类固醇激素可能是无效的[68]。

以上观点强调，操作经验、对透视时间的关注和降低操作失败率在减少辐射暴露中的重要性。造影剂过敏的标准预防方法是 12 小时内多次口服类固醇激素，临床实践中可能存在过度应用预防造影剂过敏措施的情况。

怀孕

孕妇进行 ERCP 操作可能存在多种危害因素,包括麻醉时血流动力学变化、麻醉药物、辐射暴露、内镜及内镜相关所致的不良事件;除了在紧急情况下,妊娠前 3 个月应避免进行 ERCP[69]。如行 ERCP 操作应请产科团队会诊,进行胎儿监护。选择合适适应证、用无创检查代替常规 ERCP 操作、患者采用合适的体位、应用铅屏蔽及尽量降低透视时间,这些措施都可以降低孕妇风险[69]。

影响不良事件结果的因素和特殊操作的风险

有些因素不增加特定不良事件的发生率,但会改变不良事件的结果,从而影响其他事件发生的风险,如延长住院时间和增加死亡率。例如高龄、一些重要的合并症等因素,它们可能不会增高穿孔的概率,但会影响穿孔的结果。肥胖可能也属这类因素,有些学者认为虽然较高的 BMI 可能并不增加胰腺炎的发生风险,但可能会影响胰腺炎的严重程度、并发症发生率和死亡率。

其他相关的复杂特殊操作,例如透壁性假性囊肿引流术、内镜下坏死组织清除术、透壁性(超声内镜引导下)胰胆管引流或交汇术、壶腹局部切除术、经皮胆管镜检查、激光或液电碎石(例如管道穿孔)、胆管内消融(例如光动力疗法)和基于探针的显微内镜技术,均有各自的相关风险。目前,每一组操作的风险预测数据尚有限。

ERCP 术前减少风险的关键因素

为让患者明白 ERCP 的风险收益比,以及尽可能安全地进行 ERCP 操作,最关键的是了解患者和操作方面可能导致风险的因素,并最大限度地减少其影响。这涉及仔细评估各项临床情况,确定 ERCP 是否是目前处理问题的最佳方法,是否有指征值得去承担相关操作风险,ERCP 内镜医师及其支持团队是否有足够的操作量和技术能力,并能恰当地应用降低风险的药物和操作干预措施。

◇ 参考文献 ◇

1 Cotton PB, Lehman G, Vennes J, et al. Endoscopic sphincterotomy complications and their management: an attempt at consensus. Gastrointest Endosc. 1991;37(3):383 - 393.

2 Romagnuolo J, Cotton PB, Eisen G, et al. Identifying and reporting risk factors for adverse events in endoscopy. Part I: cardiopulmonary events. Gastrointest Endosc. 2011;73(3):579 - 585.

3　Romagnuolo J, Cotton PB, Eisen G, et al. Identifying and reporting risk factors for adverse events in endoscopy. Part II: noncardiopulmonary events. Gastrointest Endosc. 2011;73(3): 586 - 597.

4　Cotton PB, Connor P, Rawls E, Romagnuolo J. Infection after ERCP, and antibiotic prophylaxis: a sequential quality-improvement approach over 11 years. Gastrointest Endosc. 2008;67(3):471 - 475.

5　Bangarulingam SY, Gossard AA, Petersen BT, et al. Complications of endoscopic retrograde cholangiopancreatography in primary sclerosing cholangitis. Am J Gastroenterol. 2009;104(4): 855 - 860.

6　Ertugrul I, Yuksel I, Parlak E, et al. Risk factors for endoscopic retrograde cholangiopancreatography-related cholangitis: a prospective study. Turk J Gastroenterol. 2009; 20(2):116 - 121.

7　Loperfido S, Angelini G, Benedetti G, et al. Major early complications from diagnostic and therapeutic ERCP: a prospective multicenter study [see comment]. Gastrointest Endosc. 1998; 48(1):1 - 10.

8　Cotton PB, Garrow DA, Gallagher J, Romagnuolo J. Risk factors for complications after ERCP: a multivariate analysis of 11,497 procedures over 12 years. Gastrointest Endosc. 2009;70(1):80 - 88.

9　Hussain N, Alsulaiman R, Burtin P, et al. The safety of endoscopic sphincterotomy in patients receiving antiplatelet agents: a case-control study. Aliment Pharmacol Ther. 2007;25(5):579 - 584.

10　Anderson MA, Ben-Menachem T, Gan SI, et al. Management of antithrombotic agents for endoscopic procedures. Gastrointest Endosc. 2009;70(6):1060 - 1070.

11　Freeman ML, Nelson DB, Sherman S, et al. Complications of endoscopic biliary sphincterotomy. N Engl J Med. 1996;335(13):909 - 918.

12　Freeman ML, DiSario JA, Nelson DB, et al. Risk factors for post-ERCP pancreatitis: a prospective,multicenter study [see comment]. Gastrointest Endosc. 2001;54(4):425 - 434.

13　Cheng CL, Sherman S, Watkins JL, et al. Risk factors for post-ERCP pancreatitis: a prospective multicenter study. Am J Gastroenterol. 2006;101(1):139 - 147.

14　Bailey AA, Bourke MJ, Kaffes AJ, et al. Needle-knife sphincterotomy: factors predicting its use and the relationship with post-ERCP pancreatitis (with video). Gastrointest Endosc. 2010;71 (2):266 - 271.

15　Williams EJ, Taylor S, Fairclough P, et al. Risk factors for complication following ERCP: results of a large-scale, prospective multicenter study. Endoscopy. 2007;39(9):793 - 801.

16　Wang P, Li ZS, Liu F, et al. Risk factors for ERCP-related complications: a prospective multicenter study. Am J Gastroenterol. 2009;104(1):31 - 40.

17　Cennamo V, Fuccio L, Zagari RM, et al. Can early precut implementation reduce endoscopic retrograde cholangiopancreatography-related complication risk? Meta-analysis of randomized controlled trials. Endoscopy. 2010;42(5):381 - 388.

18　Gong B, Hao L, Bie L, et al. Does precut technique improve selective bile duct cannulation or increase post-ERCP pancreatitis rate? A meta-analysis of randomized controlled trials. Surg Endosc. 2010; Nov; 24(11):2670 - 2680.

19　Romagnuolo J, Hilsden R, Sandha GS, et al. Allopurinol to prevent pancreatitis after endoscopic retrograde cholangiopancreatography (ERCP): a randomized placebo-controlled trial. Clin

Gastroenterol Hepatol. 2008;6:465 - 471.

20 Ho KY, Montes H, Sossenheimer MJ, et al. Features that may predict hospital admission following outpatient therapeutic ERCP. Gastrointest Endosc. 1999;49(5):587 - 592.

21 Cheon YK, Cho KB, Watkins JL, et al. Frequency and severity of post-ERCP pancreatitis correlated with extent of pancreatic ductal opacification. Gastrointest Endosc. 2007;65(3):385 - 393.

22 Andriulli A, Forlano R, Napolitano G, et al. Pancreatic duct stents in the prophylaxis of pancreatic damage after endoscopic retrograde cholangiopancreatography: a systematic analysis of benefits and associated risks. Digestion. 2007;75(2 - 3):156 - 163.

23 Fazel A, Quadri A, Catalano MF, et al. Does a pancreatic duct stent prevent post-ERCP pancreatitis? A prospective randomized study. Gastrointest Endosc. 2003;57(3):291 - 294.

24 Singh P, Das A, Isenberg G, et al. Does prophylactic pancreatic stent placement reduce the risk of post-ERCP acute pancreatitis? A meta-analysis of controlled trials. Gastrointest Endosc. 2004;60(4):544 - 550.

25 Weinberg BM, Shindy W, Lo S. Endoscopic balloon sphincter dilation (sphincteroplasty) versus sphincterotomy for common bile duct stones. Cochrane Database Syst Rev. 2006(4):CD004890.

26 Cappell MS, Iacovone FM, Jr. Safety and efficacy of esophagogastroduodenoscopy after myocardial infarction. Am J Med. 1999;106(1):29 - 35.

27 Sharma VK, Nguyen CC, Crowell MD, et al. A national study of cardiopulmonary unplanned events after GI endoscopy. Gastrointest Endosc. 2007;66(1):27 - 34.

28 Vargo JJ, Holub JL, Faigel DO, et al. Risk factors for cardiopulmonary events during propofol-mediated upper endoscopy and colonoscopy. Aliment Pharmacol Ther. 2006;24(6):955 - 963.

29 Ko CW, Riffle S, Michaels L, et al. Serious complications within 30 days of screening and surveillance colonoscopy are uncommon. Clin Gastroenterol Hepatol. 2010;8(2):166 - 173.

30 Cappell MS. Safety and efficacy of colonoscopy after myocardial infarction: an analysis of 100 study patients and 100 control patients at two tertiary cardiac referral hospitals. Gastrointest Endosc. 2004;60(6):901 - 909.

31 Qadeer MA, Vargo JJ, Khandwala F, et al. Propofol versus traditional sedative agents for gastrointestinal endoscopy: a meta-analysis. Clin Gastroenterol Hepatol. 2005; 3 (11): 1049 - 1056.

32 Singh H, Poluha W, Cheung M, et al. Propofol for sedation during colonoscopy. Cochrane Database Syst Rev. 2008;Oct 8(4):CD006268.

33 Rex DK, Deenadayalu VP, Eid E, et al. Endoscopist-directed administration of propofol: a worldwide safety experience. Gastroenterology. 2009;137(4):1229 - 37; quiz 518 - 519.

34 Horiuchi A, Nakayama Y, Hidaka N, et al. Low-dose propofol sedation for diagnostic esophagogastroduodenoscopy: results in 10,662 adults. Am J Gastroenterol. 2009; 104(7): 1650 - 1655.

35 Bini EJ, Firoozi B, Choung RJ, et al. Systematic evaluation of complications related to endoscopy in a training setting: A prospective 30-day outcomes study. Gastrointest Endosc. 2003;57(1):8 - 16.

36 Steffes CP, Sugawa C, et al. Oxygen saturation monitoring during endoscopy. Surg Endosc. 1990;4(3):175 - 178.

37 Khiani VS, Salah W, Maimone S, *et al.* Sedation during endoscopy for patients at risk of obstructive sleep apnea. Gastrointest Endosc. 2009;70(6):1116 – 1120.

38 Spier BJ, Said A, Moncher K, Pfau PR. Safety of endoscopy after myocardial infarction based on cardiovascular risk categories: a retrospective analysis of 135 patients at a tertiary referral medical center. J Clin Gastroenterol. 2007;41(5):462 – 467.

39 Cappell MS. Safety and clinical efficacy of flexible sigmoidoscopy and colonoscopy for gastrointestinal bleeding after myocardial infarction. A six-year study of 18 consecutive lower endoscopies at two university teaching hospitals. Dig Dis Sci. 1994;39(3):473 – 480.

40 Goldman L, Caldera DL, Nussbaum SR, *et al.* Multifactorial index of cardiac risk in noncardiac surgical procedures. N Engl J Med. 1977;297(16):845 – 850.

41 Detsky AS, Abrams HB, Forbath N, *et al.* Cardiac assessment for patients undergoing noncardiac surgery. A multifactorial clinical risk index. Arch Intern Med. 1986;146(11):2131 – 2134.

42 Cote GA, Hovis RM, Ansstas MA, *et al.* Incidence of sedation-related complications with propofol use during advanced endoscopic procedures. Clin Gastroenterol Hepatol. 2010;8(2):137 – 142.

43 Qadeer MA, Rocio Lopez A, *et al.* Risk factors for hypoxemia during ambulatory gastrointestinal endoscopy in ASA I-II patients. Dig Dis Sci. 2009;54(5):1035 – 1040.

44 Cotton PB, Eisen GM, Aabakken L, *et al.* A lexicon for endoscopic adverse events: report of an ASGE workshop. Gastrointest Endosc. 2010;71(3):446 – 454.

45 Elmunzer BJ, Scheiman JM, Lehman GA, *et al.* A randomized trial of rectal indomethacin to prevent post-ERCP pancreatitis. N Engl J Med. 2012;366(15):1414 – 1422.

46 Liao WC, Tu YK, Wu MS, *et al.* Balloon dilation with adequate duration is safer than sphincterotomy for extracting bile duct stones: a systematic review and meta-analyses. Clin Gastroenterol Hepatol. 2012;10(10):1101 – 1109.

47 Wang WL, Wu ZH, Sun Q, *et al.* Meta-analysis: the use of carbon dioxide insufflation vs. room air insufflation for gastrointestinal endoscopy. Aliment Pharmacol Ther. 2012; 35 (10): 1145 – 1154.

48 Borckardt JJ, Romagnuolo J, Reeves ST, *et al.* Feasibility, safety, and effectiveness of transcranial direct current stimulation for decreasing post-ERCP pain: a randomized, shamcontrolled, pilot study. Gastrointestinal Endosc. 2011; Jun 73(6):1158 – 1164.

49 Singh M, Mehta N, Murthy UK, *et al.* Postpolypectomy bleeding in patients undergoing colonoscopy on uninterrupted clopidogrel therapy. Gastrointest Endosc. 2010; May; 71 (6): 998 – 1005.

50 Douketis JD, Spyropoulos AC, Spencer FA, *et al.* Perioperative management of antithrombotic therapy: Antithrombotic Therapy and Prevention of Thrombosis, 9th ed: American College of Chest Physicians Evidence-Based Clinical Practice Guidelines. Chest. 2012; 141 (2 Suppl): e326S – 350S.

51 Gage BF, Waterman AD, Shannon W, *et al.* Validation of clinical classification schemes for predicting stroke: results from the National Registry of Atrial Fibrillation. JAMA. 2001; 285 (22):2864 – 2870.

52 Lip GY, Nieuwlaat R, Pisters R, *et al.* Refining clinical risk stratification for predicting stroke and thromboembolism in atrial fibrillation using a novel risk factor-based approach: the euro heart survey on atrial fibrillation. Chest. 2010;137(2):263 – 272.

53　Nutescu EA. Oral anticoagulant therapies: balancing the risks. Am J Health Syst Pharm. 2013; 70(10 Suppl 1):S3 - 11.

54　Townsend JC, Heard R, Powers ER, Reuben A. Usefulness of international normalized ratio to predict bleeding complications in patients with end-stage liver disease who undergo cardiac catheterization. Am J Cardiol. 2012;110(7):1062 - 1065.

55　Giannini EG, Greco A, Marenco S, et al. Incidence of bleeding following invasive procedures in patients with thrombocytopenia and advanced liver disease. Clin Gastroenterol Hepatol. 2010;8 (10):899 - 902; quiz e109.

56　Kwok A, Faigel DO. Management of anticoagulation before and after gastrointestinal endoscopy. Am J Gastroenterol. 2009;104(12):3085 - 97; quiz 98.

57　Plavix(R) Prescribing information. September 2013 ed. http://packageinserts. bms. com/pi/pi_ plavix. pdf: Bristol-Meyers Squibb (accessed on August 6,2014).

58　Sung JJ, Lau JY, Ching JY, et al. Continuation of low-dose aspirin therapy in peptic ulcer bleeding: a randomized trial. Ann Intern Med. 2010;152(1):1 - 9.

59　Netzer NC, Stoohs RA, Netzer CM, et al. Using the Berlin Questionnaire to identify patients at risk for the sleep apnea syndrome. Ann Intern Med. 1999;131(7):485 - 491.

60　Hillman DR, Loadsman JA, et al. Obstructive sleep apnoea and anaesthesia. Sleep Med Rev. 2004;8(6):459 - 471.

61　Bo LL, Bai Y, Bian JJ, et al. Propofol vs traditional sedative agents for endoscopic retrograde cholangiopancreatography: a meta-analysis. World J Gastroenterol. 2011;17(30):3538 - 3543.

62　Gangi S, Saidi F, Patel K, et al. Cardiovascular complications after GI endoscopy: occurrence and risks in a large hospital system. Gastrointest Endosc. 2004;60(5):679 - 685.

63　Eagle KA, Berger PB, Calkins H, et al. ACC/AHA guideline update for perioperative cardiovascular evaluation for noncardiac surgery — executive summary: a report of the American College of Cardiology/American Heart Association Task Force on Practice Guidelines (Committee to Update the 1996 Guidelines on Perioperative Cardiovascular Evaluation for Noncardiac Surgery). J Am Coll Cardiol. 2002;39(3):542 - 553.

64　Hlatky MA, Boineau RE, Higginbotham MB, et al. A brief self-administered questionnaire to determine functional capacity (the Duke Activity Status Index). Am J Cardiol. 1989; 64 (10):651 - 654.

65　Peng C, Nietert PJ, Cotton PB, et al. Predicting native papilla biliary cannulation success using a multinational Endoscopic Retrograde Cholangiopancreatography (ERCP) Quality Network. BMC Gastroenterol. 2013;13(1):147.

66　Romagnuolo J, Cotton PB. Recording ERCP fluoroscopy metrics using a multinational quality network: establishing benchmarks and examining time-related improvements. Am J Gastroenterol. 2013;108(8):1224 - 1230.

67　Draganov PV, Forsmark CE. Prospective evaluation of adverse reactions to iodine-containing contrast media after ERCP. Gastrointest Endosc. 2008;68(6):1098 - 1101.

68　Draganov P, Cotton PB. Iodinated contrast sensitivity in ERCP. Am J Gastroenterol. 2000;95 (6):1398 - 1401.

69　Chan CH, Enns RA. ERCP in the management of choledocholithiasis in pregnancy. Curr Gastroenterol Rep. 2012;14(6):504 - 510.

第6章

镇静、麻醉和药物治疗

Sedation, anesthesia, and medications

John J. Vargo, II

要点

★ ERCP 的复杂性需要提供合适的镇静/麻醉。

★ 对于所有内镜操作,需要根据对患者体质、病情的评估和预期的操作而作出选择。

★ 对术中、术后都必须进行严密的监护。

★ 对于大多数患者采用丙泊酚麻醉而不插管,这种方式日益增多。

对于 ERCP 的最佳镇静/麻醉的管理原则和其他胃肠内镜操作没有区别,但其易于变得更复杂、时间更长。因此,最佳镇静/麻醉方式的关键是将获得成功的机会最大化而发生不良事件的风险最小化。

对于连续镇静和无痛觉的深度理解是必要的,它包括从最小限度的镇静至全麻下的深度镇静[1]。大多数行 ERCP 的患者需要深度镇静或全身麻醉。在这种情况下,患者可能只会对疼痛刺激有反应。另外,患者的保护性气道反射和自主呼吸也会被抑制[1]。因此,护理或麻醉人员有必要对患者进行重要生命体征的持续监测和保护性气道反射。多数情况下,需要一个麻醉团队来完成。在少数情况下,可以使用中度镇静。在这种情况下,患者在给予语言或触觉(无痛的)刺激后能产生目的性反应,同时患者的气道、通气或者心血管功能均没有损害。

操作前准备

操作团队必须做缜密的术前评估,包括患者既往史、用药史并做体格检查。对患者麻醉方式的正确选择,如中度或深度镇静/全身麻醉应当基于以下几个因素。

- 存在严重的伴随疾病。
- 镇静和(或)麻醉史包括不耐受或对任何拟用药物过敏。
- 精神病史。
- 吸毒或酗酒史。
- 药物史,包括镇静药、镇痛药的使用。
- 可能会影响拟实施镇静的潜在气道风险和体格检查的其他发现。

镇静药

毋庸置疑的是,对不同镇静药物的药代动力学和药效学的透彻掌握是施行镇静的重要先决条件,包括同其他药物间潜在的相互作用及其不良反应。这些应当包括阿片类药物(如哌替啶、芬太尼)、苯二氮䓬类(如咪达唑仑、地西泮)、丙泊酚、咽部麻醉药和一些潜在辅助药物(如氯胺酮、苯海拉明、异丙嗪和氟哌利多)。另外,也需要掌握这些药物拮抗剂的使用,诸如氟马西尼和纳洛酮(表6.1)。

表6.1 内镜镇静药物的药理学特点

药物	起效时间(分钟)	达峰时间(分钟)	持续时间(分钟)	初始剂量	拮抗药	副作用
右美托咪定	<5	15	未知	1 μg/kg	无	心动过缓低血压
地西泮	2~3	3~5	360	5~10	氟马西尼	药物性静脉炎呼吸抑制
苯海拉明	2~3	60~90	>240	25~50	无	镇静时间延长,头晕
氟哌利多	3~10	30	120~240	1.5~2.5	无	QT间期延长,室性心律失常,锥体外系反应,精神分裂
芬太尼	1~2	3~5	30~60	50~100	纳洛酮	呼吸抑制,呕吐
氟马西尼	1~2	3	60	0.5~0.3		兴奋,戒断症状
氯胺酮	<1	1	10~15	0.5/kg	无	精神症状,呼吸暂停,喉痉挛
哌替啶	3~6	5~7	60~180	25~50	纳洛酮	呼吸抑制,瘙痒,呕吐,与单胺氧化酶抑制剂相互作用
咪达唑仑	1~2	3~5	15~80	1~2	氟马西尼	神经递质抑制;呼吸抑制
纳洛酮	1~2	5	35~45	0.2~0.4		镇静中断

续　表

药物	起效时间（分钟）	达峰时间（分钟）	持续时间（分钟）	初始剂量	拮抗药	副作用
氧化亚氮	2～3	剂量依赖性	15～30	滴定法起效	无	呼吸抑制,头痛
异丙嗪	2～5	未知	>120	12.5～25	无	呼吸抑制,锥体外系反应,低血压
丙泊酚	<1	1～2	4～8	10～40	无	呼吸抑制,抑制心血管系统

患者监护

除了一些传统的生理监测途径,包括脉搏、氧饱和度、血压和心电图,CO_2 曲线也应当被重视。因为镇静深度和呼吸暂停发生相关,而呼吸暂停很容易被肉眼监测忽略,只有在肺通气不足发生后产生氧饱和度的变化才能被监测到。另外,X 线设备影响了对患者呼吸活动的肉眼观察,并进一步影响对呼吸功能障碍的监测。一项前瞻性随机单盲研究显示,CO_2 曲线的应用证实了其与消化内科医师在 ERCP 和超声内镜(EUS)实施镇静时监测氧饱和度和肉眼观察的标准监测方法相比,能显著减少低氧血症和呼吸暂停事件的发生。脑电双频指数(BIS)监测是一项测定脑电图的复杂指标,其通过监测额叶大脑皮层的活动来判断不同镇静深度。BIS 值范围从 0～100(0:完全无脑电活动;40～60:无意识;70～90:不同水平的意识镇静;100:完全清醒)。然而,这个值因人而异,从而限制了其在内镜操作中的应用。未来发展的监测手段可能是自动感应监测系统(ARM)。这种方式通过对听觉的反应和震动的刺激来预测镇静从中度到深度的转变。ARM 已经在一项上消化道内镜和结肠镜中使用丙泊酚达到中度镇静的多中心研究中成功使用。该项技术有望将来应用于监测需要更深程度镇静的患者。

心肺风险评估和后果

对于行 ERCP 的患者,其心肺危险因素对采用何种镇静方式有重要影响。美国麻醉医师协会的生理学分级(表 6.2)能有效预测意外心肺事件。在一项使用了临床结果研究探索(CORI)的研究中,ASA 分级被用来定义发生意外心肺事件的风险。对于 ERCP 而言,ASA 分级 4 和 5 级的患者发生意外心肺事件的比值比增加(OR:2.21; 95% CI:1.18, 3.82)。同时值得关注的是:一些严重不良事件发生率比如入院、急诊转诊、外科手术和心肺复苏在行 ERCP 患者中的发生率升高 1.84 倍,而行食管胃吻合术患者(0.33%)、结肠镜检查(0.35%)、乙状结肠镜检查(0.12%)的患者中发生率明显降低。这项研究还证实,年龄的增长是严重不良事件发生的一项危险因素。Coté 等人前瞻性观察了行高级内镜操作(如 ERCP 或 EUS)的 799 例患者,结果显示对于 ASA 分级大于 3 级(包括 3 级)以上的患者,麻醉师行开放气道操作,如抬举下颏、放置鼻导管或使用面罩通气是一个危险因素。其他的独立预测因素包括增加的体重指数(BMI)和男性患者。有趣的是,Mallampati 分级和丙泊酚使用总量并没有增加开放气道操作的风险。总的来说,14.4% 的患者需要开放气道。这项研究也强调了当对患者实施高级内镜操作如 ERCP 时,即使有麻醉团队监护,有时候开放气道操作也是必要的。

表6.2 ASA 分级

ASA 分级	说　明
I	正常患者
II	轻度系统性疾病患者
III	严重系统性疾病患者
IV	严重系统性疾病,已经面临威胁生命
V	濒死患者,不干预情况下很难存活
VI	宣布脑死亡患者,其器官组织将作为移植供体

(引自美国麻醉医师协会网站 http://education.asahq.org/find/?q = continuum + of + sedation&-op = go)

　　STOP - BANG 评分作为对阻塞性睡眠呼吸暂停综合征的筛查手段,能在高级内镜操作过程中由麻醉师诱导的丙泊酚镇静患者中预测是否需要行开放气道操作[7]。这项评分包括 4 个问题和 4 个临床特征。STOP - BANG 评分≥3 则被认为和需要开放气道干预的风险显著增加相关(OR:1.81; 95% CI:1.36, 2.42)。同时还发现了 STOP - BANG 评分的增高与呼吸暂停的发生率上升相关(OR:1.63; 95% CI:1.19, 2.25)。同样,在麻醉师实施的丙泊酚镇静状态下行高级内镜操作时,BMI>30 kg/m² 的肥胖者也被认为发生镇静相关并发症的风险增加。

ERCP 的转归是否会受镇静/麻醉方式的影响

　　目前用来回答这个问题的数据很少。一项病例对照研究比较了由消化内科医师实施的联合阿片类和苯二氮草类药物的镇静和由麻醉医师实施的镇静条件下胆管深插管的成功率[9]。该研究将 ERCP 的成功定义为不破坏乳头结构情况下导管深插入乳头。研究发现,虽然麻醉医师实施的镇静下胆管插管成功率有升高的趋势(95.2% *vs.* 94.4%),但不具统计学意义。尽管 367 例的样本量太小而不足以比较 ERCP 相关并发症,该研究未显示 ERCP 术后胰腺炎或胆管炎的发生率有明显的差异。一项大样本荟萃分析比较了丙泊酚诱导的镇静与阿片类联合苯二氮䓬类药物诱导的镇静。这项研究共纳入 4 组随机对照试验(510 例患者)[10-14]。这些研究的镇静均不是由麻醉医师实施,研究中未发生死亡或严重的心肺不良事件(如低氧血症或低血压)。结果显示接受丙泊酚诱导镇静的患者 ERCP 术后恢复显著改善。

患者的体位

出于传统和操作方便的考虑,ERCP 时患者通常处于半俯卧位。然而有时麻醉医师更喜欢仰卧位。是否患者的体位会影响 ERCP 的结果? 一项前瞻性随机研究显示,消化内科医师对患者实施咪达唑仑镇静后行 ERCP 时,俯卧位和仰卧位的手术成功率和术后并发症发生率无差异[15]。另一个包括 34 名患者的小样本随机研究通过利用 Freeman 评分显示俯卧位行 ERCP 技术难度明显降低。此外,与俯卧位相比,仰卧位的心肺事件也增加(41% *vs.* 6%, *P* = 0.039)。尽管该研究结果有统计学意义,由于样本量较小而存在 2 型误差可能,因此研究结果尚有待商榷。一个纳入 649 例患者(其中 143 例患者处于仰卧位)的大样本对照研究显示仰卧位组与半卧位组的 ERCP 成功率和并发症发生率没有差异。而仰卧位组的操作困难程度明显升高。总之,患者采取仰卧位行 ERCP 对于内镜操作医生来说更具挑战性,但两种体位时 ERCP 的成功率或并发症发生率并没有明显差异。

丙泊酚适合所有患者? 气管插管?

ERCP 中实施丙泊酚介导的镇静,至少在能行更多复杂性操作的医疗中心中,正在成为标准方案,然而选择性气管内插管也取得了一定进展。这种方法的先决条件需要一位经验丰富的麻醉医师在整个手术过程中进行气道管理和监测,包括脉搏、氧饱和度、心电图、血压、CO_2 曲线或观察有无呼吸暂停。很多病例证实了这一方法非常有效[6-8, 18]。行选择性气管插管的患者包括贲门失弛缓、胃轻瘫和行 ERCP 联合内镜下胰腺假性囊肿引流术的存在气道解剖异常的患者,因为这些患者实施紧急插管操作会非常困难[19]。文献也建议对肥胖者(BMI>30 kg/m²)行选择性的气管插管,虽然其安全获益仍未被证实。我们中心会对 BMI>35 kg/m² 的肥胖者行选择性插管。

结论

ERCP 中的麻醉辅助除了适度镇静和复苏参数外需要考虑多方面因素。消化内镜多学科镇静指南指出了 ASA 评分≥4 分增加发生心肺并发症的风险。此外,止痛药、镇静药和酒精的使用均会增加镇静相关风险。其他麻醉辅助相关指南在表 6.3 中列出。

表 6.3　ERCP 术中麻醉指南

预期的不耐受,对标准镇静方案的过敏或不良反应
由于严重的基础性疾病(ASA≥4 级)发生并发症风险增加
气道阻塞的风险增加
喘鸣史
严重睡眠呼吸暂停史
异常面部特征[如:唐氏综合征(21 -三体综合征)]
口腔异常(如:成人张口度<3 cm)
颈部异常(如:舌骨下颌骨距离<3 cm)
颈椎疾病(如:进展期类风湿关节炎或者外伤)
严重的气管偏移
下颌异常(如:牙关紧闭,下颌后缩或小颌畸形)

总之,就起效速度和复苏角度而言,丙泊酚镇静达到的深度镇静或全身麻醉效果优于苯二氮䓬类联合阿片类药物所达到的中度镇静效果。而其他方面,如患者满意度、安全性、有效性,二者类似。需要指出的是,所有比较这两种镇静方案的随机对照研究均无麻醉医师参与制订丙泊酚镇静方案。研究表明大多数使用丙泊酚镇静的患者并不需要气管插管。希望将来通过进一步的随机试验和电脑辅助的镇静平台提高 ERCP 术中镇静的安全性、有效性及患者满意度。

◇ 参考文献 ◇

1 https://www.asahq.org/For-Members/Standards-Guidelines-and-Statements.aspx (accessed on February 22, 2014).

2 Qadeer MA, Vargo JJ, Dumot JA, et al. Capnographic monitoring of respiratory activity improves safety of sedation for endoscopic cholangiopancreatography and ultrasonography. Gastroenterology 2009;136;1568 - 1576.

3 Bower AL, Ripepi A, Dilger J, et al. Bispectral index monitoring of sedation during endoscopy. Gastrointest Endosc 2000;52:192 - 196.

4 Doufas AG, Moriorka N, Mahgoub AN, et al. Automated responsiveness monitor to titrate propofol sedation. Anesth Analg 2009;109(3):778 - 786.

5 Enestvedt BK, Eisen GM, Holub J, Lieberman DA. Is the American Society of Anesthesiologists classification useful in risk stratification for endoscopic procedures? Gastrointest Endosc 2013;77:464 - 471.

6 Coté GA, Hovis RM, Anastas MA, et al. Incidence of sedation-related complications with propofol use during advanced endoscopic procedures. Clin Gastroenterol Hepatol 2010;8:137 - 142.

7 Coté GA, Hovis CE, Hovis RM, et al. A screening instrument for sleep apnea predicts airway maneuvers in patients undergoing advanced endoscopic procedures. Clin Gastroenterol Hepatol 2010;8:660 - 665.

8 Wani S, Azar R, Hovis CE, et al. Obesity is a risk factor for sedation related complications during propofol mediated sedation for advanced endoscopic procedures. Gastrointest Endosc 2011;74:1238 - 1247.

9 Mehta P, Vargo JJ, Dumot JA, et al. Does anesthesiologist-directed sedation for ERCP improve deep cannulation and complication rates? Dig Dis Sci 2011;56:2185 - 2190.

10 Garewal D, Powell S, Milan SJ, et al. Sedative techniques for endoscopic retrograde cholangiopancreatography. The Cochrane Library 2012;6:http://www. thecochranelibrary. com (accessed on February 1,2014).

11 Kongkam P, Rerknimitr R, Punyathavorn S, et al. Propofol infusion versus intermittent meperidine and midazolam injection for conscious sedation in ERCP. J Gastrointest Liv Dis 2008; 17:291 - 297.

12 Riphaus A, Steriou N, Wehmann T. Sedation with propofol for routine ERCP in high risk octogenarians: a randomized controlled study. Am J Gastroenterol 2005;100:1957 - 1963.

13 Schilling D, Rosenbaum A, Schweizer S, et al. Sedation with propofol for interventional endoscopy by trained nurses in high-risk octogenarians. A prospective randomized controlled study. Endoscopy 2009;41:295 - 298.

14 Vargo JJ, Zuccaro G, Dumot JA, et al. Gastroenterologist-administered propofol versus midazolam/meperidine for advanced upper endoscopy: a prospective randomized trial. Gastroenterology 2002;123:8 - 16.

15 Tringali A, Mutignani M, Milano A, et al. No difference between supine and prone position for ERCP in conscious sedated patients: A prospective, randomized study. Endoscopy 2008;40:93 - 97.

16 Terruzzi V, Radaelli F, Meucci G, Minoli G. Is the supine position as safe and effective as the prone position for endoscopic retrograde cholangiopancreatography? A prospective, randomized study. Endoscopy 2005;37:1211 - 1214.

17 Ferreira LE, Baron TH. Comparison of safety and efficacy of ERCP performed with the patient in supine position and prone positions. Gastrointest Endosc 2008;67:1037 - 1043.

18 Barnett SR, Berzin T, Sanaka S, et al. Deep sedation without intubation for ERCP is appropriate in healthier, non-obese patients. Dig Dis Sci 2013;58:3287 - 3292.

19 Vargo JJ, DeLegge MH, Feld AD, et al. Multisociety sedation curriculum for gastrointestinal endoscopy. Gastrointest Endosc 2012;76:e1 - e25.

第2篇

术 中 技 巧

Section 2　Techniques

第7章

标准器械及技术

Standard devices and techniques

Joseph Leung

要点

★ 成功的选择性插管可能需要 12 种不同操作手法(如使用切开刀则为 14 种)来调控内镜头端和附件/导丝。

★ 内镜和 X 线影像相结合生成乳头和相应胆管轴向的三维图像以指导选择性插管。

★ 对乳头切开刀塑形、改进对齐切割钢丝和乳头的位置,随后沿假想的"完美"胆管轴线进行逐步切开,能改善 ERCP/EST 的临床疗效。

★ 比较胆总管结石和远端 CBD 直径的大小很重要,获知切开取石的难易度。

★ 结石与胆管直径差距大,需要行碎石术辅助取出结石。

★ 持续(5 分钟)球囊扩张提高取石的成功率,减少 ERCP 术后胰腺炎的风险。

★ 联合应用不同的组织/细胞学取样技术将提高胰胆疾病的诊断率。

★ 对于中段或远端 CBD 梗阻单支架引流就足够,肝门部梗阻用双支架引流双侧肝内胆管效果更好。

★ 具备腔内释放功能的短导丝系统可以简化良性胆管狭窄的多支架植入过程。

插镜和胃的检查

患者充分镇静，放置垫口圈，患者处于左侧卧位/半俯卧位的位置，这一体位有助于侧视十二指肠镜的插管和上消化道检查。先将内镜头端轻轻上调越过舌后部、然后略下调沿咽后壁进入食道，患者（部分镇定）同时配合吞咽动作有助于顺利插镜。通过轻轻向下弯曲镜头并注气，可以在插镜过程中部分观察食管管腔。患者俯卧位时，手腕轻度左旋有助于把镜子长轴与胃腔保持一致。进入胃内，尽量吸尽残留的胃液可减少误吸风险。除非患者之前没有进行过正式的上消化道内镜检查或怀疑胃内存在病变，一般只应少量注气以允许循腔进镜。轻柔向下弯曲镜头可获得良好的视野，镜头向上弯曲推进内镜。慢慢进镜，沿大弯滑过胃角到达胃窦。贲门可以通过向上弯曲镜头和退镜拉回动作观察。如果插镜遇到困难，患者可以暂时处于侧卧位（抬起右肩）以利于进镜。

一旦通过胃角，镜头调节向下以看到幽门，摆好内镜位置，使幽门处于视野中心。然后使内镜返回到自然中位，此时幽门从视野中消失，即所谓的"落日征"，轻柔推镜进入十二指肠的第一部分（球部），此过程中有可能需要精细调节镜头。插入遇到阻力意味着镜头抵住前面的肠壁，应缓慢退镜，同时注气，以便更好观察，仔细检查球部以排除病变，如有无溃疡或十二指肠球炎等。推进内镜通过球降交界部，即可缩短镜身［小钮右旋（右手控制）大钮往下（左拇指控制），左手腕右旋轻轻回拉内镜。］必要时患者转回俯卧位趴在透视床上。

通过上述镜头右旋向上弯曲，右旋镜身慢慢回拉，内镜头端滑入十二指肠降段。这个反向运动以幽门部作为一个支点缩短内镜，使之处于平常所谓的"短镜身"状态（图 7.1a～c）。此时，十二指肠镜身上的标记应在距门齿 60～65 cm 处。对于十二指肠畸形的患者，可能需要进镜至十二指肠第三或第四部分，再右旋拉回以缩短内镜。在缩短镜身操作过程中，尽量不要锁定旋钮，以避免误伤到十二指肠。

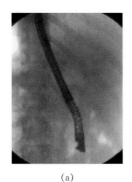
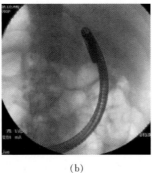
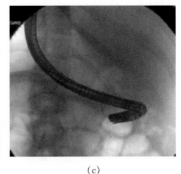

(a)　　　　　　　　　　(b)　　　　　　　　　　(c)

图 7.1　X 线影像显示(a)短镜拉直,(b)长镜身,和(c)半长镜身状态。

靠近主乳头

患者俯卧位,内镜回到自然中位(左手腕轻轻左旋或轻微左旋小钮),通常可于十二指肠降段的后内侧壁上显示乳头。乳头的解剖标志定位是环形皱襞与纵行皱襞的交汇处(丁字路口)(图 7.2)。十二指肠憩室可能扭曲乳头位置,使之位于憩室边缘、少数情况下位于内部,造成插管的困难(图 7.3a)。插管困难可能也会因以下少见情形而发生,如结石嵌顿(从而导致乳头水肿和乳头开口移位,通常朝向下)以及壶腹部肿瘤(伴溃疡)(图 7.3b、c)。根据内镜显示屏和安装的位置,一些内镜师行 ERCP 时患者取仰卧位,这可能需要医师进一步右转身体来弥补轴向的改变,更好地与乳头保持一致。

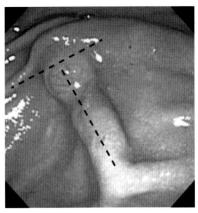

图 7.2 十二指肠乳头位于降段环形皱襞与纵行皱襞的交汇处(T 形连接)。

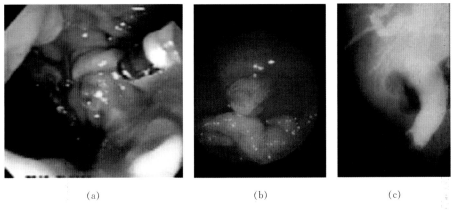

(a) (b) (c)

图 7.3 (a)十二指肠憩室边缘的异位乳头。(b)、(c)由于壶腹部肿瘤所致乳头异常。

在乳头插管和注射造影剂前,于短镜身状态下先摄右上腹部平片,以确保没有潜在的异物,并寻找有助于诊断的线索,如胰腺钙化或胆道系统的积气。第12章中会给出具体影像学表现的讨论。一般有两种方法在透视屏上显示图像,一些内镜医师喜欢如通常阅读 X 线片中显示的图像(即肝脏和胆道在屏幕的左侧,胰尾在右侧)。作者更喜欢透视图像与患者的解剖位置一致,也就是在屏幕右侧的表示俯卧位患者的右侧。在短镜拉直状态,镜身右上方表示除了远端胆管之外的胆管系统,镜身左下方代表胰腺区。短镜身插管可以更好地控制镜头的方向和弯曲。在有解剖异常或试行副乳头插管时,可采用长镜身或半长镜身(胃体部冗长盘曲)的方法(图7.1c)。

二甲基硅油稀溶液注入十二指肠,可以去除乳头周围多余气泡,使用静脉注射胰高血糖素或丁溴东莨菪碱可减少肠蠕动。

插管原则

掌握内镜和附件应用过程中的基本技术和操作技巧,可以提高插管成功率,理解这些技巧很重要。总结插管操作的三个关键词是轴、定位(方向)和对齐方式,简称AOA。

轴是假想的沿远端胆管或胰管与十二指肠乳头结构/突出的连接线,这是解剖的组成部分,不可能改变,除非包括壶腹周围大憩室或其他解剖异常、壶腹或胰腺肿瘤等病变改变了这个结构。所谓胆管或胰管的轴,就是相应管道的狭窄化(假想成线),当然它是直的还是迂曲、扭转的,要看是否存在潜在病灶。

定位是将十二指肠镜送达胆管或胰管开口,一般情况下,定位受镜身位置(长或短)、横向倾斜度和十二指肠的解剖位置影响。在绝大多数短镜拉直情况下,十二指肠乳头位于面向镜头的适当位置。但十二指肠扭转或壶腹周围憩室时,有必要调节内镜,使之保持正确的方向以便于插管。同样,当试图通过胆管狭窄部位时,可以通过调节内镜头端,以及插入或回拉胆总管和胰管(PD)内的附件或导丝完成。

对齐是指(从内镜操作孔道伸出)的附件与相应胆管轴在一直线的重要性。如应用注射造影剂或导丝引导的插管,可以通过微调镜头调整对齐过程,或通过插入回拉,或拉紧切开刀的操作方式改变乳头切开刀的角度/弯曲度。在大多数情况下,导丝的头端是直的,其方向可以通过附件尖端的运动,或导丝伸出附件的长度来调整。还有一个方法是将附件(导管或切开刀)塑形(详见后)。

导丝的应用

几乎所有ERCP操作过程均需使用或留置导丝。最常用的附件如导管、切开刀、球囊和网篮都是200～260 cm,可以和长导丝(400～480 cm)配合使用。

长导丝系统交换导丝需全长更换,这需要助手积极配合。长导丝需打圈使得这一过程相当繁琐。这是一个长导丝成圈、打开的反复循环过程,此期间还要控制好导丝(图7.4),以免其末端掉在地板上(视频1 a和b,www.wiley.com/go/cotton/ercp)。某些助手喜欢将导丝的一端放在无菌纸盒或干净塑料袋中,尽量减少污染。成圈/盘绕的导丝在不使用时,用夹子或湿纱布固定。

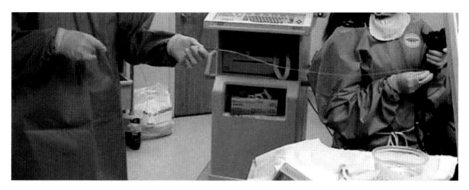

图 7.4   在操作和附件交换时,保持附件相对一直线,长导丝则绕圈手持。

先前的导丝由不锈钢与特氟龙涂层,相当容易打结。目前大多数导丝是由镍钛(镍钛/钛合金)制成,能防扭折。亲水的头端阻射而主干透射,表面涂层具有明显的色彩条纹和标志,有助于交换过程中进行监测,直视下即可保持导丝位置、减少了需要透视的时间。

导线被用作引导选择性插管和深插管,并辅助大配件操作。它们有不同的属性,以满足不同用途(表7.1)。有灵活头端的导丝常用于插管,但交换附件特别是当支架置入术时,则需要提供刚度。括约肌切开刀的导丝需绝缘,全亲水物包裹的导丝非常润滑,虽然操作灵活却也更难掌控。一些导丝仅有 3 cm 灵活亲水性头端而主轴有特氟龙鞘,因此没那么润滑,便于交换时控制。必要时更换导丝以完成特殊操作,如放置左肝管支架时使用硬质导丝。

表 7.1   常用导丝的比较

导丝	举例	通路探寻	插管	支撑	交换	备注
亲水头,特氟龙包裹镍钛;常规[0.089 cm (0.035 in)]	Metro tracer (C) Dream (B) Linear GlideV (O)	优秀	优秀(MT头端可定形)	好	优秀(不透光头端、可视标志)	多用途导丝
细导丝[0.064 cm (0.025 in)]	Tracer (C). JAG (B), VisGlide (O)	优秀	优秀	好	一般	细的多用途导丝
细导丝[0.053 cm (0.021 in)]	0.021 in 导丝 (C)	好	好	不能	一般	与 021 Ommi 刀配套使用
特氟龙包裹不锈钢	THSF (C)	不能	很少使用	优秀	一般	硬导丝,用于困难的狭窄支架植入

导丝	举例	通路探寻	插管	支撑	交换	备注
全亲水包裹	Glidewire (T) Navipro (B) Delta (C)	优秀	优秀	好	好	湿润后很滑、难操控
不锈钢导丝[0.046 cm(0.018 in)]	Road runner (C) Pathfinder (B)	不能	不能	不能	不能	用于测压及 3 Fr 胰管支架

注：B, Boston Scientific；C, Cook Endoscopy；O, Olympus；T, Terumo。

　　Olympus 公司开发的"V 镜"促进了导丝使用的重大进展，导线可以卡在抬钳器的 V 形槽内，同时抬钳器角度增加，这使得导丝在交换过程中易于锁定(图7.5a)，因此附件可以不需协调尽快交换。不过当附件通过抬钳器时暂时失去导线的固定力。当通过 V 镜使用长导丝时，助手应保持导丝张力以防止其在工作钳道内打折或成圈。

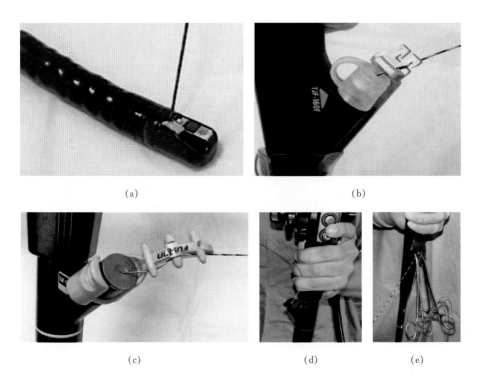

(a)　　　　　　　　　　　　　　(b)

(c)　　　　　(d)　　　　　(e)

图 7.5　(a) Olympus "V 镜"抬钳器上有一 V 形槽可固定导丝。(b) RX 特殊活检孔阀和锁扣装置安装在内镜上。(c) Fusion 活检孔阀和锁扣装置安装在内镜上。(d) 交换附件时左手小指固定导丝。(e) 用止血钳夹住导丝固定在活检阀。

短导丝系统

内镜医师和助手之间需密切配合以提高长导丝交换操作的效率,这种需求促进了短导丝系统的开发,后者可加强内镜医师的独立操控性。短导线被锚定在镜身(在活检阀)或固定在抬钳器。短导丝长度为185~260 cm,长导丝的配件通常和短导丝系统不兼容,但短导丝的配件则可以应用于长导丝。常用的短导丝系统有以下两种。

表7.2 胆管支架植入的不同短导丝系统比较

	快速交换	Fusion	V 镜
导丝锁定装置	固定在内镜活检阀上方	带锚的改良活检阀	抬钳器上 V 形槽夹住导丝
短导丝	是	是	是
镜身外交换	20 cm 快速交换	6 cm zip 交换	全程导丝交换
导丝管腔内释放	不能	能	不能
不需重复插管放置多支架	不能	能	能

胆道快速交换(RX)系统(Boston Scientific, Natik, MA)利用特殊活检阀和活检阀上面的导丝锁扣装置(图7.5b),可以锁定两根以上导丝。附件的操纵由内镜医师控制,导丝交换通过沿附件的 C 形腔道而简化,可以在导丝远端9~20 cm 有完整的开放通道处被"分离",短长度附件循导丝在活检阀以上作交换。潜在的不足是空气和胆汁会在活检阀渗漏。为避免长度的不足,可用延长线将短导丝转换为适合常规附件用的长导丝。

Fusion 系统(Cook Endoscopy, Winston Salem, NC)则采用了一个新理念,通过在配件远端6 cm 或9 cm(支架系统的内导管2.5 cm处)开设一个侧孔,以便附件的交换。带锁扣装置的可弃式活检阀可固定导丝(图7.5c),阀内的双层膜有助于防止气体泄漏,导丝通过导管侧孔插入,从头端伸出,在导管腔内只有很短长度的导丝。导丝头端定位、锁定内芯固定,导丝的其余部分沿导管保留在内镜工作通道。操作过程中内芯解锁释放导丝,导线的近端锁定在活检阀,附件插入和撤出时只需较短长度的交换。深插管是内镜医师通过导管和导丝(作为一个单元)或单纯导丝完成。要注意避免过度回抽导丝,因为这可能使其从导管中脱出。操作期间,解锁内芯和阀让导丝运行自如很重要,在松开锁扣装置的情况下,可以由左手小指或止血钳固定导丝,便于交换进行(图7.5d 和 e)。

管腔内交换

深插管后,导丝可被释放于胆管腔内或越过狭窄,通常的方式是导管撤出、其他附件从导丝近端穿入交换。Fusion 系统的独特功能是将导丝留在胆道或狭窄以上部位(IDR 或交换)从而避免重复插管(表 7.2)。透视监控下在胆道内或狭窄以上,导丝经侧孔被拉回,直到它从导管分开,导丝可进一步深入胆管、锁定在活检阀,附件随后撤出。此方法允许对胆道反复操作,例如,行多个支架置入术而无需重复插管(图 7.6)。

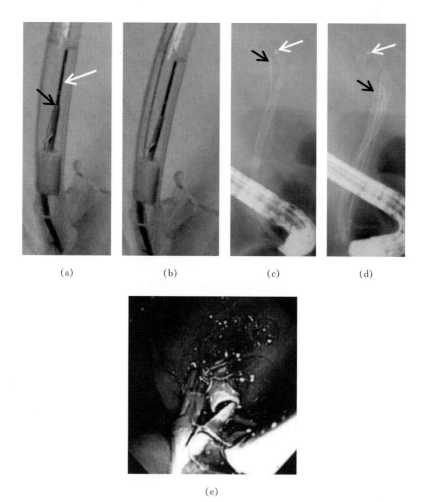

(a)   (b)   (c)   (d)

(e)

图 7.6 (a)插入带导丝、内导管和支架的 Fusion OSAIS 系统,越过模拟的胆管狭窄部位[注意支架"夹"在导丝和内导管之间(黑箭头)]。(b)导管内释放(IDR)导丝,导丝和支架在最后释放前位于狭窄上方。(c)X 线透视显示第一根支架释放前的 IDR,导丝尖端(白箭头)与内导管分离。(d)采用 IDR 方法在胆管狭窄部位植入多个支架。(e)多个支架末端位于十二指肠。

使用标准长度配件与 Fusion 系统

在需要使用的标准长度配件的情况下,可使用标准长度配件与 Fusion 系统,在卸下内芯后,可将长导丝经末端插入导管或切开刀,通过常规方法行交换操作。或者,如有必要可以使用钢丝钳剪断长导丝以适用短导丝附件(图 7.7a~d)。

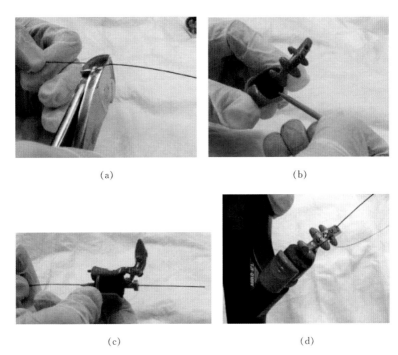

(a)　　　　　　　　　　　　　(b)

(c)　　　　　　　　　　　　　(d)

图 7.7　(a)剪短长导丝。(b)导丝适配/引导装置插入 Fusion 导丝锁定阀。(c)导丝逆向插入穿出。(d)锁定装置固定短导丝位置。

胆管插管

如无明显病理改变或外科手术史,尽管选择性胆管插管成功率在专家中可以达到近 100%,但其依然是一项具有挑战性的技术。一般而言,成功率 85%~90% 是比较合理的最低标准。

插管最好在平面中心位置,注意保持合适的轴是成功的关键。胆管的轴指的是胆总管远端十二指肠和乳头内的部分,位于十二指肠乳头上方 11~12 点方向看起来的突出部分(图 7.8a),同样胰管轴就是主胰管末端乳头内部分,通常位于 1~2 点位置(图 7.8b)。

CBD 插管通常通过自下而上接近乳头、调整对齐造影导管与轴向来实现。导管的头端,或带有导丝,应针对乳头左上角 11 点位置。尝试插管一开始通常用 5 FG 导管,圆形或尖(但不是太锐)的头端。首选双腔导管,因为可同时注入造影剂又保持导丝独立操作。单腔导管作为特殊的附件,例如,DSA[库克内镜(Cook Endoscopy)]只可交替注入造影剂或插入导丝。预备做括约肌切开术时,通常最好用乳头切开刀插管(它可被拉紧弯曲便于插管)

　　造影导管或切开刀在插入十二指肠镜前应该用造影剂冲洗以排除任何气泡,混有空气的造影剂注入胆道系统会与结石混淆,如果胰腺内注入气体,后果(由于膨胀)会更严重。应避免冲洗导管的造影剂进入十二指肠,因高渗的造影剂可刺激十二指肠蠕动。

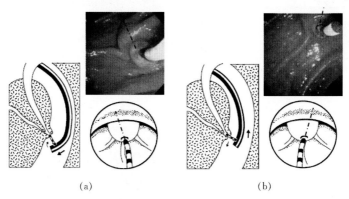

(a) (b)

图7.8　(a)选择性 CBD 插管。从下方靠近乳头,掀起乳头皱襞,导管指向 11～12 点方向。(b)选择性胰管插管,导管垂直十二指肠壁指向 1～2 点方向,回拉内镜、松开弯角钮或放松抬钳器,使导管"向下"。应用亲水性导丝插管。

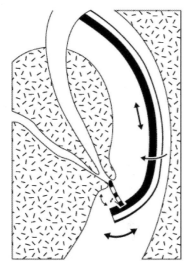

图7.9　选择性胆管插管时调控内镜头端的 12 种不同操作手法(箭头所示)组合。

　　一旦进入乳头,进一步的操作部分是在 X 线显像引导下,通过透视观察导丝,或注射少量的造影剂,这可显示实现深插管所行的操作手法。透视和内镜图像的组合可以提供乳突和远端胆管三维的图像。应该避免导管过度压迫乳头,因为它可能导致乳突及远端胆管(所谓 J 形远端胆管)的扭曲,从而增加了深插管难度。当使用切开刀,可以通过收紧切割钢丝改变刀头和其内导丝的对齐方式。然而,过度牵拉将引起末端偏向右,使插管更困难。

　　最多可用到 12 种内镜操作手法来将导管(或切开刀)头端对准乳头开口进行插管(图7.9)。这些操作包括向上/下和向右/左调节角度,左手腕左旋、右旋内镜,推进和回拉内镜,上下振动抬钳器，吸引使得十二指肠乳头接近内镜头部，而注气则使乳头远离[2]。

在插管过程中，角度旋钮应锁定以保证内镜头端的微调，避免调整时过度活动。但当需要大幅调整内镜角度或位置时必须解除锁定。

导丝引导插管

为验证胆管插管成功而反复注射造影剂时，有造影剂溢出至胰腺，增加胰腺炎的风险。当初步插管失败后，建议用导丝[0.089 cm(0.035 in)]头端引导，或者从一开始就用导丝。从切开刀伸出的导丝头端可为更改轴向时提供帮助[3]。当看到导丝头端"跳跃"上胆管内意味着插管成功，有时导线头端遇到阻力，但通过(小心)施加压力使导丝尖端成圈就能在胆管继续推进。

附件塑形

将附件头端塑形可能有利于插管，直头伸出内镜工作钳道的导管一般指向"向下"，不能通过抬钳器足够"上升"调准到正确的轴向。(通过拇指轻轻地压远端)弯曲导管的头端将形成一条曲线，结合抬钳器帮助，可以更好地对齐。插入钳道时应握住接近尖端的导管部位，避免头端意外折弯。大多数切开刀牵拉切割钢丝时头端倾向于偏向右侧[这种情况在带长(>25 mm)切割钢丝的切开刀偏移较少]。头端转向胰腺使对胆道的选择性插管更加困难，切开刀塑形可能有助于克服这个潜在的问题。具体做法是转动直的切开刀头端70°~90°，使得钢丝在导管左侧，然后用手指弯曲切开刀头端，以确保钢丝被拉紧时仍位于导管左侧(图7.10a、b)。

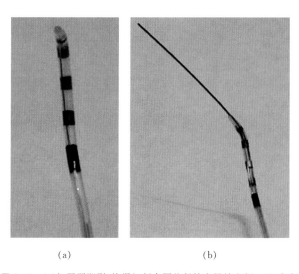

(a)　　　　　　　　　　(b)

图 7.10　(a)切开刀塑形，使得切割金属线保持在导管左侧。(b)轻轻弯曲切开刀头端有助于导丝向左侧偏曲与胆管轴向一致。

将切开刀塑形可能有助于插管，主要原因有两点：首先，它可以确保切割钢丝是在导管的左边，即使有牵拉的偏差也能使切割钢丝保持在导管左侧（更中线的位置）来实行胆道切开；其次，切开刀头端轻轻地向左侧弯曲有利于选择性胆道插管，尤其当使用导丝时。虽然从切开刀伸出时看起来可能向左偏离，但当切割钢丝被轻柔牵拉向上时，方向就会返回胆道轴向便于选择性插管（视频2，www. wiley. com/go/cotton/ercp）。

某些情况下，对导丝尖端定形也可能有帮助，尤其是当试图通过迂曲的狭窄。将灵活的导丝端部弯成单曲线（C形）或双曲线（S形），使其遇到阻力时弯曲，形成一个圈（图7.11a～c）。推进头端成圈导丝相对更容易、创伤更少，并增加其引导通过成角狭窄的成功率（视频3，www. wiley. com/go/cotton/ercp）。双曲线或S形可使导丝顶端在狭窄部位遇到阻力时向相反方向弯曲。在尝试进行选择性左、右肝内胆管系统插管时，这种技术将非常有用。这一概念有别于"环状头端"导丝［库克内镜（Cook Endoscopy）］。尖端带尼龙小圈的导丝是专门为胰管深插管而设计，以防止其因在乳头结构或侧支内。然而，这种导丝并没有通常的3 cm灵活尖头，它不会成圈、不能轻松通过狭窄。滑而软的亲水导丝可能便于成角狭窄的成功插管。

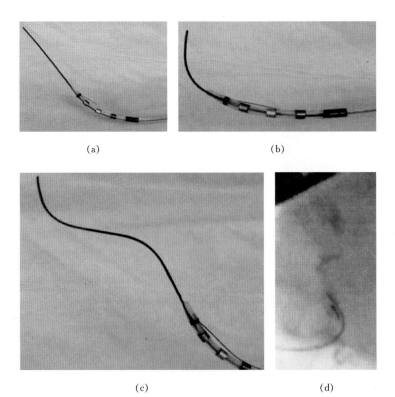

(a)　　　　　　　　　　　(b)

(c)　　　　　　　　　　　(d)

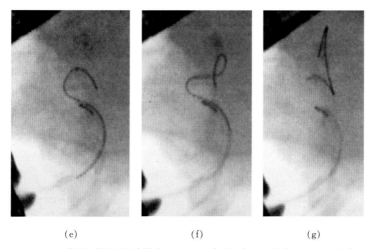

(e)　　　　　　　　(f)　　　　　　　　(g)

图 7.11 (a)直导丝从切开刀内伸出。(b)导丝头端轻弯成 C 形曲线。(c)导丝头端定形成 S 形曲线,便于成圈和选择性插管。(d~g)X 线影像显示用导丝和切开刀在 CBD 狭窄时的插管过程,注意导丝带圈通过非常扭曲的狭窄部位。

胆道造影

当以胆道造影为目的时,我们一开始可用纯造影剂,当怀疑有结石时改用稀释造影剂。胆管炎患者深插管成功后,注射造影剂之前应该先抽吸胆汁,以免增加胆道内压力,诱发败血症。

胆总管和肝总管一般先显影。需要强调胆管充盈早期摄片,这有助于发现胆管结石(通常最初显示为半月形标志)是否存在。随后注入更多的造影剂并多次摄片,有时可能需要更改内镜位置以显示内镜遮挡的胆总管。由于患者处于俯卧位,左肝管经常比右肝管先显影,进一步注入造影剂将填充右肝系统。胆囊管及胆囊通常在肝内胆管可见时显现,如不显影则需怀疑是否有胆囊管梗阻。如果深插管实现之后注入造影剂,有必要回拉导管以充盈远端胆管,避免漏诊小块结石。如果通过导丝深插管,使用双腔导管时就可同时注入造影剂;如果使用单腔导管,那应该先深插导管,将导丝移除。一般先抽吸出胆汁,清除胆管内空气然后注射造影剂。当操作结束内镜撤回时,将胃内空气/液体吸出(通过左旋内镜)以尽量减少不适和误吸危险。如果可能的话,患者转为仰卧,摄更多造影 X 片,右肝系统和胰尾往往在仰卧位填充地更好。胆囊管也许在患者右斜位显示更佳,因为其他体位时常与胆总管重叠。

在部分造影剂充填的胆囊,因造影剂与胆汁混合不充分,胆囊结石的诊断和排除可能有难度。对胆囊延迟摄片，最好是患者直立后让胆汁造影剂充分混合，有助于发现胆囊小结石。

第 12 章中将详细介绍 X 线摄片技术。

胰管插管和胰腺成像

正常情况下胰管造影、深插管治疗成功率应在 90％以上，但有些异常情况下很难或不可能实现。大多数的内镜初学者发现胰管造影比胆道造影容易，PD 轴更多呈水平向，刚好与导管从内镜工作通道伸出轴向一致。PD 插管通常垂直十二指肠壁、沿乳头开口 1～2 点方向(图 7.8b)成功插入导管(有或无导丝)，由注射少量造影剂透视下评估是否成功。如果使用导丝，则它应该插进最多 1～2 cm(除非带圈进)，以防止进入和损伤分支导管(如果患者有胰腺分裂，则以免损伤小的腹侧胰管)。X 线透视监视下注射纯造影剂，以充盈主胰管全程，如临床需要可使分支胰管显影，需注意避免过量显影胰腺实质。当造影剂自副乳头排出时，有时可以观察到一些分支或 Santorini 管的顺行成像。当观察到分支胰管明显、走向平行于主胰管，需要考虑到分裂胰管图像。患者俯卧位时胰尾不易被造影剂充填。

副乳头插管

副乳头一般邻近主乳头，位于其右侧，是一个小的突起结构。它可能不明显，或可能显示为一个十二指肠皱襞之间稍带粉红色的乳头状结构。当明显突出时，它有时会被误认为主乳头，但副乳头并没有明显的纵行皱襞，且由于开口小而插管困难。对怀疑或证实胰腺分裂或主乳头插管失败的患者可行副乳头插管。通常最好使用 3 Fr 小头的尖锥形导管或用 0.046 cm(0.018 in)或 0.053 cm(0.021 in)导丝，并在长或半长镜身位置时进行。塑形成尖导管(图 7.12a 和 b)可能有帮助(视频 4，www.wiley.com/go/cotton/ercp)。有时用迷你版本的切开刀插管更容易，例如，021 Omni 切开刀[库克内镜(Cook Endoscopy)]。在插管注入造影剂之前最重要的是摆正乳头开口的位置，否则插管的创伤可能会导致副乳头水肿和出血，这也将掩盖开口。乳头或开口不是很明显时可以缓慢静脉滴注促胰液素，等 2 分钟观察胰液的溢出。若先用稀释的靛胭脂或亚甲蓝溶液喷洒，更有助于突出清亮胰液的流出、显示开口。

在造影剂注射过程中，由于在长镜身状态下导管的顶端往往被内镜遮挡，需要通过 X 线透视监测 PD 的充盈。

副乳头插管的成功率低于主胰管，这很依赖于操作者经验。

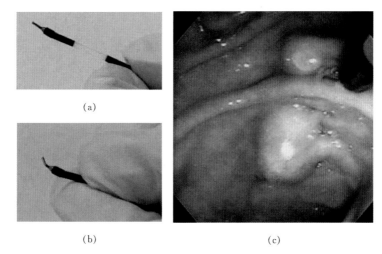

(a)

(b)　　　　　　　　(c)

图 7.12　(a)带直头的针状导管。(b)轻轻弯曲头端便于靠近副乳头。(c)胰腺分裂症副乳头插管。

乳头括约肌切开术:胆道、胰管、副乳头

内镜下括约肌切开术在 1973 年第一次被介绍,其旨在取出胆胰管系统的结石和便于大型或多个配件如支架的通过。括约肌切开术被视为 ERCP 操作中最危险的部分,切开时控制不好或有偏离可能发生严重并发症。

标准胆管括约肌切开术

大多数切开刀是双腔或三腔、接近尖端 2~3 cm 处有切割钢丝。切割线的一端通过适配器连接到透热或高频电刀,另一端绝缘。三腔切开刀可通过各自独立的通道注入造影剂和操作导丝。双腔切开刀(如 DASH, Cook Endoscopy)有一侧臂调节装置,允许同一时间注射造影剂和插入导丝[0.064 cm(0.025 in)或 0.089 cm(0.035 in)]。调节装置可以收紧,闭合形成 O 形环,包绕导丝以防造影剂溢出。O 形环也可以松开允许导丝在切开刀内自由通行。旋转或反向型切开刀的设计用于胃术后解剖改变(如毕 II 式胃切除术)的患者。双腔或三腔切开刀的优点是可以循导丝插入胆管胰管中,且导丝在切割过程中可锚定和稳定切开刀,确保其在管腔内。常用的导线是绝缘的,可以在括约肌切开术期间留在原位。大多数切开刀的切割电线被牵引(弯或收紧)时往往偏离向右,甚至可能会导致切开偏离而增加并发症(即出血、穿孔以及胰腺炎)的风险。前述的塑形可确保其在被收弯时保持在正确的位置。

胆道造影后,导丝深插入肝内胆管以稳定切开刀,然后撤回切开刀直至三分

之一的切割钢丝位于乳头内。轻轻地牵拉收紧切割钢丝使其与乳头紧贴,应避免钢丝被过度拉紧以防止切割不受控制或"拉链状"切开。通过调整和控制抬钳器和镜头的上/下来保持切割线和乳头组织的接触位置。

　　通过混合电流(电切和电凝)在11～12点方向逐步切开乳头。电流接通后组织发白提示开始切开,如果组织不能在几秒钟内切就必须回拉切开刀钢丝,以减少其与组织接触的长度,从而提高电流强度。需要注意的是,切开刀无法成功切开括约肌时要先调整或重新定位切割钢丝,而不是简单地增加透热装置上的能量设置。接触太少可能只会生成烟雾,不能有效切割,而过度拉紧切割钢丝可能会导致切开不受控制、通电切后组织被迅速过度切开。

括约肌切开术的轴向

　　在行胆道括约肌切开时,要时刻意识到"完美"的轴的存在,该轴即是胆总管下端和乳头十二指肠壁内部之间的长轴。这通常位于乳头突起和乳头开口11～12点方向(图7.13)。切开刀和切割钢丝应沿此轴定位,按步骤操控、精细调整。解剖的轴向不会改变,但乳头方向可以因内镜而更改(视频5,www. wiley. com/go/cotton/ercp)。因此,重要的是始终设想这个虚轴、保证沿着它的轴向切开,而不是像某些内镜医师建议的通过调整内镜把(胆管)轴拉到12点的方向。

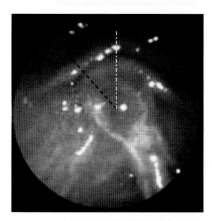

图7.13　完美的轴向是沿着乳头突起和开口11～12点方向(黑点线)而不是12点方向(黄点线)。

括约肌切开术的充分性

　　括约肌切开大小(切割长度)取决于胆总管下端的状况和乳头形状,因为这些结构可以差别很大。我们需认识到乳头括约肌切开限度,它不应超越十二指肠壁上胆总管的压迹以免穿孔。乳头括约肌切开的大小是相对于十二指肠内部分的长度,而不只是切开本身的绝对测量值。我们定义小切开为1/3、中等为1/2、大切口为2/3(图7.14a和b)。括约肌完全被切断后,胆汁从胆道喷涌流出。乳头括约肌切开的大小(或充分性)可以通过将切开刀拉弯、使其胆总管下端拉出时遇到的阻力来衡量。另一种方法是通过拉出充气的取石球囊评估。球囊变形或通过受阻指示括约肌切开口小于球囊大小,从而预测取出结石的难易。乳头括约肌切开大小的预期取决于手术指征(造影、支架植入术或取石),预设切开的大小要根据远端胆道、乳头的大小和形状以及轴向而定。遇到大的结石需要考虑使用球囊扩张和碎石等辅助，以避免过大的括约肌切开而可能产生的风险。

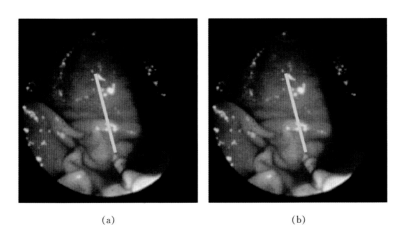

(a)   (b)

图 7.14 (a)十二指肠壁内乳头和远端胆管决定了括约肌切开的程度。(b)相对大的胆管括约肌切开术。

壶腹周围憩室时的括约肌切开术

如果乳头位于憩室的边缘或者内部，选择性插管操作上将更为困难，而且由于切开偏离，穿孔的风险将会增加。在尝试进行括约肌切开术前，设想胆管轴线潜在的改变十分重要，并可能需要辅助球囊扩张以减少出血和穿孔的风险（见后）。

解剖结构异常（毕Ⅱ式术后）的括约肌切开术

毕Ⅱ式胃切除术或胃旁路术后肝管空肠吻合术大大提高了 ERCP 及括约肌切开术的难度。尽管前视镜（比如儿科结肠镜）有助于进入输入襻，大多数专家由于可以控制抬钳器而更喜欢使用十二指肠侧视镜。通过输入襻从下方接近乳头，此时看到的乳头是上下颠倒的。大多数传统的附件包括常规的括约肌切开刀被拉紧时，都倾向于远离胆管开口及轴线，这增加了失败以及并发症的风险。使用"反向"的括约肌切开刀可能会有所帮助，其头部以及金属丝被定型成指向胆管轴线的正确方向。大多数专家更喜欢在远端胆管放置一个支架，然后用针状刀沿轴线切割至支架上。胃旁路术导致的解剖结构改变，需要包括单气囊或双气囊小肠镜在内的额外器械来到达输入襻及十二指肠乳头（见第 8 章）。

结石嵌顿时的括约肌预切开术

标准操作失败,使用预切开术进行插管将在第 8 章详细描述。嵌顿在乳头部的结石阻碍插管,这是一个相对常见且具有重要临床意义的情况。由于乳头膨大凸出,胆管开口通常位于更远端,通过将内镜向十二指肠深部推进或用半长镜身状态从下方靠近乳头的方式,常规插管仍有可能成功。拉紧乳头切开刀、使用或不使用导丝,也有可能"钩住"胆管开口。还有一种选择是进行括约肌预切开术,这需要用到一种"针状刀",它基本上就是一根从特氟龙导管的尖端伸出的4～5 mm 长的裸金属丝,在乳头位于十二指肠内的凸出部分直接进行切割是有效及相对安全的[5]。将针状刀放在胆管开口的稍上方以避免损伤胰管开口,用抬钳器上抬针状刀或者稍微上旋大钮向上切开、形成一个瘘道;也可通过放下抬钳器使针状刀向下切割膨大的乳头。由于嵌顿的结石将胆管壁推离胰管开口,发生胰腺炎的风险十分小。尽管许多内镜医师在考虑括约肌预切开术时喜欢将电凝功率调低,其实这并没必要。一旦进入胆管,可以使用针状刀或者更换为常规乳头切开刀逐步扩大括约肌切开(图 7.15 和视频 6,www. wiley. com/go/ cotton/ercp)。在进行充分的括约肌切开术后,嵌顿的结石往往会自发地排入十二指肠内。

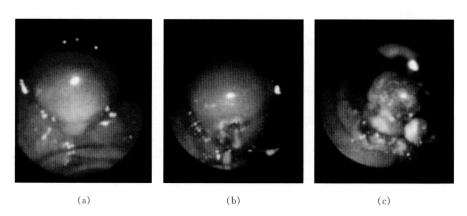

(a)   (b)   (c)

图 7.15 （a)结石嵌顿引起乳头膨大凸出。（b)常规乳头切开刀插入（针状刀预切开后）来扩大括约肌切开。（c)嵌顿结石自发排出。

胰管括约肌切开术

进入胰管行胰管括约肌切开术,从而进行胰管取石、胰管狭窄的扩张和支架植入术,以及少数情况下胰管 Oddi 括约肌功能障碍的治疗。

胰管括约肌切开术的操作与胆管括约肌切开术相似,除了胰管的轴向在

1～2 点钟方向,且胰管通常更细。进行括约肌切开术时,最好将导丝[0.046 cm (0.018 in)或 0.053 cm(0.021 in)]放在胰腺中部,使用直径更小的括约肌切开刀逐步切开(视频 7,www.wiley.com/go/cotton/ercp)。曾行过胆管括约肌切开术的情况下,很容易判断何时停止切开胰管括约肌,因为隔膜已被暴露出来(部分专家会出于这个目的先行胆管括约肌切开术)。也可以在胰管内放置支架,然后切开至隔膜来进行胰管括约肌切开。另一种判断切开是否完成的方法是稍带弯曲的切开刀可以几乎无阻力地进出胰管开口。部分权威人士建议仅使用电切、减少电凝次数以降低发生远期狭窄的可能性。

可以采取在胰管内放置一个 3 Fr 或 5 Fr 支架的方式来保证引流通畅、减少发生胰腺炎的风险。支架通常在 1～2 周后脱落,但有必要进行腹部 X 线平片来确认。

副乳头切开术

副乳头括约肌切开术主要用于胰腺分裂症来改善背侧胰管的引流,偶尔用于解剖正常但胰头有病变的患者。如果能使用小的牵拉式的切开刀来完成插管,就可以运用常规方法来切开副乳头,将切口限制在十二指肠肠壁内(视频 8,www.wiley.com/go/cotton/ercp)。背侧胰管的长轴位于 10 点钟方向,所以应该稍偏向左侧切开。另一种方法是先通过导丝放置一个小的支架,然后用针状刀沿着轴线进行括约肌切开术(视频 9,www.wiley.com/go/cotton/ercp)。在所有的病例中,明智的做法是暂时放置一个支架来预防胰腺炎,这也可减少再狭窄发生的机会。

乳头开口和狭窄部位的扩张

乳头开口的扩张——球囊扩张术

由于括约肌切开术存在已知和潜在的并发症,另一种暂时打开括约肌的方法也就是球囊扩张(球囊括约肌成形术)被发明。这种方法在东方国家被广泛使用(见第 14 章),但在美国则不然,因为一项随机试验显示球囊扩张后胰腺炎的发生率更高,甚至有两例死亡。然而对于有出血风险的患者(潜在的肝脏疾病,抗凝治疗,或抗血小板治疗),采用球囊扩张值得考虑。

一旦导丝深插入胆管,球囊扩张术很容易进行,可以通过导丝使用不同直径(4、6、8 或 10 mm)的球囊,例如 Quantum 球囊或 Fusion 球囊(Cook Endoscopy),或者使用最大直径不超过 15 mm 的 CRE 球囊(Boston Scientific)(图 7.16a～d)。球囊尺寸的选择取决于远端胆管以及结石的直径。保持球囊充开 5 分钟似乎有好处[6],扩张间隔太短(<1 分钟)可能导致括约肌伸展不充

分,而其所导致的水肿可能会压迫胰管开口,增加了扩张后胰腺炎的风险。部分专家会在扩张前放置一个小的胰管支架来减少这一风险,随后进行取石并保留导丝于原位,有时需放置胆管支架来解除水肿引起的压迫。在行大球囊扩张术(20 mm)以便胆总管取石的情况下,对球囊扩张的持续时间仍有争议。部分专家喜欢短时间扩张,只需观察到腰部完全消失就预示括约肌成形术成功,这样可以避免对胰管括约肌造成过多压迫。

球囊扩张还可用来治疗胆总管十二指肠吻合术后狭窄,以及作为胰腺假性囊肿治疗的组成部分(见第22章)。

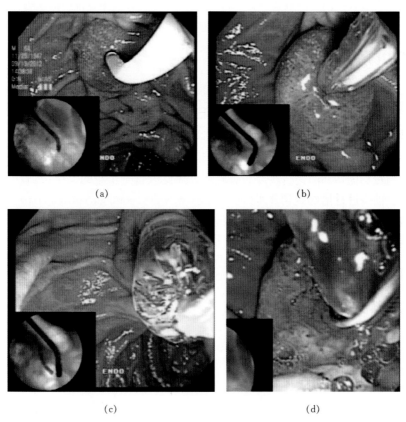

(a)　　　　　　　　　　　　(b)

(c)　　　　　　　　　　　　(d)

图7.16　球囊括约肌成形术。(a)导管深插管。(b)球囊插入胆总管远端,胆管造影提示胆总管远端小结石。(c)球囊完全充开。(d)使用网篮取出结石。

括约肌切开术与球囊括约肌成形术联合应用

目前越来越倾向于采用小切开或中等大小的括约肌切开术联合球囊括约肌成形术取出胆总管大结石。这种联合能够减少但不能完全消除出血和穿孔的潜在风险。直径最大至 20 mm 的球囊也有被应用,但明智的做法不要超过15 mm。括约肌切开术后球囊在胆管内的轴线发生变化,可能会减轻对胰管开口的压迫,从而减少发生胰腺炎的风险。

胆胰管狭窄部位的扩张

胆管和胰管狭窄可行内镜下治疗的适应证将在其他章节讨论。应用尖头或逐级扩张探条以及球囊来完成扩张(通常在导丝引导下)。

胆管狭窄

通过大钳道内镜下使用充气硬质聚乙烯球囊来进行扩张是最佳的,球囊大小为直径 4、6、8 或 10 mm 不等,长度为 2~6 cm 不等。

先行括约肌切开术并非必要,但切开后有助于插入大的导管以及更换附件。循导丝放置球囊,通过不透射线的标志物来判断狭窄部位位于球囊的中点。用稀释的造影剂(10%~20%)充满球囊,根据球囊的类型和生产商的建议来调整压力。球囊腰部消失时达到有效的扩张(图 7.17)。在球囊扩张过程中,患者可能会感到痛苦,可能需要额外用药。球囊通常持续扩张 1~2 分钟。再次充满球囊并记录下腰部消失时的压力是很有帮助的,扩张成功之后重复扩张应减少压力。

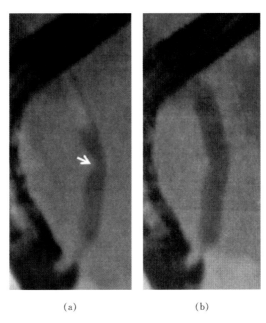

(a)　　　　　　　　(b)

图 7.17　胆总管远端狭窄(图 7.11d)。(a)在狭窄部位,部分充盈的球囊显示出腰部(白色箭头)。(b)完全充盈后扩张球囊的腰部消失。

为保持良性狭窄的通畅,有必要进行定期(每隔3个月)反复扩张,外加放置近1年的多枚塑料支架,或者全覆膜 SEMS(见第18章)。

通过对肝内胆管狭窄部位进行球囊扩张,可以成功取出肝内胆管结石。

胰管狭窄

首要任务是先放置导丝越过狭窄部位,但有时候十分困难。可以使用亲水性导丝或将标准导丝尖端塑形成易于成圈(见前)。可以使用逐级扩张探条或者球囊来进行扩张。在严重狭窄部位通常先用带有锥形尖端(例如5、7、10 Fr)特氟龙扩张导管逐级扩张,随后行球囊扩张(图7.18a～d)。球囊扩张持续2～3分钟,如腰部持续存在、移动充盈完全的球囊时遇到阻力意味着仍存在严重狭窄。球囊的选择(通常直径4或6 mm)取决于梗阻部位下游的正常胰管直径,慢性胰腺炎和胰管显著增粗的患者有时会用到更大的球囊。

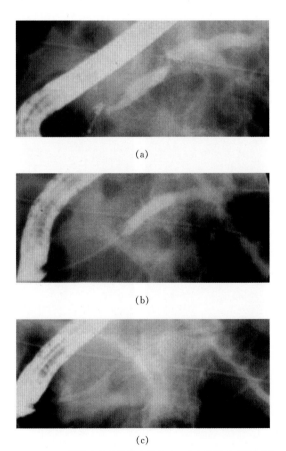

(a)

(b)

(c)

图7.18　(a)慢性胰腺炎胰管中段狭窄。(b)扩张球囊越过胰管狭窄部位。(c)胰管支架留置。

　　对于使用最细的扩张探条也无法通过的严重狭窄,可能要考虑使用
Soehendra 金属扩张器(一个头端螺纹状的金属探条,用于回收胆管支架)。这个
装置在导丝引导下插入并朝狭窄部位推进,缓慢旋转从而"螺旋"通过狭窄部位
(图 7.19a～c),这有助于随后扩张球囊的通过。当试着越过严重狭窄部位时,使
支架回收器和导丝的长轴对齐十分重要。

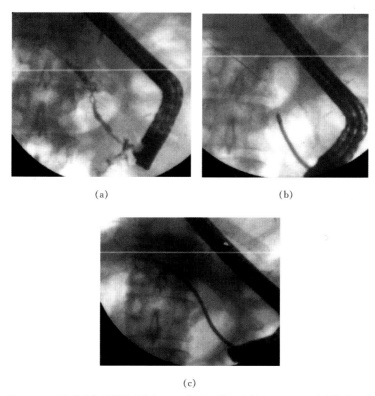

(a)　　　　　　　　　　　(b)

(c)

图 7.19　(a)胰体中部胰管严重狭窄。(b)在导丝引导下使用 Soehendra 金属扩张器进
行扩张。(c)Soehendra 金属扩张器进行一次成功的狭窄扩张。

　　扩张之后,通常有必要放置支架来确保引流以减轻胰管压力。数个不同长
度的小口径(3～5 Fr)支架可能与一个大的支架起到相同作用,并可能减少分支
小胰管的损伤。胰管支架与胆管支架一样会堵塞,甚至更快,所以通常在几周或
几个月后取出或者更换胰管支架。事实上,这也为使用更大球囊进行再次扩张
提供了机会。

胆管结石取石术

　　胆管括约肌充分切开后,大多数小的结石会自动排出,但这种观望做法会带

来结石嵌顿和继发性胆管炎的风险。目前的做法是在括约肌切开术后取出所有的结石。如果不能完全取出，就放置一个临时的支架。常用于取石术的附件包括球囊、网篮以及机械碎石器。

球囊取石术

我们通常选择头部带球囊的 8 Fr 双腔导管，通过充入空气量来调节球囊的大小（直径 8、12 或 15 mm）。导管的硬头部可能会造成插管困难，因此最好经插入的导丝引导，这样可轻柔弯曲导管头端方便插入。如果有多个结石，应从最接近乳头的结石开始，逐个取出（图 7.20）（视频 10, www. wiley. com/go/cotton/ercp）。

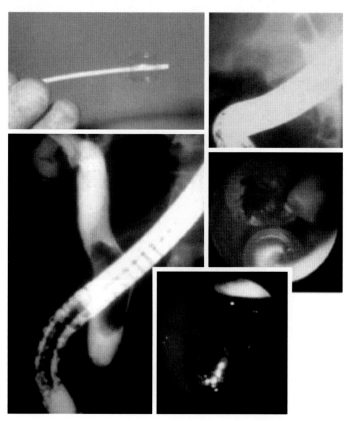

图 7.20　球囊取石术。应用球囊取出多个小结石，回拉球囊导管使结石排出。
如果轴线正确，应用球囊也一样可以取出大结石。

括约肌切开充分后，球囊将结石往下拉，同时内镜头端向下弯曲来使其排出胆总管。注意避免过度牵拉抵在结石上的球囊，因为阻力过大可能使球囊破裂，或者使球囊变形而滑过结石。

胆管内留置导丝可消除造成结石远端嵌顿的可能。当牵拉球囊感觉到阻力时，不要简单地加大用力，更好的做法是将内镜头端向下弯曲（以及右旋），使球囊导管位于正确的轴向。用球囊多次清理胆管，然后球囊充气堵住胆管并在球囊以上注射造影剂进行造影，来确定胆管内结石完全清除。

网篮取石术

取石网篮包含了多根交错编织的不锈钢或镍钛合金的金属丝，打开时可形成一个篮筐。将网篮插入到结石的上方打开网篮，在完全打开的状态下撤回网篮，轻轻上下移动或者在结石旁轻抖网篮，使其套住结石。在结石被套住后，将网篮轻轻收紧（但没必要完全关闭），缓慢将其拉回到乳头水平。将内镜头端向上弯曲贴近乳头开口拉紧网篮，然后将内镜头端向下弯曲取出结石，必要时可右旋镜身（图 7.21）。这种操作可能需要重复进行，需要强调的是，从最下方的结石开始取石以避免一次套住过多结石。

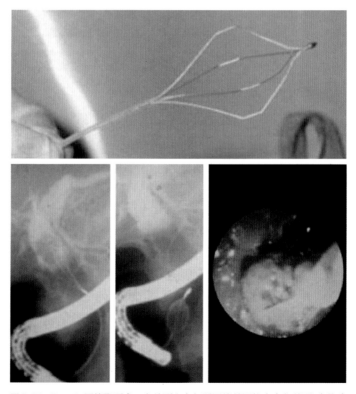

图 7.21　Dormia 网篮取石术。在结石上方打开网篮并回拉来套住结石，内镜头端向下弯曲、牵拉网篮取出结石。

当操作失败后如何避免网篮嵌顿也很重要。套住结石时除非计划一定要通过(用力)牵拉来取出结石,否则不要过度收紧网篮。在金属丝上过多的张力可能使其切割进入结石,造成释放困难。为了使被套住的结石从网篮中脱离出来,可将结石与网篮向上推顶住肝管汇合部,在一个合适的角度使得网篮金属丝易于弯曲,进一步推进网篮金属丝使其弯曲,然后结石就可以掉落下来。再推进网篮鞘在结石的上方关闭网篮,但要注意避免将结石推入肝内胆管。

当遇到特殊情况(如肝内胆管结石)时,将外鞘管头部塑形可能有所帮助。这种情况要在网篮完全打开的情况下进行,不要使金属丝变形。轻度弯曲(单曲或双曲)的网篮外鞘管使得部分伸出打开的网篮头部弯曲,从而使其与肝内胆管(通常是左侧)的轴向一致。部分打开的网篮可以起与导丝类似的作用,有助于外鞘管的推进,开关网篮同时可以向选择好的方向推进导管。另外有可插入导丝的网篮,则可循导丝插入相应的肝内胆管。

当这些方法取石失败时,必须选择是否进一步扩大括约肌切开或球囊扩张,和(或)行机械碎石术。

机械碎石术

胆管大结石(定义为直径大于 10 mm,或者在 X 线透视下大于内镜直径)的取出十分困难,特别是当结石的大小与出口不相符,也就是括约肌切开或者球囊扩张相对过小时。

有几种不同的装置可以在内镜下用来碎裂胆管结石。最早的一代被设计出来用于处理结石和网篮嵌顿。剪除网篮手柄、取出内镜、将网篮和结石留在适当的位置。Soehendra 碎石器(Cook Endoscopy)由一个 14 Fr 的金属鞘和一个自锁式转动曲柄组成。将网篮金属丝穿过金属鞘,可以用胶布包住金属鞘尖端来防止损伤咽后壁以及防止金属丝卡在金属鞘尖端。全程在 X 线透视控制下将金属鞘推进至结石处,然后将金属丝尾端与绞柄相连接,应用自动锁定装置慢慢拉紧金属丝,将结石挤压在金属鞘上而粉碎(图 7.22)[7]。要记住标准的网篮并不是为碎石术设计的,如果牵引过快,断裂的是网篮金属丝而不是结石。将这种技术的进一步改动是应用可通过内镜(顺着网篮金属丝)4.2 mm 钳道的更小直径(10 Fr)的金属鞘,可以不退出内镜而操纵网篮和定位金属鞘,以更好地进行碎石。当然,为完成碎石术还需要更多方法。

预计到碎石有困难、可能需解决嵌顿情形,应用设计成可通过内镜的碎石装置更为明智,而不是依赖 Soehendra 方法。如将取石网篮设计成以一种可以断裂(必要时)被回收的方式,而不是嵌顿在患者体内(将 Soehendra 方法应用于标准网篮时可能会发生)。

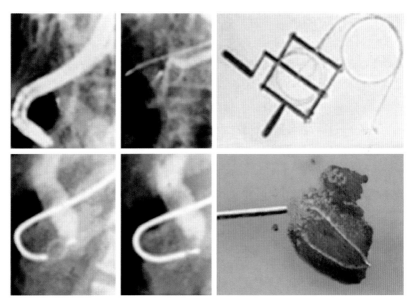

图 7.22　机械碎石术(Soehendra 碎石器)或"救生圈",顺着网篮金属丝插入金属鞘。用绞柄粉碎结石,这种方法被用于意外结石和网篮嵌顿。

目前有几种不同的机械碎石器,最多用的如 BML 碎石器(Olympus Optical Co., Tokyo, Japan)。它有三层结构:由一个大的、坚固的 4 根金属丝组成的网篮,一个特氟龙导管,外面覆盖着一个金属鞘(图 7.23)[8]。这些装置的直径较

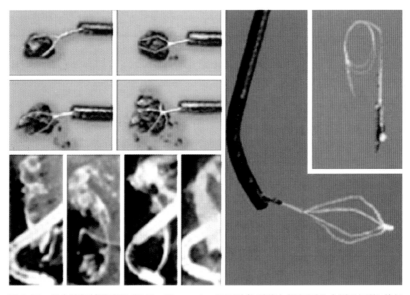

图 7.23　经内镜机械碎石器(BML, Olympus)。三层结构系统包括坚固的金属丝网篮、特氟龙鞘、链接绞柄的金属鞘。巨大胆总管结石被网篮套取,通过拉紧金属丝粉碎结石。可能需要反复碎石才能完全清理干净胆管。

大，需要有更大钳道、造影剂注射更方便的治疗内镜。先用导管完成插管，当需要进行碎石时，顺着导管推进金属鞘。结石套取可能需要复杂的操作，如晃动或者旋转网篮，通过转动控制手柄，将牵引力施加在金属丝上，从而将结石挤压在金属鞘上而粉碎。遇到坚硬的结石时，网篮金属丝可能会变形，这时应该取出网篮并将金属丝重新定形。碎石过程可能需要反复进行。

目前碎石器有可弃式和可重复使用两类，此外还有更新的型号。它们的金属鞘由一个塑料鞘膜所覆盖，塑料鞘膜内有一个独立的通道来容纳导丝，如 Trapezoid 网篮（Boston Scientific）和 Hercules 网篮（Cook Endoscopy）。由于这些网篮偏硬，最好将它们循预留的导丝插入（图 7.24a、b）。

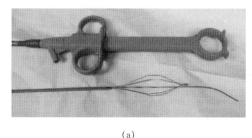
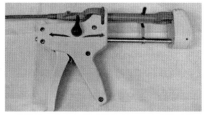

(a)　　　　　　　　　　　　　　(b)

图 7.24　（a)新设计的碎石器可兼容网篮。(b)连接网篮手柄和绞动装置粉碎结石。

这些碎石网篮可用于单纯取石术，但当需要进行碎石术时，网篮手柄可连接到一个特殊的手柄上并施加牵引力来将结石挤压在鞘上而粉碎。

机械碎石术通常安全有效，但也有发生胆管穿孔的风险，以及用力取出网篮和结石时可能擦伤胰管开口并引起胰腺炎。如果取石失败，应该放置胆管支架。通常可以放置直支架，如 Cotton-Leung 支架（图 7.25)，有时候我们喜欢用双猪尾支架以避免直支架移位的风险。

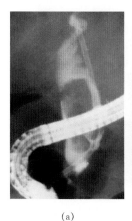
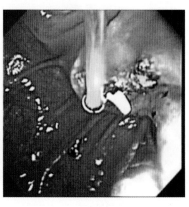

图 7.25　（a)插入直支架越过巨大的梗阻结石来提供胆管引流。(b)脓液从支架内引流出。

(a)　　　　　　　　　　(b)

胰管取石术

从松软的泥沙样结石到坚硬如钻石的钙化结石,胰管结石都可以在 ERCP 注射造影剂后显示,而钙化结石在 X 线片或者 CT 扫描就可发现。根据它们的大小和位置,可能造成胰管梗阻和近端胰管扩张。

在进行胰管括约肌切开术以及必要时对狭窄部位扩张后,可以将结石从主胰管内取出。泥沙样结石很容易取出(用球囊即可),而坚硬的钙化结石通常很难取出,特别是当它们进入分支胰管时。使用网篮及碎石器必须十分慎重,因其有很大的风险发生嵌顿(图 7.26a~d)。大多数情况下,取石操作后应该留置一根胰管支架。

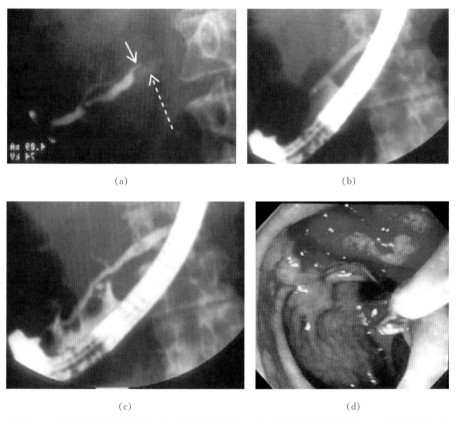

(a)　　　　　　　　　　(b)

(c)　　　　　　　　　　(d)

图 7.26　(a)胰管结石(虚线箭头)引起主胰管梗阻(箭头)。(b)胰管梗阻的球囊扩张。(c)头颈部胰管内可见结石。(d)Dormia 网篮取出结石。

另一种有效的方法是应用体外震波碎石术(ESWL)来粉碎坚硬的结石,ESWL 后再行 ERCP 来清理胰管。但有时 ERCP 可能并不必要,因为结石碎片可以自行排出。

胆管的组织取样

ERCP时通常是为了诊断恶性肿瘤而进行胆管的组织取样[9]。胆管取样有几种方法，其各自的优缺点将在第19章讨论。

在胆管深插管后可吸取胆汁，但是单纯的胆汁用于细胞学诊断阳性率十分低（<25%）。

细胞刷检是最常用的技术，它使用一个分别通过细胞刷和导丝的双腔导管，导丝留置在狭窄部位以上，循导丝插入细胞刷检导管。在阻射的标记物帮助下，将细胞刷从导管内推送到扩张的近端胆管内，然后将其拉回到狭窄部位，通过在狭窄部位的来回运动获取样本。拍一张X线片记录细胞刷与狭窄部位的接触（图7.27），然后将毛刷收回到管腔内避免细胞丢失，再取回装置。推出并减掉毛刷的头部，将其保存在细胞固定液中。取出细胞刷的内芯，用注气或注入细胞固定液冲洗刷检导管腔的方法来收集所有残留的液体可能会有所帮助（可能增加细胞学检查的阳性率）。

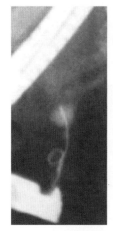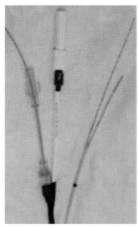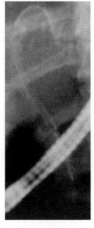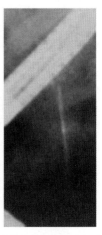

图7.27　胆总管远端狭窄的细胞刷检。双腔细胞刷，导丝引导通过狭窄。将细胞刷推到狭窄部位以上再往回拉来进行细胞学检查。X线片显示细胞刷与狭窄部位接触。

如果狭窄十分严重，可以使用单腔系统更细的导管。导丝通过狭窄部位留置，顺导丝插入细胞刷的导管鞘。在毛刷多次推拉通过狭窄部位后，将导管鞘推进至狭窄部位以上，从鞘中伸出细胞刷，从导管中吸出胆汁（弥补细胞学检查）来提高诊断阳性率。然后再次置入导丝，退出细胞刷鞘。

目前已开发出几种不同类型的细胞刷装置，有一种带有勺状头端的毛刷，易于损伤狭窄部位从而获得更多的细胞。如果在刷检前先扩张狭窄部位,有可能获得更高的细胞学阳性率。

其他获得胆管组织的方法包括在透视下或者胆道镜下使用小钳活检或者细针抽吸(见第 9 章)。这些方法单独使用时敏感性不高,但联合应用可以提高诊断准确率(第 19 章)。

胰管的组织取样

之前描述的单腔或者双腔细胞刷检系统也可用于胰管细胞学检查。但由于胰管弯曲,这个操作通常很困难,因而当需要胰腺组织时,目前更倾向 EUS 下细针穿刺抽吸。在怀疑主胰管或者分支胰管 IPMN 的患者中,可以深插胰管后抽吸收集胰液,用于分析如 CEA 等肿瘤标志物。

胆管梗阻的鼻胆管引流

放置鼻胆管引流是替代支架用于胆道引流时的另一种选择,如对于急性化脓性胆管炎的患者[10]。鼻胆管(NB)插入相对容易,患者在数天内可耐受(表 7.3),且可行胆管造影、胆汁培养以及冲洗,唯一的缺点是它有可能移位。循有着弹性头端的导丝插入胆囊行鼻胆囊引流可用于治疗急性胆囊炎。

表 7.3　鼻胆管与塑料支架用于胆管引流的比较

	NB 导管(7 Fr)	支架(10 Fr)
内镜(钳道大小)	常规内镜(3.2 mm)	治疗镜(4.2 mm)
引流	主动减压(吸引)	被动引流
检测	引流/胆汁培养	不能
冲洗/溶解	能	不能
并发症	移位和额外胆汁丢失	堵塞和引流失败
潜在的风险	损伤鼻腔	移位
选择患者	能够配合的患者	年纪大或者意识不清的患者

诊断性 ERCP 后,使用一根 0.089 cm(0.035 in)或 0.064 cm(0.025 in)的导丝来进行胆管深插管。鼻胆管是一根带有预成型头部(成角的或者猪尾型)的 6.5～7 Fr 的聚乙烯管(长度 260 cm),末端 10 cm 内有多个侧孔。不论是否先进行括约肌切开术,均可以循导丝将鼻胆管插入胆管系统内。有时候可以使用一个末端向右成角的鼻胆管来直接插管(图 7.28)。一旦鼻胆管就位,慢慢退出内

镜,同时推进导管将它们留在胆管内。这个交换过程要在X线透视下进行,避免导管在十二指肠内过度成圈。鼻咽或者鼻胃吸引管(交换管)通过鼻孔插入并从嘴中取出,将鼻胆管的末端插入这根管子,直至其近端伸入鼻咽吸引管,从鼻腔中将交换管与鼻胆管一起拉出,要注意避免鼻胆管在咽后壁打圈和扭结。然后将鼻胆管与一个三通转接器相连,通过吸出胆汁来减压胆管,胆汁样本送检培养。通过X线透视检查并确认鼻胆管的最终位置,将导管贴在鼻和脸上使其固定,注意避免对鼻腔造成局部压迫。然后将导管连接在一个引流袋上。

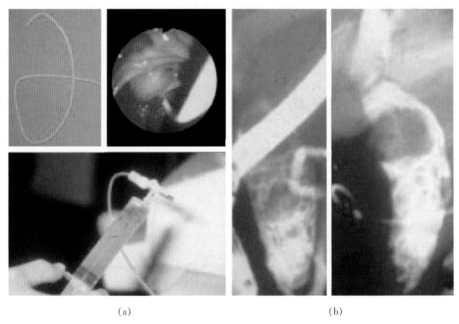

(a)　　　　　　　　　　　　　(b)

图 7.28　鼻胆管引流。带有侧孔的头部成角的 6.5 Fr 导管。不论是否先行括约肌切开术,都可插入鼻胆管引流,通过鼻胆管吸出胆汁进行减压。鼻胆管引流适用于病情不稳定、多发巨大结石以及凝血功能障碍的患者。

胆管支架植入术

内镜下胆管支架植入术在 1979 年得到首次描述,是目前用于恶性梗阻性黄疸姑息性治疗的成熟方法。它特别适用于胰腺癌的患者,因为不到 20% 的患者适合外科手术切除,而 5 年生存率非常低。塑料支架的设计在过去 30 年几乎没有改变,而可膨胀的金属支架却进展显著。同时,支架也可用于良性狭窄的患者。

恶性胆管狭窄的塑料支架植入术

带有 3.2 mm 钳道的十二指肠侧视镜只能通过 7～8.5 Fr 的支架,但很快就会堵塞。4.2 mm 钳道的十二指肠镜可以允许 10 或 11.5 Fr 支架的插入，同样也可插入更大的自膨式金属支架(SEMS)。最常用的支架是带有侧翼固定系统的直支架，例如 Cotton-Leung 支架(Cook Endoscopy)(图 7.29)。支架由 7、8.5、10 或 11.5 Fr 的阻射的聚乙烯管制成，在两个锚定瓣之间的长度不等(5、7、8、9、10、11、12、15 cm)。标准的引导系统包括一根带 3 cm 弹性头部的0.089 cm(0.035 in)导丝(480 cm)，一个 6 Fr 阻射的特氟龙引导导管(长260 cm)，带有锥形头部以方便插管。部分导管在远端有两个金属环(相距7 cm)，以利于狭窄部位的识别与长度测量。推送导管由特氟龙制成，用于推送过程中对支架定位；7 Fr 支架顺着导丝直接插入。双猪尾支架适用于结石患者和假性囊肿的治疗；带有侧翼的直支架更适用于恶性疾病。

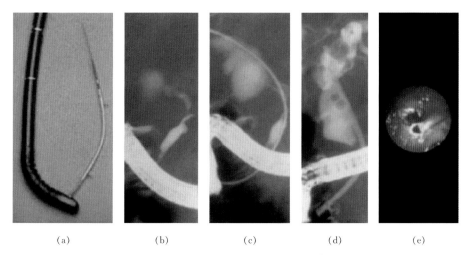

（a）　　　　　　（b）　　　　　　（c）　　　　　　（d）　　　　　　（e）

图 7.29　(a)胆管支架系统包括大钳道十二指肠镜、0.089 cm(0.035 in)导丝、6 Fr 内导管、10 Fr Cotton-Leung 支架以及 10 Fr 推送器。(b)胆管造影显示胆总管末端狭窄。(c)造影剂充满扩张的近端胆管，内导管和导丝在位。(d)越过胆总管狭窄部位放置 10 Fr 支架。(e)从支架内引流出胆汁。

括约肌切开术在放置单个支架时并非必要，但便于多个支架植入，并有助于预防肝门部狭窄支架植入后的胰腺炎。因为切开可减低支架末端对胰管开口的压力。

使用标准附件即可进行插管和将导丝插入通过狭窄部，使用亲水导丝或将导丝头部塑形可能有助于通过成角的狭窄部位。然后将引导导管顺着导丝越过梗阻，随后取出导丝吸出胆汁样本进行培养和细胞学检查。在阻射标记物的帮助下，胆管造影确定狭窄部位的长度。选择合适长度的支架，使得支架的近侧尾翼位于梗阻部位以上 1 cm，而远侧尾翼刚好放在乳头外侧。

通过 X 线影像上梗阻近端与乳头部位之间的距离来确定支架的最佳长度。

如果在 X 线影像上进行测量，要根据透视设备的固有放大倍数来进行校正以获得正确长度，也可以参考内镜的直径或者使用内导管上的阻射标记物来估测长度。还可以通过在两点之间拉回导丝（比如梗阻部位以上至乳头部），测定导丝在导管孔外拉出的距离来确定支架长度。还有一种方法是将导管自梗阻部位以上（在 X 线透视下）循导丝往回拉至乳头部（在内镜下看到），在活检孔外测量导管拉出的长度来确定支架（图 7.30）。狭窄严重时可能需要循导丝插入扩张探条或球囊先行狭窄部位扩张再植入支架。

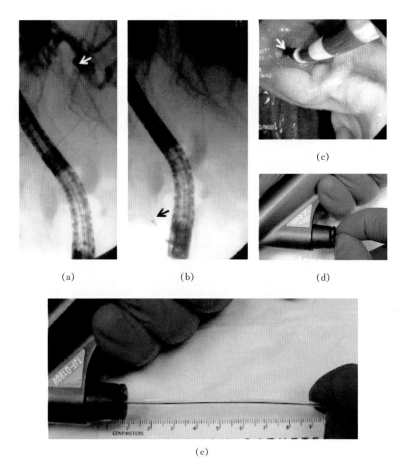

(a)   (b)   (c)   (d)

(e)

图 7.30　支架的测量。(a)循导丝回拉导管，从梗阻部位(白色箭头)到(b)乳头部(黑色箭头)，在 X 线透视下或者(c)内镜下看到导管头(白色箭头)，然后(d 和 e)测量导管在活检孔经过的长度。

支架装载在引导导管上，然后通过推送管推进通过梗阻部位，撤回引导导管和导丝释放支架。通常可以看见胆汁通过支架引流（如十二指肠内），然后取回推送器。

另一种"一体式"方法是将一个合适长度的支架(见前描述)预先装载在引导系统和导丝上(图 7.31)。

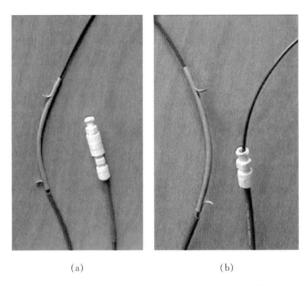

(a)   (b)

图 7.31　(a)OASIS 支架系统,使用旋帽锁将内导管和推送器结合成一个单元。(b)解锁、分离引导导管与推送器释放支架。

自膨式金属支架

近年来发展出多种类型的金属支架。与塑料支架相比,它们主要的优点是可以膨胀至更大的直径(6、8 或 10 mm),从而更慢发生堵塞。金属支架由一根连续编织的镍钛合金金属丝或者多根交织的金属丝(不锈钢)或者从圆柱管上用特殊激光切割下来的金属网制成。通常来说,镍钛合金比不锈钢更易透过射线,因此其他的阻射标记物(金或铂)被加在支架的两端,来提高阻射性,有助于释放过程中更好地定位。目前主要有两种 SEMS,一种在释放后缩短(图 7.32a),一种长度保持不变(图 7.32b、c、d)。早期的金属支架具有开放网眼的设计,但目前可用部分覆膜或完全覆膜(以及可回收)的 SEMS。它们在胆管引流中的应用取决于梗阻的部位以及肝内胆管是否受侵犯。覆膜的设计是用于防止肿瘤向内生长,延长支架通畅时间。有的支架带有抗返流装置的末端;有些完全覆膜的 SEMS 有一根回收用的尼龙线,可使支架塌陷,从而便于取回支架。其他的设计目前仅用在亚洲市场,像用于肝门部病变的 Y 形支架(Taewoong, Seoul, Korea),支架中部网眼大小有差异,允许导丝从第一个支架穿出,第二个支架循导丝进入另一侧胆管释放,形成一个 Y 形结构来进行左右肝引流。

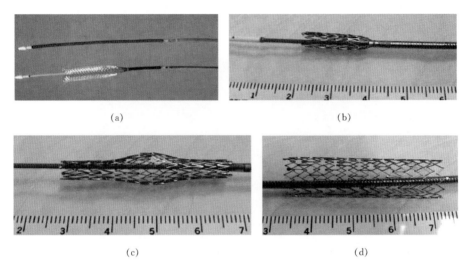

图 7.32　(a)SEMS(Wallstent, Boston)释放后会缩短。(b、c、d)SEMS(Zilver stent, Cook)释放后不会
　　　　缩短。

引导系统

通常而言,金属网支架压缩在 6～6.5 Fr 引导导管内,外覆 8～8.5 Fr 的塑料鞘管,也有比 6 Fr 更细的引导系统。先将无菌水或生理盐水注入冲洗系统来将支架与鞘管之间的摩擦力降至最小,有助于支架释放。顺着导丝插入整个支架系统并推送通过梗阻部位,当支架越过狭窄部位放置准确,拉回外鞘管,与此同时保持控制手柄与引导导管不动,逐步缓慢释放支架。利用阻射标志物,来进行 X 线透视,或者内镜直视下观察十二指肠内的支架末端,监视支架的释放。

对于会缩短的支架,例如 Wallflex 支架(Boston Scientific)或者 Evolution 支架(Cook Endoscopy),在完全/最终释放之前,需要调整支架的位置时支架可收回到释放鞘内,再重新释放。比起将一个部分释放的支架推过狭窄或梗阻部位,将其拉回更为容易。更新的设计是利用一个枪式手柄,使其更好地控制支架的缓慢释放或者收回。

对于不会缩短的支架,例如 Zilver 支架(Cook Endoscopy),根据阻射标记物与狭窄/梗阻部位的位置关系,更容易进行释放。然而,对于这些支架,由于约束鞘与支架之间的摩擦力,可能需要推动("猛拉")和打开支架,随后再进行缓慢释放。这种支架不能收回来重新调整位置,所以在释放过程中应该小心监视阻射标志物的位置(见第 19 章)。

对于胆总管末端梗阻,大部分 SEMS 的末端被放置在十二指肠内。由于长度限制,在胆总管中段梗阻时,可能要将支架完全放置在胆总管内;而肝门部狭窄时,需要放置在肝内胆管内。重要的一点是避免将支架末端刚好卡在乳头水平,这样患者会感觉不适。

肝门部梗阻的支架植入术

继发于胆管癌或淋巴结转移的肝门部梗阻的支架植入,技术上颇具挑战,是否需要引流所有梗阻的胆管仍然存在争议。胆管受累及的范围根据 Bismuth 分型中的梗阻水平,Ⅰ 型是恶性肿瘤累及肝总管,距肝管汇合部 2 cm 之内,而左右肝管相通。Ⅱ 型是肝门的梗阻,累及左、右肝管但未累及三级胆管。Ⅲ 型累及三级胆管,局限于右侧胆管系统为 Ⅲ a,左侧为 Ⅲ b。Ⅳ 型累及双侧三级胆管。Ⅰ 型和 Ⅱ 型有可能手术切除,但 Ⅲ 型和Ⅳ 型通常不能。

磁共振胆胰管造影(MRCP)是初步评估胆管梗阻范围和基础疾病的最好的非侵入性诊断方法,将在第 19 章中讨论。多个肝段累及的患者中,注射造影剂可能显示出梗阻的胆管系统,但如果无法充分引流,会有产生败血症的风险。事实上,借助导丝选择性插管引流预选定的肝内胆管系统,而不注射造影剂也是可行的,这样可使感染的风险降到最低。

如果内镜下引流失败,可考虑经皮肝内胆管引流梗阻的胆管系统或联合经皮与内镜汇合方法(rendezvous 法)。

先前的研究表明肝功能的恢复与成功引流的肝脏体积/组织成正比。如果肝脏>50％被引流,患者的存活率将改善,引流 1 个以上的肝段来获得最佳疗效是较理想的。因此,我们需要考虑的是使用一个还是多个塑料或自膨式金属内支架(SEMS)来进行双侧胆管引流。

单支架植入术

单支架植入术对于 Ⅰ 型梗阻的患者已经足够,因为左右肝管仍相通。塑料支架适用于病灶可切除的患者,避免 SEMS 相关的问题影响外科手术。由于右肝管在汇合部 1 cm 以上分叉而左肝管在 2 cm 上分叉,当肿瘤累及肝管汇合部时,对左肝管选择性插管更有益,可能较长时间引流肝左叶内 2 个或更多的肝段。将导丝塑形使其更易偏向左肝管来实现选择性插管,随后可进行球囊扩张与细胞学刷检。普通的直支架适用于右肝管,而直的塑料支架如果放置于左肝管则可能发生扭曲,这就需要在支架插入前预先进行定形或调整。

SEMS 植入适用于不太可能进行外科手术的患者。由于其长度限制,通常被完全放置在胆道系统内。

多个支架

在Ⅱ型或肝门部累及更广泛的患者,特别是当造影剂进入超过 1 个肝段,此时需要考虑放置 2 个或更多的支架。这就需要预先放置两根导丝,分别进入右肝管与左肝管。导丝可以在活检孔水平用导丝锁定装置或止血钳固定。大部分肝门部狭窄很紧,需要用到逐级扩张器或球囊(6～8 mm),同样可行细胞学刷检。塑料或金属支架都可以选用,对于双侧引流,两个塑料支架的放置是在并行方式中完成的(图 7.33)。大多数情况下,由于解剖与轴线的关系左肝支架植入较为困难,故先行左肝支架(调整过的支架)更好。第一个支架放置时使其末端在十二指肠内向外多留一点,紧接着插入另一根支架到右肝管,这一步在操作上稍简单些,第二个支架插入过程可将第一个支架往胆管内推进。

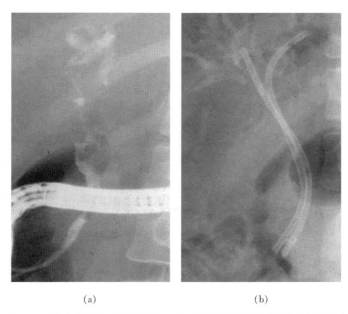

(a) (b)

图 7.33 肝门部梗阻的双边塑料支架(a)胆总管/肝总管及左右肝管广泛的肿瘤梗阻。(b)2 个 10 Fr 塑料支架分别插入左右肝管。

双侧 SEMS

留置合适的导丝及球囊扩张后,双侧 SEMS 可以被置入(图 7.34)。如果采用两个支架先后插入的方式,平行的 SEMS 植入在操作上十分困难。因第一个SEMS 末端在胆管内已扩张,使得第二套释放系统前进困难。6 Fr 推送系统的引入,允许 2 个更小的支架(635 Zilver stents, Cook Endoscopy)通过十二指肠镜的大钳道(4.2 mm)同时放置。需要润滑来减少摩擦力,并在 X 线透视下监视逐步扩张支架,缓慢进行支架的释放(视频 11,www.wiley.com/go/cotton/ercp)。支架内支架或 Y 形支架可实现 2 个支架的放置。第一个支架先放进肝内胆管,第二根导丝通过第一个支架的大网孔开口进入右侧胆管系统,然后释放第二个支架,形成一个 Y 形结构。回顾性和随机对照研究表明,Y 形或更小的 6 Fr 支架系统都增加了肝门部梗阻双侧支架植入术的成功率。

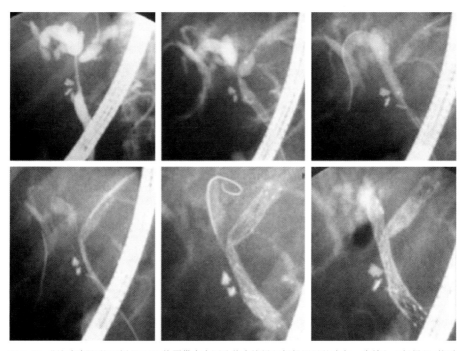

图 7.34 肝门部梗阻的双侧 SEMS,使用带有大网孔能允许导丝轻松通过的支架。先放入 2 根导丝,然后对左右两侧肝管狭窄进行球囊扩张,在左肝管释放 1 个 SEMS,接着导丝通过网孔进入右肝管,最后在右肝管释放另一个 SEMS,使 2 个支架形成 Y 形结构。

良性狭窄的多个胆管支架

良性胆管狭窄的患者,通过放置多个支架获得最大管腔直径,从而更好地延长引流通畅时间(见第 18 章)。因为需要反复插管和导丝插入,这在操作上具有挑战性。有了更新的短导丝系统,这个过程变得容易一些。导丝在胆管内(通过狭窄部位)交换和(或)释放可连续进行,这一由短导丝系统实现最少交换,彻底革新了治疗流程。必要时可将长导丝剪短变成短导丝,与 Fusion 附件共同使用。更换导丝锁定装置很容易,在特殊活检阀插入导丝适配器,然后将导丝逆行穿过适配器通过活检孔,就可被固定在内镜上(图 7.7a~d)。最后,当需要使用标准长度的附件介入或出现导丝控制困难的情况,标准长度的导丝可通过配件的末端插入,并用常规方式进行交换。

利用这个系统,导丝可留置在狭窄部位或乳头以上,方便后续支架植入释放,而不必担心无法再次进入胆管(图7.6a 和b)。此外,由于支架被进入侧孔的导丝"抓"在引导导管与推送器之间,在最终释放前容易进行重新定位,特别是回拉错位的支架,从而调整好支架位置。在胆管内将导丝与引导导管脱离(释放)并置入支架,这一步的实现是通过将引导导管进一步推进至导丝顶端来释出导丝,然后拉回内导管的同时保持推进器的位置,从而使支架释放。另一种方法是在活检孔解锁导丝的近端,缓慢回拉远端导丝,支架释放后,取出内引导系统,再调整导丝深插入胆管然后将其锁定。由于内镜腔道内的摩擦力,支架推送系统可致导丝在十二指肠内成圈,并使导丝滑出狭窄部位。Fusion 系统的内导管和推进器虽比 OASIS 支架系统更细,但它由一个不锈钢内芯导丝所强化,提供了支架插入的机械应力。由于导丝处在支架系统之外,不提供任何推动支架的力学帮助,保持导丝在位、固定引导导管的末端位置有助于推进支架,在支架最终释放前导丝应尽可能保留(视频12, www. wiley. com/go/cotton/ercp)。

胆管支架植入的预后

胆管支架植入的成功率取决于梗阻的部位。胆总管中段或末端梗阻的成功引流超过90%,而肝门部梗阻则明显低于此。操作失败主要由于肿瘤压迫和(或)十二指肠的变形,乳头的明显移位,或非常紧的狭窄段致使插入导丝失败。临床改善通常容易获得,黄疸患者在支架植入术后,皮肤瘙痒往往几天内可以消失,血清胆红素每天平均下降 34. 2~51. 3 μmol/L,并在 1~2 周后降至正常。肝功能恢复可能不完全或者较慢,这与持续梗阻影响肝细胞功能有关,也可能是由于支架位置不佳导致引流不充分或不完全,或者是肝门部梗阻累及多个肝段。有不确定时,拍摄平片见胆管内气体的存在可让人放心。是否通畅还可以用同位素扫描来评估。

支架植入术的早期并发症包括胰腺炎、行括约肌切开术引起出血、肝管分叉部梗阻患者发生胆管炎,以及血凝块导致早期支架堵塞。有报道过导丝穿透坏死性肿瘤发生穿孔,也有报道支架远端移位,以及支架远端引起十二指肠创伤性溃疡形成(十二指肠穿孔罕见)。继发于支架植入的急性胆囊炎是一个罕见的并发症。

黄疸复发是内镜下支架植入术的主要远期并发症。肿瘤浸润可解释部分病例,但主要原因是胆泥引起的阻塞。胆泥包含大量的胆红素钙和少量棕榈酸钙、胆固醇、黏蛋白和细菌,细菌主要是来源于十二指肠的大肠菌群。大口径的支架可以延缓堵塞的发生,而预防性抗生素没有产生任何显著的临床效益[12]。支架堵塞问题目前主要通过定期更换支架来解决,或者使用 SEMS。覆膜金属支架可减少肿瘤向内生长的风险,但并不能预防堵塞,并且覆膜支架易发生移位。

胆管支架移位

支架远端移位——由于支架的设计、胆管狭窄部位、结石的大小/括约肌切开术(为了取石),塑料支架有向远端移位的风险。通常使用的塑料支架有末端成角的直支架(如 Boston Scientific)或中间带有 C 形弯曲(Cotton‑Leung stent, Cook Endoscopy),以及侧翼锚定系统。C 形弯曲(可用热水成形)符合胆管的解剖,并且这种弹簧样的效应可帮助抵抗支架向下移位[13]。然而,如果没有紧密的狭窄部位或者巨大胆管结石,大多数支架易发生移位。向远端移位的支架可造成对侧十二指肠肠壁的激惹/溃疡形成,罕见地可有十二指肠穿孔。使用双猪尾支架可以克服这个问题。

支架近端移位——大的括约肌切开术或者远端锚定瓣掉落,可能发生塑料支架向上/向内移位,可以使用鼠齿钳、网篮或取石球囊将移位的支架拉回十二指肠。括约肌切开术可能有助于支架取出。如果支架的末端嵌顿在胆管远侧壁内,那么会引起支架取出困难。如果支架末端仍与胆管远端轴线相一致,并位于狭窄部位以下,我们可尝试将导丝引导的括约肌切开刀或球囊导管插入支架内。如插管成功,将导丝通过支架进一步深插入肝内胆管,跟进括约肌切开刀,牵拉切割金属丝在支架内形成摩擦力,用括约肌切开刀将支架拖出胆管,并用圈套器取出(视频 13,www. wiley. com/go/cotton/ercp)。另一种方法是将取石球囊插入支架内并充气膨胀,产生摩擦力从而拉出支架(视频 14,www. wiley. com/go/cotton/ercp)。我们发现 Soehendra 支架回收器并不实用,因为比较硬的回收器在衔接过程中易于将支架进一步向胆管内推动。在困难的病例中,我们使用过 Dormia 网篮,将其深插入胆管,套住支架顶部将其拖出胆管,这种操作具有创伤性,可能引起组织损伤和出血。支架移位至狭窄部位以上的情况极少发生,一旦发生,为实现取回,可能需要先进行狭窄部位的扩张。

胰腺的塑料支架

放置临时胰腺内支架用于减少术后胰腺炎(第 5 章和第 24 章),治疗狭窄或结石引起的梗阻。常用的胰管支架比胆管支架要小,直径从 3～7 Fr 不等,慢性胰腺炎有时可用 10 Fr;长度从 3～12 cm 不等。支架可带有双侧翼锚定系统(Geenen stents, Cook Endoscopy)或外侧单猪尾来预防向管腔内移位,支架上有多个侧孔以更好引流分支胰管内的胰液。操作与胆管支架植入相似,只不过支架直接通过导丝放置而不使用引导导管系统。用长导丝系统，胰腺支架直接装载在导丝上，使用一个大小类似的推送导管将其插入到位，然后将导丝取出，释放支架。涉及支架放置的导丝交换过程可以通过应用短导丝系统来简化，导丝插入至胰腺，锁定在活检阀上。选择长度合适的支架，使用末端 6 cm 处有侧孔的 Fusion 导管插入导丝，导丝穿过侧孔并留置在合适的位置，通过推送导管将支架推动就位(图 7.35)。由于导丝被锁定装置稳固住，几乎不会移动，减少了导丝刺激胰管(PD)或分支胰管的风险。

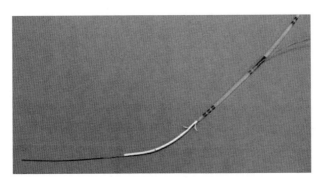

图 7.35　使用 Fusion(短导丝)系统植入胰管支架来减少交换。

用来预防 ERCP 术后胰腺炎的是小支架(3、4 或 5 Fr)。部分专家使用短的支架(4~5 cm)，也有人更喜欢使用 8~12 cm 的支架来跨过胰颈部。支架没有内翼，被设计成可自行脱落。这个过程通常在 1~3 周内发生，可通过拍摄 X 线片来观察这一过程。滞留在胰腺内的支架会产生严重后果，所以可能需要再次行内镜检查取出支架。

胆瘘的内镜治疗

手术后胆瘘的问题将在第 15 章讨论。胆瘘可通过内镜下支架植入术、括约肌切开术、支架植入术或联合方式来有效治疗。通常括约肌切开术(以及它的伴随风险)可以避免，因为胆囊管小的胆瘘通过放置数天鼻胆管或支架(仅跨过乳头的短支架)来解决。而胆管损伤引起的胆瘘则需要在超过胆瘘部位以上放置 4~6 周的支架，并且移除支架后检查残留损伤胆管十分重要，因其可能需要进一步治疗。

结论

在这一章节，我们讨论了 ERCP 治疗胰腺和胆管许多疾病中所用到的多种技术和设备。最重要的一点是认识胆胰管系统各自的轴线，理解每种技术的局限性,以保证操作安全。使用(或避免)这些技术的最佳时机将在相关的临床章节讨论。

◇ **参 考 文 献** ◇

1　Cotton PB, Williams C. Practical Gastrointestinal Endoscopy. 4th Edition. Oxford: Blackwell Science; 1996.

2　Leung JWC. Fundamentals of ERCP, in Cotton L. , Ed. Advanced Digestive Endoscopy: ERCP. Malden, MA: Blackwell Publishing; 2005. pp. 17 - 81.

3　Lim B, Leung J. Wire for hire: the impact of wire-guided cannulation in ERCP. Gastrointest Endosc 2009;69:450 - 452.

4　Leung JWC, Leung FW. Papillotomy performance scoring scale — a pilot validation study focused on the cut axis. Aliment Pharmac Ther 2006;24:308 - 312.

5　Leung JWC, Banez VP, Chung SCS. Precut (needle knife) papillotomy for impacted common bile duct stone at the ampulla. Am J Gastroenterol 1990;85:991 - 993.

6　Liao WC, Lee CT, Chang CY, et al. Randomized trial of 1 minute versus 5 minute endoscopic balloon dilation for extraction of bile duct stones. Gastrointest Endosc 2010;72:1154 - 1162.

7　Ngo C, Leung JWC. Stone extraction, in Baron K and Carr-Locke DL, Eds. ERCP. 2nd Edition. Philadelphia, PA: Elsevier; 2013,152 - 165.

8　Leung JWC, Neuhaus H, Chopita N. Mechanical lithotripsy in the common bile duct. Endoscopy 2001;33(9):800 - 804.

9　Lee JG, Leung JWC. Tissue sampling at ERCP in suspected pancreatic cancer. Gastrointest Endosc Clin N Am 1998;8:221 - 235.

10　Leung JWC, Cotton PB. Endoscopic nasobiliary catheter drainage in biliary and pancreatic disease. Am J Gastroenterol 1991;86:389 - 394.

11　Leung JWC, Chung SCS, Sung JY, et al. Urgent endoscopic drainage for acute suppurative cholangitis. Lancet 1989;1:1307 - 1309.

12　Libby E, Leung JWC. Prevention of biliary stent clogging: a clinical review. Am J Gastroenterol 1996;91:1301 - 1308.

13　Leung JWC. Whenever I place a stent for a stone impacted bile duct or for bile leak, the stent always seem to shift position distally, should I use a shorter stent or a pigtail stent? Is there a trick to keep these stent in place?, in Leung JWC and Lo S, Eds. Curbside Consultation in Endoscopy. Thorofare, NJ: Slack Inc. ; 2008,139 - 141.

14　Tarnasky PR, Cotton PB, Baillie J, et al. Proximal migration of biliary stents: attempted endoscopic retrieval in forty-one patients. Gastrointestinal Endoscopy 1995;42:513 - 519.

第8章

常规插管失败后的处理方法

When standard cannulation approaches fail

Sundeep Lakhtakia, Bronte A. Holt and Shyam Varadarajulu

要点

★ 对于解剖结构正常或无病理性改变的十二指肠主乳头，如果是熟练的内镜专家操作，几乎所有患者均能通过常规方法成功插管。

★ 如常规方法无法成功插管，可采用双导丝法或针状刀开窗技术(最好提前放置胰管支架)。

★ 有些无法成功逆行插管的患者，还可以借助超声内镜穿刺方法辅助顺行插管，使导丝顺行穿出乳头，再完成ERCP。

★ 有过外科手术导致胆管结构改变的患者，要成功完成ERCP将是巨大挑战。

★ 上述这些先进技术的同时也伴有一定的手术风险。

胆管插管原则

选择性胆管插管如同消防员救火，首先要打开失火建筑物的门，才能救出被困人或物品，并带入救火器材灭火。如果无法打开失火建筑物的房门，那可以通过其他途径进入发生火灾的房间内，比如通过邻居的房间进入失火的建筑物内，或者通过凿开建筑物的门或窗进入。同样，想要解除胆道内梗阻，必须先成功行胆管插管，才能完成胆管治疗。但如果采用常规方法不能成功进行胆管插管，那可以采用其他非常规方法，如乳头预切开或开窗术、经胃经肝穿刺接龙术、肝管胃吻合术、胆总管十二指肠吻合术及经皮肝穿刺引流术等。当然，同时要考虑影响邻近器官,如影响胰腺导致术后胰腺炎,可通过先放置胰管支架的方法减小对胰腺的损伤。

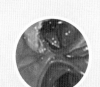

要点

★ 合理规划插管步骤:如果初步判断常规插管很难成功,那么必须规划好下一步可能采取的处理方法。

★ 要根据十二指肠及乳头的解剖结构、现有的手术技术设备及附件,合理地安排插管方法和步骤。通常来说,首先选择风险最小且操作者最熟练的插管方法。

★ 当第一次插管失败后考虑再次尝试插管时,最好间隔24～48小时,这时乳头水肿已缓解,有助于判断乳头及胆管的开口和轴向。此外,最好有熟练ERCP技术的同事做助手,同时做好一旦再次逆行插管失败,后续拟采取EUS或PTC引导顺行插管等处理方法的必要准备。

双导丝法或预留胰管支架法

在行胆管插管时,导丝反复进入胰管会造成胰管的损伤,无益于胆管插管,这时可采用胰管预留导丝或放置塑料支架的方法,提高胆管插管的成功率[1]。先将一根导丝放置在胰管,这样可以将乳头开口与内镜工作孔道开口尽可能拉近,然后以造影导管或切开刀携带另一根导丝朝向主乳头11点钟方向进行胆管插管。有些患者也可采取预防性放置胰管支架,这种技术适合外科性解剖结构改变或共同通道长而扭曲的患者。插入胰管导丝也存在风险,如果导丝反复进入分支胰管也会引起胰腺穿孔或胰腺炎。对于那些解剖结构变异的患者,如共同通道扭曲、完全性或不完全性胰腺分裂以及环状胰腺等,胰管插入导丝仍是十分困难的。采用超细导丝[0.046 cm(0.018 in)]或带有记忆合金头的超滑导丝是有帮助的,可使导丝迅速滑过变异的胰管段。

主乳头括约肌预切开术

要点

★ 常规胆管插管失败后可采取乳头括约肌切开术。

★ 乳头括约肌预切开的可操作范围比正常切开的范围小得多，因此操作者要经过正规培训，观察各种常规的乳头括约肌切开方法，并在技术熟练的内镜医师指导下进行实践操作。

★ 预切开发生并发症的风险也很高[2, 3]。

★ 一般采用针状刀执行预切开，沿着乳头开口从下向上逐层切开。

★ 乳头开口上方瘘口样开窗术是另一种有效的预切开技术。

★ 在预切开之前，预防性放置一根胰管支架可减少 PEP 发生的风险。

乳头括约肌预切开术是指通过对十二指肠乳头采取去顶术或开窗术的方法，人为建立通道以达到成功插入胆管的技术方法，这种技术多用于常规插管方法失败的患者，且有逆行内镜下治疗的计划（如结石取出术或支架植入术等）[4]。是否实施乳头括约肌预切开取决于 ERCP 的适应证、内镜医师的技术水平以及乳头的解剖轴向等。预切开的实施多采用针状刀或牵拉式切开刀来完成。

单纯针状刀预切开技术

单纯针状刀预切开　包括自下向上切开（自开口沿 11 点钟方向向顶部切开，视频 1，www. wiley. com/go/cotton/ercp）和自上而下切开（自乳头隆起部上 1/3 与下 2/3 交界处开始向乳头开口方向切开，视频 2，www. wiley. com/go/cotton/ercp）两种方式。大多数 ERCP 专家采取自下而上的方式，针状刀伸出 2～4 mm，沿着纵轴方向每次切开 1～2 mm，由浅入深逐层切开直至胆管开口。

自下而上切开方式：针状刀的头端先放置在乳头开口上方 11～12 点钟方向，轻轻贴近组织，沿 11～12 点钟方向向乳头隆起部切开，方向通过向上抬和向左轻度旋转动作来控制,目的是通过 1～3 个逐级切开过程完全切开乳头隆起的顶部,通过针状刀鞘分离切开边缘并注气注水反复检查切开深度,预切开的长度取决于胆管开口的位置,但不能超过乳头隆起上部边缘。胆管开口边缘可见到黄白色纵行的肌肉组织,切开胆管壁轻轻吸引,可见淡黄色胆汁流出。通过针状刀或牵拉式切开刀选择性将导丝头端插入胆管,从下部轻轻注入造影剂确定已插入胆管,避免误入夹层,后续再行标准乳头括约肌切开。

自上而下切开方式:针状刀的头端先放置在乳头隆起部上 1/3 与下 2/3 交界处,自 11 点钟切入,向 5 点钟方向切开,直至乳头开口处停止,也可在乳头隆起顶部行点状切开,(自顶部直接向下刺入合适的深度,视频 3,www. wiley. com/go/cotton/ercp),一般需要 2～3 个切开过程达到所需的切开深度,这种切开方式的优点是减少了过于向上切开导致穿孔和过于向下切开导致胰腺炎的风险。这种点状切开尤其适用于乳头口结石嵌顿或梗阻导致乳头鼓胀的患者。

乳头上方造瘘术　这种方法只适用于胆总管明显扩张且紧贴十二指肠壁的患者,以针状刀选择最短路径在胆总管十二指肠段开一个小口,开口点选在与胆管轴向垂直且据胆管开口目测 3～5 mm 的位置。当切开口可见到一滴胆汁流出,导丝探查进入胆道后,在胆管与十二指肠之间建立一瘘管。这种方法禁用于解剖结构改变的患者。

胰管放置支架基础上针状刀预切开　这种技术多在导丝反复进入胰管仍无法成功插管的患者,先胰管预防性放置塑料支架再行针状刀预切开。放置支架的目的是保护胰管开口、预防胰腺炎的发生[5],同时调整共同通道部位胆管的轴向以便导丝容易插入。胰管开口一般在 5 点钟位置,其为确定 11 点钟方向胆管开口位置提供参照。

少见预切开技术

牵拉式切开刀预切开技术　又叫乳头"顶式切开"技术,多选用"短鼻子"切开刀,将刀插入共同通道内,在无导丝引导的情况下沿胆管开口方向预切开[6]。

经胰管乳头预切开　切开刀的头端先插入胰管内,然后跨过胰管和胆管分隔组织向胆管方向切开[7]。也先预防性放置一根胰管支架防止术后胰腺炎的发生,当然有胰管狭窄的患者也可同时做胰管括约肌切开[8]。

内镜下乳头切除术　该技术被报道应用于少数其他方法插管失败的特定患者。

壁内切开技术　反复插管容易在乳头壁内形成假道,这时把切开刀头放置在假道内,慢慢由内向外将乳头顶部切开。

预切开技术的并发症

预切开的并发症主要是胰腺炎、穿孔、出血等,但对于这些并发症是预切开本身引起的还是因反复失败插管引起的一直有争论。一个前瞻性随机多中心研究提示早期实施预切开比晚期实施预切开胰腺炎的发生率明显降低[11]。另一荟萃分析显示不放置胰管支架的单纯预切开胰腺炎的风险增高,故建议预防性放置胰管支架[12]。

预切开技术的学习曲线

表8.1是三组研究涉及603例病例,主要针对预切开技术的学习曲线进行评估,其中2组研究结果提示预切开的成功率与学习时间有关,而另一组研究提示随着学习时间的延长,预切开的成功率由88%提高到98%。另外,其中2组研究结果显示并发症的发生率与学习时间长短缺少统计学意义,然而另一组研究则提示随着学习时间的延长,预切开的并发症的发生率由28%减少到7%[13-15]。

表8.1 乳头括约肌预切开学习曲线

作者	病例	最初成功率	最后成功率	并发症	学习曲线
Akaraviputh et al. [13]	200	88	82	2%～7%	Tech：No Complication：Yes
Robison et al. [14]	150	84	92	7%	No (after 200)
Harewood and Baron[15]	253	88	98	12%～14%	Tech：Yes Complication：No

憩室内乳头插管

憩室内乳头插管是具有挑战意义的手术(视频4,www. wiley. com/go/cotton/ercp)。壶腹部大多数通常位于憩室边缘,当然也可以位于憩室内任何部位。十二指肠镜及切开刀应对齐憩室内乳头隆起部,这需要通过左右旋转小旋钮或旋转镜身来实现。用切开刀轻轻剥开憩室内乳头周围的软组织暴露乳头,有时需要将切开刀重塑形或选用可旋转切开刀来调整插管方向。其他方法还包括将儿科活检钳靠在切开刀旁、憩室内注射生理盐水以及金属钛夹的应用以调整憩室内乳头开口的方向(图8.1a～c)。

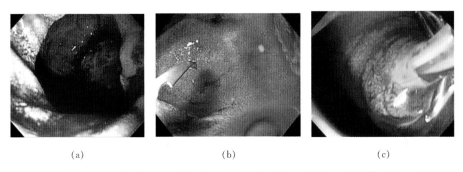

图 8.1　憩室内乳头。(a)乳头位于十二指肠憩室内深部。(b)以钛夹夹闭憩室周边黏膜,通过牵拉调整乳头位置。(c)通过调整来完成胆管插管、乳头切开及内镜下治疗。

外科术后解剖结构改变的患者插管

> **要点**
>
> ★ 常见的外科手术术式包括毕Ⅱ式胃切除术、Roux-en-Y 胃空肠吻合术(RYGJ)和 Roux-en-Y 胃旁路引流术(RYGB)。
>
> ★ 其困难之处不仅仅是插管困难,还包括内镜难以到达乳头部位。
>
> ★ 与正常乳头相比,这些手术后乳头的开口方向均相当旋转 180°。
>
> ★ 毕Ⅱ式胃切除术患者,既可选择前视镜也可选择十二指肠镜寻找乳头,而对于 RYGJ 或肝空肠吻合的患者,可选用儿科结肠镜或气囊辅助的小肠镜。
>
> ★ 对于伴有较长输入襻的 RYGB 患者,可选择腹腔镜辅助或胃造瘘术辅助 ERCP 的方法。

　　外科手术后解剖结构改变的患者行 ERCP 具有巨大挑战,首先是内镜到达乳头部位困难,其次是插管困难。一旦内镜到达乳头部位,其插管的成功率接近解剖结构正常的患者[16]。因为毕Ⅱ式术多用于治疗消化性溃疡,因而目前采取这种术式的病例越来越少,相反 RYGJ 常用于减肥目的,因而目前这种术式比较

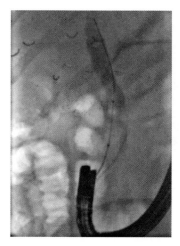

图 8.2 毕 Ⅱ 式术后患者 ERCP 造影。造影时十二指肠镜多形成"曲棍球杆"样结构。胰管插管后可放置胰管支架，胆管插管后可行柱状气囊扩张成形术及针状刀小切开术。

常见[17]。上述这些患者行 ERCP 的主要并发症是肠穿孔，多发生在内镜通过吻合口处或肠腔折角处。

寻找乳头

毕 Ⅱ 式术后：当输入襻较短时，通过十二指肠镜和胃镜大多数均可到达乳头部位。常规来说输入襻在小弯侧而输出襻在大弯侧。如果内镜在胃腔里结襻，通过压迫腹部、取仰卧位或者在内镜工作钳道内插入圈套器以增加镜身硬度这些方法都是有帮助的。如果最初十二指肠镜无法到达乳头部位，可以先用直视镜找到输入襻，再在输入襻入口以活检做标记，或者将硬导丝放入输入襻，然后由导丝引导十二指肠镜进入输入襻。一旦十二指肠镜到达乳头部位，X线下镜身呈曲棍球棒状(图 8.2)。

Roux-en-Y 术后：对于胆管插管来说十二指肠镜是有优势的，当然也可依据实际选用儿科结肠镜、肠镜或气囊辅助的小肠镜。对于 RYGJ 或 Roux-en-Y 肝空肠吻合术(RYHJ)的患者，要达到乳头部位或肝空肠吻合部位，十二指肠镜的长度不够，其操控性也比较差。对于胃肠造瘘吻合伴 Roux-en-Y 重建的患者，在 Roux 吻合处，Roux 支多被确定为近端肠腔，其特点是进入该肠腔要转锐利的角度。细心推拉镜身，有时需要调节小旋钮，具有极高的穿孔风险。X 线下可以看到，当内镜由 Roux 支靠近乳头时，其运动路径是由左腹到中腹再到右上腹(图 8.3)。X 线远离右上腹区提示可能没有经过 Roux 支。

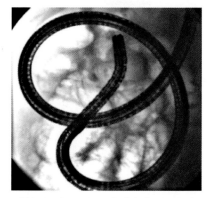

图 8.3 Roux-en-Y 术后患者 ERCP 造影。造影可见小儿肠镜呈多个圈状，其通过路径是自左下象限至腹中线至右上象限路径。

插管

由于接近乳头路径是逆向行驶的，所以更先接近主乳头，其位于副乳头的右侧，胆管及胰管轴向都是与正常相反的，胰胆管开口分别位于 11 点钟和 5 点钟的位置。

选用前视镜行胆管插管是有难度的,其成功率为70%～80%[16],如选用儿童肠镜或小肠镜则要准备较长的附件。对于毕Ⅱ式术的患者,可选用较直的专用切开刀或旋转刀进行插管。如需乳头切开,可选用针状刀进行括约肌切开(视频5,www.wiley.com/go/cotton/ercp)。也可采用针状刀预切开,但由于解剖结构改变、乳头轴向改变以及肠镜或小肠镜没有抬钳器,因此这种操作是比较困难的。目前最流行的方法是针状刀行小切开,再以柱状气囊扩张乳头,这种方法较乳头括约肌切开容易,且并发症较小[19]。

在胆管插管方面,RYGB患者与RYGJ和RYHJ患者的不同之处主要体现在两个方面:首先是Roux空肠空肠吻合的患者Roux襻及胆胰支较长,因此增加了到达乳头部位的难度。有关是否RYGB患者到达乳头部位的成功率较RYGJ和RYHJ患者低仍有争议;其次,对于RYGB患者,可经过未经改动的十二指肠通路到达乳头行胆管系统造影,但这种方法不适用于RYGJ和RYHJ患者。对于这种情况可以有两种选择,一种选择是通过外科或介入方式行胃造瘘术,3～4周瘘口成熟后进行扩张,再经瘘口进入内镜;另一个选择是腹腔镜辅助ERCP技术,在腹腔镜检查同时行胃造瘘术,进入十二指肠镜进行ERCP手术;后一种方法成功率可达90%～100%[12]。如果需要重复干预,采取在ERCP术后经瘘口留置引流管。但这种手术的并发症高达15%,主要是穿孔、漏和造瘘口感染。对这些解剖结果改变的患者实施ERCP技术难度是相当高的[20]。

联合方法

要点

★ 当ERCP失败时,可采用联合PTC和EUS引导穿刺的方法。

★ 如需要,PTC随时可变为经皮胆管引流。

★ EUS引导辅助方法可选择经肝及经十二指肠两种途径。

★ 如果导丝无法通过十二指肠乳头,则可选择EUS引导顺行胆管引流。

★ 经PTC和经EUS引导穿刺引流两种方法均有明显的并发症。

对于熟练的操作者,ERCP胆管插管失败只是少数病例,但对于这部分患者则需要采用联合方法。通过穿刺顺行插入导丝并通过十二指肠乳头，然后再通过十二指肠镜完成逆行胆管造影及治疗。联合治疗的前提是胆管系统必须是扩张的。

经皮穿刺的方法

传统方法是，在 EUS 或 X 线引导下经肝穿刺左右肝内胆管，抽吸见胆汁后造影，显示导丝路径图，然后借助 PTC 针将导丝越过乳头，继而完成 ERCP 手术。当前的方法是先放置内、外双引流管，数日后再行治疗性 ERCP 工作。在行 ERCP 部分操作时，通过引流管将导丝插入胆管并留置在十二指肠腔，以圈套器或活检钳夹住导丝头端，沿着活检孔道慢慢拉出，同时体外部分导丝慢慢向里输送，拔出 PTC 引流管留置导丝于工作钳道内。最常见的并发症是感染、胆漏和出血。对于有些内镜无法到达乳头部位的病例，可直接通过经皮方式进行放置金属支架或取石。如果需要临时引流，可循导丝放置猪尾引流管（经皮经肝引流，PTBD）。有些极少数病例，可借助外科放置的 T 管或胆囊切除时经胆囊管放置导丝来实现 ERCP 工作。

EUS 引导的方法

EUS 越来越多地用作为 PTC 胆管引流的替代疗法[21]。EUS 引导胆管引流最大的益处是留置导丝和 ERCP 引流可同时进行（图 8.4a～d）。当导丝无法通过乳头或内镜无法到达乳头部位时，EUS 还可实施顺行胆管引流（图 8.5a～c）。EUS 可提供多种胆管引流方法，如经左肝内胆管或经胆总管远端等。

根据穿刺部位可分三种引流方式。如果内镜能够到达乳头部位，采取对接技术引流，如果内镜无法到达乳头部位，则采取顺行放置支架或经腔内吻合术（如肝管胃吻合术或胆总管十二指肠吻合术）等。

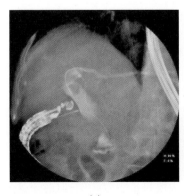 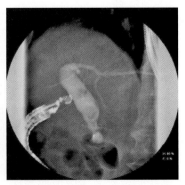

(a)　　　　　　　　　　　　　　　(b)

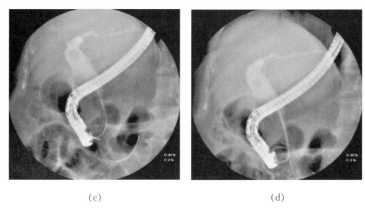

(c)　　　　　　　　　　　　(d)

图 8.4　EUS 引导对接术。(a)以 19G 穿刺针穿刺肝外胆管后,留置导丝并造影。(b)调整导丝方向越过乳头进入十二指肠。(c)更换十二指肠镜,通过活检钳或圈套器将导丝从工作钳道中拉出。(d)进一步完成 ERCP。

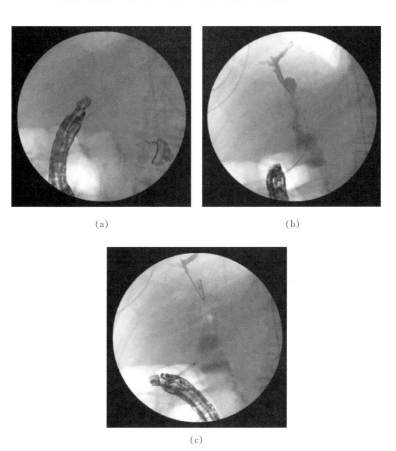

(a)　　　　　　　　　　　　(b)

(c)

图 8.5　胆总管十二指肠吻合术。(a)这种手术适用于胰头肿瘤导致胆总管远端狭窄患者,以 19G 穿刺针经十二指肠穿刺胆总管。(b)胆管造影。(c)扩张穿刺通道,放置全覆膜金属支架进行胆管引流。

EUS 引导的胆管引流术的操作流程

EUS 引导胆管引流术患者通常采取仰卧位或俯卧位，而不是侧卧位，因为这样胆管才能充分造影。在穿刺或扩张过程中可能会发生穿孔，因此采用二氧化碳替代空气是必要的。充分的麻醉处理是成功的关键。EUS 引导胆管引流是个多步骤过程；导丝越过狭窄段并插向乳头，需要将超声内镜更换为十二指肠肠镜，需要将导丝拉出工作钳道后再逆行胆管造影，最后才是介入治疗工作。操作者需要同时掌握 ERCP 和 EUS 两种技术，不会 ERCP 技术的操作者不能进行该项操作。

穿刺胆管树可通过经胃经左肝内胆管途径（视频 6，www. wiley. com/go/cotton/ercp），也可通过肝外胆管十二指肠段途径实施（视频 7，www. wiley. com/go/cotton/ercp），导丝顺行通过主乳头继而完成 ERCP 对接工作。EUS 引导胆管穿刺可选用囊肿切开刀系统装置，但常规多选用 19G 穿刺针，彩色多普勒可避开穿刺路径上的血管，抽吸到胆汁确定穿刺位置，注入造影剂充分显示胆管结构，然后将 0.089 cm(0.035 in)的导丝插入胆管内[如果选用的是 22G 穿刺针，则插入 0.046 cm(0.018 in)的导丝]。

经十二指肠引流　超声内镜在十二指肠部位穿刺胆管时，其穿刺及插入导丝方向均是朝向肝门部的，以坚硬的穿刺针操控导丝方向并朝向乳头方向是十分困难的。锋利的穿刺针边缘很容易将导丝的表皮刮破，为了避免这种情况，可选用一种特殊的 19G 穿刺针，其针芯是锋利的，而针头端是圆钝的。选用头端带拐角的亲水导丝，有利于力的传导和头端转向。如果这种方法也失败，可以将穿刺通道轻度扩张，然后插入 6 Fr 逐级扩张探条或小口径切开刀于胆管内，完成剩余操作步骤相对容易些。

经肝引流　超声内镜经胃穿刺左肝内胆管相对比较容易。然而，与经十二指肠穿刺相比，导丝必须经过更多更长的肝内及肝外胆管直至越出乳头。如果肝门部或近端肝内胆管狭窄，导丝通过是比较困难的。对于这类患者，可以先扩张穿刺点，然后循导丝插入扩张探条、切开刀或导丝引导针状刀来实现。目的是努力使导丝通过十二指肠乳头，经过自然生理腔道途径进行引流。值得注意的是，一旦经肝引流无法实现，发生胆漏的风险极高，进而扩张的肝内胆管的胆汁迅速沿穿刺通道流出，胆管扩张程度减小，操作时也模糊，很难再进行穿刺。如果导丝不能通过乳头或阻塞于近端肝内胆管狭窄处，可放置覆膜金属支架进行引流（视频 8 和视频 9，www. wiley. com/go/cotton/ercp）。

EUS 引导对接技术是优先选择的方法，因为它是经自然腔道引流，避免人为造成胆管胃十二指肠瘘。如选择后种方法,一定要将导丝留置在较好的位置后,才能进行扩张,放置支架。

操作相关并发症包括胆漏、腹膜炎、胆囊炎、胆管炎、胰腺炎、发热、肝破裂、肝包膜下血肿、覆膜支架移位以及导丝外皮破损等。应用 CO_2 可避免一些并发症,应用覆膜金属支架可避免胆漏[22]。

EUS 引导胆管引流术如何避免并发症

(1) 只有导丝放置在合适的理想位置时,才能建立胆管胃十二指肠瘘,避免以柱状气囊对窦道进行过度扩张。

(2) 胆管胃十二指肠瘘的建立优先选用扩张探条或小口径的柱状气囊来实现,如以电切建立应选小口径点切刀。

(3) 穿刺必须在超声内镜引导下进行,针状刀或切开刀必须在 X 线透视下进行,使针与导丝轴向一致,保证进入胆管内而不是周围软组织。在行肝管胃吻合或胆管十二指肠吻合时,采用全覆膜金属支架替代非覆膜金属支架或塑料支架避免胆漏或穿孔。但是,全覆膜金属支架也存在一些风险,如阻塞胆囊管而引起胆囊炎以及支架移位等,这种风向虽然小但确实存在。

(4) 使用全覆膜自膨式金属支架(FCSEMS)而非裸金属支架或塑料支架来进行十二指肠胆管吻合术或胃肝内胆管吻合术能减少胆漏和穿孔的风险。然而,尽管少但确有存在 FCSEMS 阻塞胆囊管引起胆囊炎和支架移位的风险。

EUS 引导胰管引流术

相同的技术可以用于胰管引流。EUS 引导经胃穿刺胰管,插入导丝并越出至十二指肠。这种手术适应证很少,并且有胰腺炎及胰漏的风险。

总结

经验丰富的内镜专家对大多数患者通过常规插管方法均可获得成功。一些困难的病例,针状刀技术和 EUS 引导对接技术是需要的。外科解剖结构改道的患者操作最难,在克服这些困难的同时也增加了巨大的手术风险。

◇ 参考文献 ◇

1 Cote GA, Mullady DK, Jonnalagadda SS, et al. Use of a pancreatic duct stent or guidewire facilitates bile duct access with low rates of precut sphincterotomy; a randomized clinical trial. Dig Dis Sci 2012;57(12):3271-3278.

2 Glomsaker T, Hoff G, Kvaløy JT, et al. Patterns and predictive factors after endoscopic retrograde cholangiopancreatography. Brit J Surg 2013;100(3):373 – 380.

3 Freeman ML, Nelson DB, Sherman S, et al. Complications of endoscopic biliary sphincterotomy. N Eng J Med 1996;335(13):909 – 918.

4 Palm J, Saarela A, Mäkelä J. Safety of Erlangen precut papillotomy: an analysis of 1044 consecutive ERCP examinations in a single institution. J Clin Gastroenterol 2007;41:528 – 533.

5 Tarnasky PR, Palesch YY, Cunningham JT, et al. Pancreatic stenting prevents pancreatitis after biliary sphincterotomy in patients with sphincter of Oddi dysfunction. Gastroenterology. 1998;115:1518 – 1524.

6 Binmoeller KF, Seifert H, Gerke H, et al. Papillary roof incision using the Erlangen-type precut papillotome to achieve selective bile duct cannulation. Gastrointest Endosc 1996;44:689 – 695.

7 Catalano MF, Linder JD, Geenen JE. Endoscopic transpancreatic papillary septotomy for inaccessible obstructed bile ducts: Comparison with standard precut papillotomy. Gastrointest Endosc 2004;60(4):557 – 561.

8 Katsinelos P, Gkagkalis S, Chatzimavroudis G, et al. Comparison of three types of precut technique to achieve common bile duct cannulation: a retrospective analysis of 274 cases. Dig Dis Sci 2012;57:3286 – 3292.

9 Misra SP, Dwivedi M. Intramural incision technique: a useful and safe procedure for obtaining ductal access during ERCP. Gastrointest Endosc 2008;67:629 – 633.

10 Farrell RJ, Khan MI, Noonan N, et al. Endoscopic papillectomy: a novel approach to difficult cannulation. Gut 1996;39:36 – 38.

11 Manes G, Di Giorgio P, Repici A, et al. An analysis of the factors associated with the development of complications in patients undergoing precut sphincterotomy: a prospective, controlled, randomized, multicenter study. Am J Gastroenterol 2009;104(10):2412 – 2417.

12 Singh P, Das A, Isenberg G, et al. Does prophylactic pancreatic stent placement reduce the risk of post-ERCP acute pancreatitis? A meta-analysis of controlled trials. Gastrointest Endosc 2004; 60:544 – 550.

13 Akaraviputh T, Lohsiriwat V, Swangsri J, et al. The learning curve for safety and success of precut sphincterotomy for therapeutic ERCP: a single endoscopist's experience. Endoscopy 2008; 40(6):513 – 516.

14 Robison LS, Varadarajulu S, Wilcox CM. Safety and success of precut biliary sphincterotomy: Is it linked to experience or expertise? World J Gastroenterol 2007;13:2183 – 2186.

15 Harewood GC, Baron TH. An assessment of the learning curve for precut biliary sphincterotomy. Am J Gastroenterol 2002;97:1708 – 1712.

16 Lin LF, Siauw CP, Ho KS, Tung JC. ERCP in post-Billroth II gastrectomy patients: emphasis on technique. Am J Gastroenterol 1999;94:144 – 148.

17 Lopes TL, Clements RH, Wilcox CM. Laparoscopy-assisted ERCP: experience of a high-volume bariatric surgery center (with video). Gastrointest Endosc 2009;70:1254 – 1259.

18 Kim GH, Kang DH, Song CS, et al. Endoscopic removal or bile-duct stones by using a rotatable papillotome and a large-balloon dilator in patients with a Billroth II gastrectomy (with video). Gastrointest Endosc 2008;67(7):1134 – 1138.

19 Maydeo A, Bhandari S. Balloon sphincteroplasty for removing difficult bile duct stones.

Endoscopy 2007;39:958 - 961.

20 ASGE Committee on Training. ERCP core curriculum. Gastrointest Endosc 2006;63:361 - 376.

21 Dhir V, Bhandari S, Bapat M, Maydeo A. Comparison or EUS-guided rendezvous and precut paplillotomy techniques for biliary access (with videos). Gastrointest Endosc 2012;75(2): 354 - 359.

22 Khashab MA, Valeshabad AK, Modayil R, et al. EUS-guided biliary drainage by using a standardized approach for malignant biliary obstruction: rendezvous versus direct transluminal techniques (with videos). Gastrointest Endosc 2013;78:734 - 741.

第9章

腔内治疗
Intraductal therapies

Mohan Ramchandani and D. Nageshwar Reddy

要点

★ 经口胆道镜和胰管镜可以通过三种方式获得,母子内镜系统、通过标准内镜的细光学导管或者括约肌切开术后超细内镜的直接插入。

★ 管道结构的直视系统改善了模糊结构病例的诊断精度,可显示胰管内乳头状黏液腺瘤改变的程度,可清晰地判断是否所有的结石碎片被全部清除。

★ 这些技术新的重要功能是关于治疗的,即靶向碎石、光动力疗法(PDT)、射频消融(RFA)和近距离放射治疗。

★ 这些方法在技术上具有挑战性,而且也存在潜在的严重危害。

介绍和背景

在过去 30 年中,内镜下逆行胰胆管造影术已经由诊断过程演变为治疗过程[1]。诊断性 ERCP 在很大程度上已被非侵入性技术,如 MRCP[2, 3]和超声内镜[4]所代替。

诊断性 ERCP 的主要缺憾不仅在于并发症的潜在风险,而且包括胆总管和胰管的不充分显影。在胆胰疾病患者中,即使经过深入评估,诊断依然是一个挑战,多达 50% 的患者依然诊断不明[5]。

近年来,经口胆道镜和经口胰管镜技术的进步已经使我们更清楚地看到胆道与胰管。随着经口胆胰管内镜的问世,胆道巨大结石和困难的胰管结石可以在直视下实施碎石。经口胆胰管内镜可提供光纤或电子图像。除了口腔途径，胆胰管内镜可以经皮或术中完成，譬如通过胆总管切开或胆囊管[6-8]。

与经口胆胰管内镜类似，其他 ERCP 引导的腔内疗法层出不穷，如 PDT、RFA 和近距离放射治疗的兴起。本章讨论的是腔内成像和胰胆管疾病治疗的一些进展(表 9.1)。

表 9.1　经口胆管镜设备

	光纤胆道镜	电子胆道镜	SpyGlass 直视系统	超细电子胃镜系统
操作人数	二	二	一	一
先端操控性	两向(上下)	两向(上下)	四向(上下、左右)	四向(上下、左右)
注水通道	无	无	独立	无
可更换镜头	否	否	是	否
重复使用	是	是	否	是
图像质量	中到好	优秀	一般	优秀
易碎性	是	是	否	否

设备与技术

母子经口胆胰管内镜

母子经口胆胰管内镜可通过单人操作系统或双人操作系统来完成。表 9.2 总结了当前可用的经口胆胰管内镜方法。

表 9.2　内镜介导的腔内诊断与治疗操作

诊　断	治　疗
胆胰管镜	胆道镜介导的
双人法	激光碎石术
单人法	液电碎石术
SpyGlass	光动力疗法
胆胰管镜	射频消融术
直接胆道镜	近距离放射治疗
基于探针的共聚焦激光显微内镜	
图像增强的胆道镜	

双人操作胆管镜也被称作母子胆道镜，胆道镜经十二指肠镜的活检通道(图9.1)，而后通过十二指肠乳头进行胆道或胰管结构的可视化操作。需要两位操作者分别操控十二指肠镜(母镜)和胆道镜(子镜)。初始原型胆道镜的图像质量较差，没有独立的活检或附件通道，亦无尖端偏转操控[9]。20世纪80年代发明了第二代胆道镜。该内镜的优势在于尖端偏转操控，具有工作通道，可用于活检或治疗过程。在20世纪90年代末发明了电子内镜，显著提高了其光学分辨。电子胆胰内镜在内镜的前端具有电荷耦合器件(CCD)[10-12]。当今的子镜已经具有图像增强处理能力，如窄带成像技术(NBI)[13, 14]，从而提高检测胆管黏膜异常血管的能力，这对于某些胆道恶性肿瘤的诊断非常重要。这些胆道镜目前尚处于原型状态，而尚未用于商业用途。

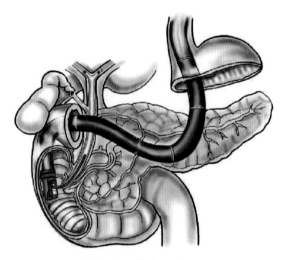

图9.1　母子胆道镜示意图。

小胆道镜拥有有效直径0.75 mm的工作通道，可通过0.064 cm(0.025 in)的导丝。大胆道镜的直径是3.1 mm和3.4 mm，具有1.2 mm的工作通道，这可以通过1.9~3 Fr的液电碎石术(EHL)纤维、0.089 cm(0.035 in)导丝和活检钳。这些胆道镜的优势是能够进行组织活检，可承担包括碎石在内的各种治疗过程。这些母子胆道镜的缺点是它只允许单一平面的头端偏转操作(向上向下)，大约90°，它没有一个单独的活检孔道。此外，还需要两个处理器以及光源、视频监视器、透视装置和注水泵。这些胆道镜均娇贵易碎，易被十二指肠镜的抬钳器损坏。

SpyGlass 直视系统

SpyGlass直视系统是新近经口胆胰管内镜领域的新成员。该系统的主要优点是先端可四向操控和具有独立的注水通道(表9.2)。SpyGlass 系统的这一个操控优势使得四象限活组织检查成为可能[15, 16]。SpyGlass 直视系统(Microvasive Endoscopy, Boston Scientific Corp., Natick, MA)的主要设备包括注水泵、光源、显示器和3 个一次性装置(图9.2):①光学探头(SpyGlass);②接入和传送导管(SpyScope);③活检钳(SpyBite)。

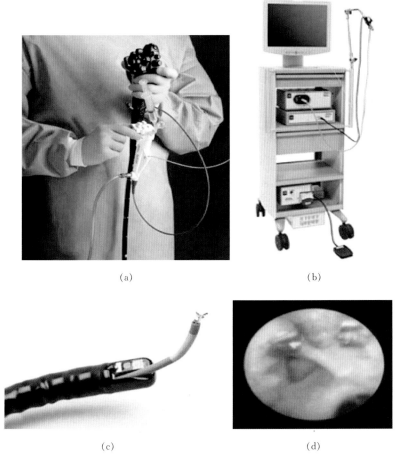

(a)　　　　　　　　　　(b)

(c)　　　　　　　　　　(d)

图9.2　(a)胆道镜连接于十二指肠镜的交换与传送导管。(b)包括一个泵、一个光源和一个显示器的全套设备。(c)在十二指肠镜远端胆道镜和活检钳。(d)胆道镜图像显示导管内活检。(资料来源: Boston Scientific Corp。转载已获许可。)

　　光学探头是一个6 000 像素的纤维光束,用来获取并传输内镜图像,并为胆道解剖提供光照和一个70°视角的视野。接入和传送导管为诊断和治疗设备进入胆道解剖提供通道,其直径为10 Fr。该四腔导管有一个可插入光学探头的光学通道、一个1.2 mm 的附件通道和两个独立注水通道。传送导管有两个手柄旋钮以控制导管的四方向操控。它可以连接到十二指肠镜手柄上以利于单人操作。活检钳是一个单一用途的设备，它通过接入和传送导管的活检通道。它的钳嘴打开可以咬取 4.1 mm 的组织，这在大多数病例中是足够的。该系统的缺点是它的图像质量一般，尚需改进。

图像增强的胆道镜

可视黏膜的图像增强可通过染色、自体荧光或窄带成像技术等方法进行实施。应用亚甲蓝染色液，恶性病变呈现不规则黏膜且有暗蓝染色，而良性病变的表现为表面光滑、染色均一，这样恶性病变即可与良性病变相鉴别[17, 18]。

超细内镜

常规用于经鼻内镜的超细内镜(5 mm)可直接穿越十二指肠乳头而用作胆道镜。这是一种胆胰管内镜的单人操作系统，其优点是图像质量更好、附件孔道更大、操控性能更优[19, 20]。NBI 的应用可以获得更佳的视野和胆道病变更经典的特征。据报道，直接胆胰管内镜应用自由插管技术，但这一操作的主要缺点是技术要求高，需要熟练的操作者在十二指肠和胆道间进行锐角操控。需要特殊附件以协助内镜插入胆道，这些附件包括硬质导丝、球囊导管或外套管。导丝易于操作，但其缺憾是可移位致使超细内镜的直接插入滑脱。胆道镜可应用球囊做如下固定。在 ERCP 和胆道括约肌切开术后，将超硬导丝置入胆道系统。超细内镜沿着导丝引导的 5 Fr 球囊导管进入，球囊导管然后进一步沿导丝进入肝内胆管，充气以锚定。超细内镜沿已锚定的球囊向前推进。Moon 等学者对球囊引导的直接胆胰内镜的易用性进行了研究[21]。对 11 例患者实施了导丝引导的胆胰管内镜，同时对 21 例患者实施了球囊引导的直接胆胰管内镜。导丝引导的胆胰管内镜的成功率是 45.5%，球囊引导的直接胆胰管内镜的成功率是95.2%。外套管辅助的胆道镜已被成功运用，有利于实施治疗性措施。在一个12 例患者的研究中，外套管辅助的直接胆道镜成功实施了 10 例(83.3%)。另一个 14 例患者的研究中，研究者应用球囊辅助技术，成功地在所有的患者中将超细内镜插入胆道[22, 23]。大量具有 2 mm 附件通道的超细内镜目前已经进入商业用途。

经口胰管镜

通过十二指肠镜的附件通道插入胰管镜或应用 SpyGlass 系统可以实施胰管镜检查。大口径胰管镜的优势在于其前端的可操控性，且有一工作通道以利于治疗过程。然而，它的实施需要胰管括约肌切开术，这样就有一个胰管机械性损伤的风险,因此仅适用于胰管扩张的患者。与之对应,超细胰管镜的直径<1 mm,可通过 ERCP 插管插入。此种内镜的优点在于它易于插入,而缺点是先端的缺乏操控所导致的视野局限和图像质量较低。具有 5 万像素 CCD 的电子胰管镜已被研发出来。该系统具有 2.1 mm 外径和 80°角的前视光学系统。它没有附件通道,但内镜的先端可双向移动[24]。

基于探针的激光共聚焦显微内镜

应用基于探针的激光共聚焦显微内镜可以对病变进行内镜下实时的组织学分析[25, 26]。基于探针的激光共聚焦显微内镜的理论基础是应用低能激光照亮组织,进而探测该组织反射的荧光。在 ERCP 过程中,腔内激光共聚焦显微内镜是通过一个特殊设计的探针来加以实施,其拥有 0.94 mm 的外径、325 μm 的视野、3.5 μm 的横向分辨率和组织表面下 30、40～70 μm 的光学探测厚度。基于探针的激光共聚焦显微内镜原理为探测组织的荧光,因此需要静脉和(或)局部应用造影剂。目前已经有不同的染料用作造影剂,如荧光素或甲酚紫。

基于探针的激光共聚焦显微内镜可以在胆道镜或 X 线透视引导下进行。探头可以插入标准的 ERCP 附件装置。在 X 线引导下,该探头不透光的头端有助于靶向定位目标区域。此探头能够轻松地通过胆道镜的工作通道(1.2 mm)。聚焦平面的光学穿透为检查者提供了深入的信息,而免除了胆汁或固体残留物的干扰。

诊断中的应用

经口胆胰内镜的主要优点是它能够对未知的胆道狭窄或充盈缺损直接进行内镜检查,并可以在内镜直视下对目标区域进行活检。最新的胆道镜具有使用 NBI 的额外优势,可进一步提高诊断能力。此外,经口胆胰内镜可以进一步有助于在外科切除术前描述出胆道或胰管恶性肿瘤的纵向分布,有助于检查肝移植后的胆道狭窄,有助于收集胆汁用于细胞学检查或细菌培养,有助于评估壶腹部腺瘤的管内浸润。

不明原因的胆道狭窄和充盈缺损

传统意义上,ERCP 是用于阻塞性黄疸及影像学提示胆道狭窄和肝内胆管扩张患者评估的初步检查。然而,胆树图像仅有提示价值,不能诊断疾病。无法鉴别良性和恶性狭窄是影像学研究的主要缺陷。ERCP 过程中胆道内细胞刷检是组织采集最常用的方法。在大多数研究中刷检细胞的诊断率较低,范围从

18%～60%不等。这些肿瘤的细胞数少和结缔组织增生性反应使得诊断的敏感度降低。细胞刷设计和狭窄扩张操作上的改进并没有显示出显著提高诊断率[27-30]。

胆道镜已被证明能增加不明原因性狭窄患者的诊断率。据报道各种与恶性肿瘤相关的胆道镜征象包括肿瘤血管迂曲扩张[31, 32]、胆管内结节或肿块、浸润性或溃疡性狭窄、乳头状或绒毛状黏膜突起。良性病变的特征包括黏膜光滑、无新生血管，或均质颗粒黏膜、未见肿块。然而这些研究结果和确切诊断之间的直接相关性并不完美。

在 Fukuda 等人的一项研究中[33]，除 ERCP 之外，还应用经口胆道镜对胆道狭窄或充盈缺损进行评估。随着胆道镜的额外应用，诊断的准确率从78%提高到93%，敏感度从58%提高到100%。

一项研究 SpyGlass 胆道镜的国际多中心临床试验纳入了 297 例各种胆道疾病患者[34]。据报道总体成功率达89%，SpyGlass 胆道镜可视系统诊断恶性肿瘤的敏感性达到88%。

Ramchandani 等[35]报道了 36 例不明原因性胆道狭窄或充盈缺损患者采用 SpyGlass 胆道镜检查的结果。SpyGlass 胆道镜可视系统鉴别出恶性病变的总体准确性为89%。对于 ERCP 下刷检或活检结果模糊的病变，SpyBite 活检鉴别出恶性病变的准确性为82%。

图像增强的胆道镜可以为鉴别良恶性狭窄提供帮助，尤其是使用染色或 NBI 可提高血管的可视化、提高恶性病变的近端边缘和远端边缘的边界区分能力。

应用基于探针的激光共聚焦显微内镜能够对不明原因的狭窄或病变的评估提供有用的信息。在 Meining 等人的一项研究[25]中，胆管狭窄的患者分别应用基于探针的激光共聚焦显微内镜检查和胆道镜检查。结果报告提示，不规则的、扩张的或新生血管的存在是恶性肿瘤的最佳预测指标，准确率为86%，敏感性为83%，特异性为88%。在一个多中心试验中，共有 102 例不明原因性胰胆管狭窄的患者纳入研究，分别实施 ERCP 和基于探针的激光共聚焦显微内镜。在这项研究中，作者认为，在预测恶性肿瘤时，两个或两个以上的基于探针的激光共聚焦显微内镜图像标准比一个图像标准拥有更好的敏感性和特异性。肿瘤的成像特征包括厚白带（>20 μm），或厚暗带（>40 μm），或暗团块，或上皮结构。其预测恶性肿瘤的敏感性和特异性分别为97%和33%[26]。

乳头内黏液瘤的范围

类似于胆道病变，对于不明原因的狭窄或充盈缺损，胰管镜的直视检查有助于鉴别胰管内的良、恶性病变。大多数胰管镜检查用于导管内乳头状黏液性肿瘤（IPMN）患者[36, 39]。据报道，无论有无经口胰管镜的活检，经口胰管镜对于恶性 IPMN 的敏感性为 50%～68%，特异性为 87%～100%。主胰管 IPMN 的诊断精度要优于旁支胰管 IPMN。IPMN 的胰管镜表现包括乳头状瘤的"鱼蛋"样外观、颗粒黏膜或黏蛋白。胰管镜检查也有助于鉴别 X 线下的充盈缺损，检查一下是主胰管结石还是 IPMN，并可进行组织学活检。经口胰管镜也有助于精准判断 IPMN 的范围和界定手术的区域。

遗漏结石的探查

ERCP 过程中，许多小结石可能被遗漏，这些石头可能"淹没"在过量的造影剂中。在一项研究中，ERCP 后的胆道镜检测发现了 22% 的患者遗漏了胆管结石[40]。胆道镜对于机械或液电碎石、胆管内大量积气的患者特别有用[41]。

治疗中的应用

胆道镜治疗的主要适应证是困难胆管结石腔内碎石术的实施。经口胆胰管镜的其他适应证包括选择性导丝置入[42, 43]、不明原因的胆道出血、评估胆道腔内消融治疗[44]、肝移植术后胆道狭窄[45]的管理和移位支架[46]回收。

胆道结石体内碎石术

高达 5%～10% 的胆管结石不能通过常规 ERCP、机械碎石术取出[47, 48]。结石嵌顿、巨大结石（≥25 mm）以及胆管狭窄上方的结石很难通过常规方法成功取出。当这些措施失败时，可能需要考虑手术和替代碎石技术，如液电或激光碎石术。

胆道镜的一个重要优势是直接观察和治疗胆管巨大结石。在复杂的胆总管结石，胆道镜极有价值，尤其是在引导液电碎石（EHL）探头或激光光纤定位于结石表面。与 X 线透视定位 EHL 探头相比，胆道镜直视有助于避免 EHL 探头引起的损伤。胆道镜引导的这些方法可以使胆总管结石移除成功率从 71% 上升到 100%[49, 50]。

液电碎石术

液电碎石术使用一个双极性的碎石探头，在水性介质中探头尖端的两个电极之间产生高压电火花。这种火花会导致水的膨胀，并产生液压压力波。液压波的能量被结石吸收，导致结石碎裂。设置为 2 000 V 输出的液电冲击波发生器（Lithotron EL-27；Olympus Medical Systems Co., Tokyo, Japan）可以用来产生高频冲击波（强度高达 500 mJ）。探头（4.5 Fr）可以通过母子胆道镜的钳道，并与鼻胆管盐水冲洗协同应用。EHL 探头也可以通过 Spyscope 附件孔道,同时用于胆道液体和结石碎屑的冲洗和抽吸。

液电碎石术在胆道镜引导下(图 9.3)可以精确地瞄准结石,避免胆管损伤和穿孔。探头伸出胆道镜头端 5 mm 以上,距离目标结石 1～2 mm。如果无胆道镜可用,可以用球囊导管代替。EHL 探头通过改良的球囊导管腔在 X 线引导下置于结石的下方。传递的冲击波使结石碎裂。因为球囊导管引导的液电碎石术产生并发症的风险比较高,所以它应仅在常规胆道镜不可用的情况下使用。据一项评价胆道镜作用的研究报道,胆道镜引导的液电碎石术拥有 96％的结石碎裂率,且结石的最终清除率达到 90％[51]。

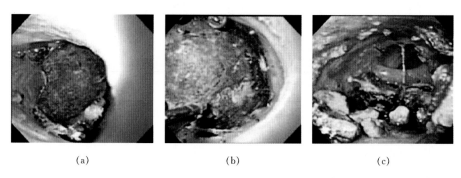

(a)   (b)   (c)

图 9.3 胆道镜直视引导下液电碎石术。(a)胆总管巨大结石。(b)液电碎石探头碎石进行中。(c)完全碎
　　　裂的结石。

激光碎石术

钬(YAG)激光和双频双脉冲钬［YAG(FREDDY)］激光是两种常用于粉碎胆管结石的激光[49, 50, 52]。在钬激光技术(Medilas H20；Dornier Medtech, Munich, Germany)中,其能量通过一个直径为 365 μm 的纤维传递,能量水平在 800～1 500 mJ 之间,频率在 8～15 Hz。一个绿色的瞄准光束用于对准结石,通过胆道镜或 X 线来确定位置。小于 5 秒的激光脉冲束在持续生理盐水灌注下得以传送。

钬激光能量被水迅速吸收,形成一个对邻近组织影响最小的汽化泡。这些特性导致最小邻近组织损伤。然而,应避免直接接触组织并应使用足够的生理盐水冲洗,以防止邻近软组织的热效应。激光纤维尖端与结石之间的距离是最重要的,以实现最大的碎石效果[52]。此距离应为 1～2 mm,以达到最大的碎石效果(图 9.4)。

FREDDY 激光系统采用的激光的波长为 532 nm(20％)和 1 064 nm(80％)。绿光激发结石表面的液化,而红外激光能量推进液化表面形成迅速崩溃的泡沫,

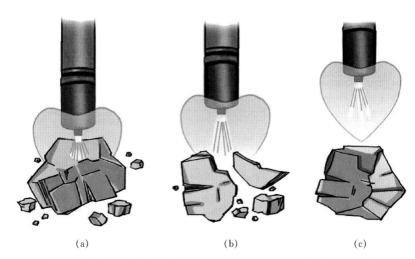

(a)   (b)   (c)

图 9.4　激光碎石的示意图。探头与探头之间的距离对于结石的碎裂非常重要。(a)如果距离
　　　　小于 1 mm，则出现无碎裂的钻井效果。(b)最佳距离为 1～2 mm，以达到最佳碎石效
　　　　应。(c)超过 2 mm 的碎石效应丢失。

产生强烈的冲击波使结石碎裂。FREDDY 激光仅有微弱损伤或者没有导管损
伤，并可通过取石球囊的导丝孔实施。

困难胰管结石的腔内碎石术

对于困难的胰管结石，经口胰管镜引导碎石术用于结石的碎裂与取出。据
报道，胰管镜引导的液电/激光碎石术已经取得 74％的临床成功率和 69％的胰
管结石清除率[53]。在一项研究中[54]，经口胰管镜引导的激光碎石术成功取得
100％的胰管结石清除率。嵌顿的结石或位于远端胰管狭窄上方的结石是难以
去除的。胰管镜引导的液电碎石术通常需要狭窄的扩张和胰管括约肌切开术。

胆道恶性狭窄的光动力疗法

光动力疗法(PDT)是一种很有前途的新疗法，已显示出改善胆管癌患者生
存率的作用。在这一过程中，最初的光敏剂作为一种吸光剂是静脉给药的。这
种光敏剂被肿瘤组织选择性地吸收。48 小时后，用激光照射肿瘤激活光敏剂。
自由基中间体形成，进而与氧反应生成多种活性氧自由基，导致肿瘤坏死。光动
力疗法也破坏肿瘤血管和刺激对肿瘤细胞的免疫反应。

PDT 可通过 ERCP 或采用经皮途径加以实施。经过胆道支架初步减压及
病理诊断之后，对胆道恶性狭窄患者给予Ⅳ型光敏剂。48 小时后进行光敏化重
复 ERCP 及移除支架。使用激光石英光纤进行胆管内激活。应用波长 630 nm

与光剂量 180 J/cm² 的激光肿瘤照射 10～12 分钟。给所有患者输氧以优化 PDT 的疗效。

一项多中心随机对照试验对胆管癌根治患者比较支架基础上重复进行 PDT 术(平均 2.4 次)与单纯支架置入术的效果[55]。结果显示，与单纯支架组相比，PDT 组具有显著的生存优势(493 天 *vs.* 93 天，$P < 0.000\ 1$)。监管委员会及时中止了试验，因为 PDT 组具有明显的生存优势。31 例非随机晚期疾病患者后来接受了支架置入术与 PDT，显示中位生存时间为 426 天。

胆道恶性狭窄和良性增生的射频消融术

光动力治疗的缺点是成本高以及阳光暴露后潜在的光毒性。射频消融术 (RFA)已用于肝脏、直肠和食管肿瘤的消融。利用热能使得周围组织产生凝固性坏死。胆道内射频消融(图 9.5)最近被用来减少肿瘤生长和良性上皮增生。

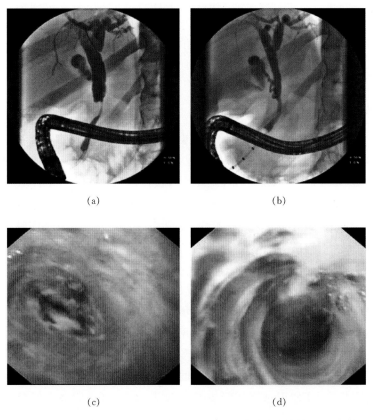

(a)　　　　　　　　　(b)

(c)　　　　　　　　　(d)

图 9.5　胆管癌的内镜下射频消融(RFA)。(a 和 c)RFA 前的胆管显影和胆道镜图像。(b)RFA 后造影图片显示狭窄扩开。(d)RFA 术后胆道镜图片展示的消融区。

实现这一作用的是一种具有双极探头、直径 8 Fr 的新型导管——Habibendohpb导管(Emcision,伦敦,英国)。它有 1.8 m 长,适合标准十二指肠镜(3.2 mm 的工作孔道),并可穿行 0.089 cm(0.035 in)的导丝[56]。导管末端有两个环形电极,可产生超过 2.5 cm 长的局部凝固性坏死。手术是在全身麻醉下进行,使用标准的十二指肠镜到达乳头。在括约肌切开术和狭窄长度评估后,环形电极准确地放置在狭窄部位,并使用射频发生器传递能量(1500 RF 发生器;RITA Medical Systems Inc, Fremont, CA)。射频发生器的当前设置为 400 kHz、7～10 W 2 分钟,间隔 1 分钟后才移动导管。如果狭窄长度较长,RFA 可以顺序应用,消融区域不可有显著的重叠。

　　在最近发表的一项研究[57]中,共有 58 例患者进行了 84 次射频消融术。主要的适应证为肝门部胆管癌(77%),技术成功率为 100%。最后一次射频消融术后支架通畅期为 170 天,自首次 RFA 治疗时间计算中位生存期为 10.6 个月,自初次诊断时间计算中位生存期为 17.9 个月。不良事件(AE)包括胆管炎、胆道出血和胆道脓毒症,但仅见于极少数患者。

　　胆道内 RFA 的文献极少,然而,胆道内 RFA 似乎在技术上是可行的,可成为姑息性治疗恶性胆道梗阻的安全的治疗性方案。为了进一步量化这一富有前景的新技术的有效性,开展前瞻性随机对照试验是十分必要的。

胆管恶性狭窄的放射治疗

　　局部放疗可以近距离放疗[58,59]的形式存在,其中涉及放射源的胆管内放置术。胆管内近距离放疗的送递,既可经内镜通过鼻胆管路径,也可以通过肝穿刺路径。6 Fr 放射治疗导管(Lumencath®, Nucletron, an Elekta company, Elekta AB, Stockholm, Sweden)在 X 线透视下可通过经皮经肝胆道穿刺引流法或鼻胆管置入。

　　铱- 192 提高胆管癌患者的支架通畅率和生存率已得到评估。放疗以计算好的剂量应用于狭窄段。低剂量照射的操作流程包括 30～45 Gy(3 000～4 500 rad)应用 24～60 小时以上。在某些情况下可以同时使用放射增敏化疗药物,如以5 -氟尿嘧啶(5 - FU)。放疗后放置胆道支架以保证足够的胆管引流是很重要的。本疗法相关的并发症包括胆管炎、十二指肠溃疡、胆肠内瘘和胆道出血。

胆道镜并发症

　　胆道镜通常是安全的,然而,在括约肌切开术后可发生并发症,如出血、穿孔等。胰腺炎是一种罕见的并发症,但据报道在括约肌未充分切开的情况下应用大直径胆道镜时会发生。胆道感染是一个重要的问题,尤其是在处理原发性硬化性胆管炎患者或复杂性狭窄患者或结石患者。回顾性研究[60]提示经口胆胰管镜引发的并发症超过单独 ERCP 并发症的 2 倍。经口胆胰管镜与显著的胆管炎高发率有关，其可能的原因在于该过程中需要持续的生理盐水灌注。体内碎石术的患者已有胆道出血的报道。因有致命性空气栓塞的报道，所以推荐谨慎使用 CO_2 注气。

结论

经口胆胰管镜是 ERCP 过程中的一个重要的附加方法。经口胆胰管镜有助于胆管和胰管疾病的直接可视化、组织获取和治疗。不幸的是，因购买和维护所涉及的成本问题，这项技术局限于先进的医疗中心使用。然而，最近电子图像芯片技术的进步、基于导管的胆胰管镜的发明和超细胃镜的发展重新点燃了内镜医师常规操作经口胆胰管镜的希望之火。

目前，经口胆胰管镜最常见的适应证是胆道结石、不明原因胆道狭窄的评价和 IPMN。临床有四维操控、注水和更佳图像质量的精细内镜出现的迫切需求。更新的腔内治疗措施，包括光动力疗法和射频消融疗法，正在日益涌现。在这些疗法常规应用前需要开展大型多中心随机试验。

◇ 参考文献 ◇

1 Devereaux CE, Binmoeller KF. Endoscopic retrograde cholangiopancreatography in the next millennium. Gastrointest Endosc Clin North Am 2000 Jan; 10(1):117 - 133.

2 MacEneaney P, Mitchell MT, McDermott R. Update on magnetic resonance cholangiopancreatography. Gastroenterol Clin North Am 2002;31:731 - 746.

3 Tripathi RP, Batra A, Kaushik S. Magnetic resonance cholangiopancreatography: evaluation in 150 patients. Indian J Gastroenterol 2002;21:105 - 109.

4 Rosch T, Hofrichter K, Frimberger E, et al. ERCP or EUS for tissue diagnosis of biliary strictures? A prospective comparative study. Gastrointest Endosc 2004;60:390 - 396.

5 Nguyen NQ, Binmoeller KF, Shah JN. Cholangioscopy and pancreatoscopy (with videos). Gastrointest Endosc 2009 Dec;70(6):1200 - 1210.

6 Takada T, Suzuki S, Nakamura K, et al. Percutaneous transhepatic cholangioscopy as a new approach to the diagnosis of biliary disease. Gastroenterol Endosc 1974;16:106 - 111.

7 Nakajima M, Akasaka Y, Fukumoto K, Mitsuyoshi Y, Kawai K. Peroral cholangiopancreatosocopy (PCPS) under duodenoscopic guidance. Am J Gastroenterol 1976 Sep; 66(3):241 - 247.

8 Rosch W, Koch H, Demling L. Peroral cholangioscopy. Endoscopy 1976;8:172 - 175.

9 Nakajima M, Mukai H, Kawai K. Peroral cholangioscopy and pancreatoscopy. In: Sivak MV,

editor. Gastrointestinal Endoscopy. 2nd ed. Philadelphia: WB Saunders, 2000:1055 – 1068.

10 Kodama T, Imamura Y, Sato H, *et al.* Feasibility study using a new small electronic pancreatoscope: description of findings in chronic pancreatitis. Endoscopy 2003; 35 (4): 305 – 310.

11 Kodama T, Koshitani T, Sato H, *et al.* Electronic pancreatoscopy for the diagnosis of pancreatic diseases. Am J Gastroenterol 2002;97(3):617 – 622.

12 Kodama T, Tatsumi Y, Sato H, *et al.* Initial experience with a new peroral electronic pancre-atoscope with an accessory channel. Gastrointest Endosc 2004;59(7):895 – 900.

13 Itoi T, Neuhaus H, Chen YK. Diagnostic value of image-enhanced video cholangiopancre-atoscopy. Gastrointest Endosc Clin North Am 2009 Oct; 19(4):557 – 566.

14 Itoi T, Sofuni A, Itokawa F, *et al.* Peroral cholangioscopic diagnosis of biliary-tract diseases by using narrow-band imaging (with videos). Gastrointest Endosc 2007 Oct; 66(4):730 – 736.

15 Chen YK. Preclinical characterization of the SpyGlass peroral cholangiopancreatoscopy system for direct access, visualization, and biopsy. Gastrointest Endosc 2007 Feb; 65(2):303 – 311.

16 Chen YK, Pleskow DK. SpyGlass single-operator peroral cholangiopancreatoscopy system for the diagnosis and therapy of bile-duct disorders: a clinical feasibility study (with video). Gastrointest Endosc 2007 May;65(6):832 – 841.

17 Hoffman A, Kiesslich R, Bittinger F, Galle PR, Neurath MF. Methylene blue-aided cholangioscopy in patients with biliary strictures: feasibility and outcome analysis. Endoscopy. 2008 Jul; 40(7):563 – 571.

18 Hoffman A, Kiesslich R, Moench C, *et al.* Methylene blue-aided cholangioscopy unravels the endoscopic features of ischemic-type biliary lesions after liver transplantation. Gastrointest Endosc 2007 Nov;66(5):1052 – 1058.

19 Larghi A, Waxman I. Endoscopic direct cholangioscopy by using an ultra-slim upper endoscope: a feasibility study. Gastrointest Endosc 2006;63:853 – 857.

20 Waxman I, Chennat J, Konda V. Peroral direct cholangioscopic-guided selective intrahepatic duct stent placement with an ultraslim endoscope. Gastrointest Endosc 2010;71(4):875 – 878.

21 Moon JH, Ko BM, Choi HJ, *et al.* Intraductal balloon-guided direct peroral cholangioscopy with an ultraslim upper endoscope (with videos). Gastrointest Endosc 2009;70(2):297 – 302.

22 Choi HJ, Moon JH, Ko BM, *et al.* Overtube-balloon-assisted direct peroral cholangioscopy by using an ultra-slim upper endoscope (with videos). Gastrointest Endosc 2009;69(4):935 – 940.

23 Tsou YK, Lin CH, Tang JH, Liu NJ, Cheng CL. Direct peroral cholangioscopy using an ultraslim endoscope and overtube balloon-assisted technique: a case series. Endoscopy 2010;42: 681 – 683.

24 Tajiri, H, Kobayashi, M, Niwa, H, Furui S. Clinical application of an ultra-thin pancreato-scope using a sequential video converter. *Gastrointest Endosc* 1993;39:371 – 374.

25 Meining A, Frimberger E, Becker V, *et al.* Detection of cholangiocarcinoma in vivo using miniprobe-based confocal fluorescence microscopy. Clin Gastroenterol Hepatol 2008 Sep; 6(9): 1057 – 1060.

26 Meining A, Shah RJ, Slivka A, *et al.* Classification of probe-based confocal laser endomicroscopy findings in pancreaticobiliary strictures. Endoscopy 2012 Mar; 44(3):251 – 257.

27 Glasbrenner B, Ardan M, Boeck W, *et al*. Prospective evaluation of brush cytology of biliary strictures during endoscopic retrograde cholangiopancreatography. Endoscopy 1999 Nov; 31(9): 712 - 717.

28 Fogel EL, deBellis M, McHenry L, *et al*. Effectiveness of a new long cytology brush in the evaluation of malignant biliary obstruction: a prospective study. Gastrointest Endosc 2006 Jan; 63(1):71 - 77.

29 Ornellas LC, Santos Gda C, Nakao FS, Ferrari AP. Comparison between endoscopic brush cytology performed before and after biliary stricture dilation for cancer detection. Arq Gastroenterol 2006 Jan-Mar; 43(1):20 - 23.

30 Parsi MA, Li A, Li CP, Goggins M. DNA methylation alterations in endoscopic retrograde cholangiopancreatography brush samples of patients with suspected pancreaticobiliary disease. Clin Gastroenterol Hepatol 2008 Nov;6(11):1270 - 1278.

31 Seo DW, Lee SK, Yoo KS, Kang GH, Kim MH. Cholangioscopic findings in bile duct tumors. Gastrointest Endosc 2000 Nov; 52(5):630 - 634.

32 Kim HJ, Kim MH, Lee SK, *et al*. Tumor vessel: a valuable cholangioscopic clue of malignant biliary stricture. Gastrointest Endosc 2000 Nov; 52(5):635 - 638.

33 Fukuda Y, Tsuyuguchi T, Sakai Y, Tsuchiya S, Saisyo H. Diagnostic utility of peroral cholangioscopy for various bile-duct lesions. Gastrointest Endosc 2005 Sep; 62(3):374 - 382.

34 Chen YK, Parsi MA, Binmoeller KF, *et al*. Peroral cholangioscopy (POC) using a disposable steerable single operator catheter for biliary stone therapy and assessment of indeterminate strictures — A multicenter experience using SpyGlass. Gastrointest Endosc 2009; AB264 - 265.

35 Ramchandani M, Reddy DN, Gupta R, *et al*. Role of single-operator peroral cholangioscopy in the diagnosis of indeterminate biliary lesions: a single-center, prospective study. Gastrointest Endosc 2011 Sep; 74(3):511 - 519.

36 Yelamali A, Mansard MJ, Dama R, *et al*. Intraoperative pancreatoscopy with narrow band imaging: a novel method for assessment of resection margins in case of intraductal papillary mucinous neoplasm. Surg Endosc 2012 Dec; 26(12):3682 - 3685.

37 Miura T, Igarashi Y, Okano N, Miki K, Okubo Y. Endoscopic diagnosis of intraductal papillary-mucinous neoplasm of the pancreas by means of peroral pancreatoscopy using a small-diameter videoscope and narrow-band imaging. Dig Endosc 2010 Apr; 22(2):119 - 123.

38 Itoi T, Sofuni A, Itokawa F, *et al*. Initial experience of peroral pancreatoscopy combined with narrow-band imaging in the diagnosis of intraductal papillary mucinous neoplasms of the pancreas (with videos). Gastrointest Endosc 2007 Oct; 66(4):793 - 797.

39 Yamaguchi T, Shirai Y, Ishihara T, *et al*. Pancreatic juice cytology in the diagnosis of intraductal papillary mucinous neoplasm of the pancreas: significance of sampling by peroral pancreatoscopy. Cancer 2005 Dec 15;104(12):2830 - 2836.

40 Huang SW, Lin CH, Lee MS, Tsou YK, Sung KF. Residual common bile duct stones on direct peroral cholangioscopy using ultraslim endoscope. World J Gastroenterol 2013 Aug 14;19(30): 4966 - 4972.

41 Itoi T, Sofuni A, Itokawa F, *et al*. Evaluation of residual bile duct stones by peroral cholangioscopy in comparison with balloon-cholangiography. Dig Endosc 2010 Jul; 22 Suppl 1: S85 - 89.

42 Parsi MA. Peroral cholangioscopy-assisted guidewire placement for removal of impacted stones in

the cystic duct remnant. World J Gastrointest Surg 2009;1;59 – 61.

43　Hayashi S, Baba Y, Ueno K, Nakajo M. Small arteriovenous malformation of the common bile duct causing hemobilia in a patient with hereditary hemorrhagic telangiectasia. Cardiovasc Intervent Radiol 2008 Jul;31 Suppl 2;S131 – 134.

44　Monga A, Gupta R, Ramchandani M, et al. Endoscopic radiofrequency ablation of cholangiocarcinoma; new palliative treatment modality (with videos). Gastrointest Endosc 2011 Oct;74(4);935 – 937.

45　Parsi MA, Guardino J, Vargo JJ. Peroral cholangioscopy-guided stricture therapy in living donor liver transplantation. Liver Transpl 2009;15;263 – 265.

46　Maydeo A, Kwek A, Bhandari S, Bapat M, Mathew P. SpyGlass pancreatoscopy-guided cannulation and retrieval of a deeply migrated pancreatic duct stent. Endoscopy 2011;43 Suppl 2 UCTN;E137 – 138.

47　Van Dam J, Sivak MV Jr. Mechanical lithotripsy of large common bile duct stones. Cleve Clin J Med 1993;60(1);38 – 42.

48　Tandan M, Reddy DN, Santosh D, et al. Extracorporeal shock wave lithotripsy of large difficult common bile duct stones; efficacy and analysis of factors that favor stone fragmentation. J Gastroenterol Hepatol 2009 Aug; 24(8);1370 – 1374.

49　Neuhaus H, Hoffmann W, Zillinger C, Classen M. Laser lithotripsy of difficult bile duct stones under direct visual control. Gut 1993 Mar; 34(3);415 – 421.

50　Jakobs R, Pereira-Lima JC, Schuch AW, et al. Endoscopic laser lithotripsy for complicated bile duct stones; is cholangioscopic guidance necessary? Arq Gastroenterol 2007 Apr-Jun; 44(2); 137 – 140.

51　Arya N, Nelles SE, Haber GB, Kim YI, Kortan PK. Electrohydraulic lithotripsy in 111 patients; a safe and effective therapy for difficult bile duct stones. Am J Gastroenterol 2004 Dec; 99(12);2330 – 2334.

52　Patel SN, Rosenkranz L, Hooks B, et al. Holmium-yttrium aluminum garnet laser lithotripsy in the treatment of biliary calculi using single-operator cholangioscopy; a multicenter experience (with video). Gastrointest Endosc 2014 Feb; 79(2);344 – 348.

53　Alatawi A, Leblanc S, Vienne A, et al. Pancreatoscopy-guided intracorporeal laser lithotripsy for difficult pancreatic duct stones; a case series with prospective follow-up (with video). Gastrointest Endosc 2013 Jul; 78(1);179 – 183.

54　Maydeo A, Kwek BE, Bhandari S, Bapat M, Dhir V. Single-operator cholangioscopy-guided laser lithotripsy in patients with difficult biliary and pancreatic ductal stones (with videos). Gastrointest Endosc 2011 Dec; 74(6);1308 – 1314.

55　Ortner ME, Caca K, Berr F, et al. Successful photodynamic therapy for nonresectable cholangiocarcinoma; a randomized prospective study. Gastroenterology 2003 Nov; 125(5); 1355 – 1363.

56　Steel AW, Postgate AJ, Khorsandi S, et al. Endoscopically applied radiofrequency ablation appears to be safe in the treatment of malignant biliary obstruction. Gastrointest Endosc. 2011 Jan; 73(1);149 – 153.

57　Dolak W, Schreiber F, Schwaighofer H, et al. Endoscopic radiofrequency ablation for malignant biliary obstruction; a nationwide retrospective study of 84 consecutive applications. Surg Endosc 2014 Mar; 28(3);854 – 860.

58　Deodato F, Clemente G, Mattiucci GC, *et al*. Chemoradiation and brachytherapy in biliary tract carcinoma: long-term results. Int J Radiat Oncol Biol Phys 2006;64:483 – 488.

59　Shin HS, Seong J, Kim WC, *et al*. Combination of external beam irradiation and high-doserate intraluminal brachytherapy for inoperable carcinoma of the extrahepatic bile ducts. Int J Radiat Oncol Biol Phys 2003;57:105 – 112.

60　Sethi A, Chen YK, Austin GL, *et al*. ERCP with cholangiopancreatoscopy may be associated with higher rates of complications than ERCP alone: a single-center experience. Gastrointest Endosc 2011 Feb; 73(2):251 – 256.

第10章

肝胰壶腹括约肌(Oddi 括约肌)测压术
Sphincter of Oddi Manometry

Evan L. Fogel & Stuart Sherman

要点

★ Oddi 括约肌测压术(Sphincter of Oddi manometry, SOM)用来评价疑诊胰胆管来源或特发性胰腺炎所致的、存在功能异常的腹痛。

★ 实施 SOM 需要基本 ERCP 技术,在无选择性胰胆管插管成功情况下无法实施 SOM。

★ 药物治疗可松弛或兴奋括约肌,在实施 SOM 前 8～12 小时或测压阶段应尽可能避免。

★ 对内镜医师和测压者,需要适当培训 SOM 实施技术、解读压力图。

　　Oddi 括约肌(sphincter of Oddi, SO)是环绕胆总管末端、主胰管和共同通道(如果存在时)的复杂平滑肌结构(图 10.1)。由括约肌产生高压力区,分布长度 4～10 mm。SO 调节胆汁和胰液分泌,阻止十二指肠至胆总管的反流(维持胆管内的无菌状态)。SO 产生基础压力和相位性收缩活动;前者是调节胰胆管分泌液体的主要机制。尽管相位性 SO 收缩可协助调节胆汁和胰液流动,其主要作用在于维持胆管内环境的无菌状态。

　　Oddi 括约肌功能障碍(Sphincter of Oddi dysfunction, SOD)是指 SO 的收缩异常,是一种良性的、无结石梗阻而胆汁或胰液在胆胰管汇合部排出受阻。在临床上可以表现为"胰胆样"疼痛、胆汁淤积和(或)复发性胰腺炎。随着 SOM 的出现,我们对 SO 的动态压力的了解取得了进展。SOM 是目前直接测量 SO 动力活动的唯一方法[2, 3]。大多数专业权威认为,SOM 是评估患者 SO 动力障碍最精确的方法[4, 5]。尽管 SOM 可以通过术中[6-8]和经皮方式实施[9],最常见

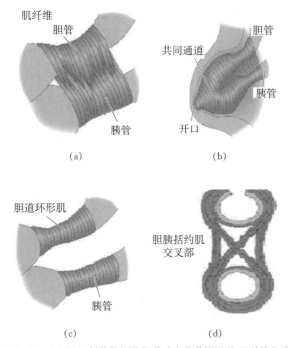

图 10.1　(a~d)Oddi's 括约肌的图示,指出包绕共同通道、胆总管和胰管的环形肌。［来源：Fogel EL, Sherman S, Lehman GA. Sphincter of Oddi Manometry. In: Cohen, J (ed). Successful Training in Gastrointestinal Endoscopy. Oxford: John Wiley and Sons 2011: 324 - 331. Reproduced with permission of Wiley & Sons.］

的是在 ERCP 下进行。使用测压法来监测 SO 的活动障碍,与其在胃肠道其他部分的使用类似,然而,SOM 的操作需要更高技术、风险更大,据报道其并发症(特别是胰腺炎)的发生率高达 20%。

　　因此对于这种方法仍存在疑问,目前认为有明显临床症状或出现功能损害症状的患者,可考虑使用 SOM。在当运用抽吸式测压导管时(详见后面讨论),SOM 不太可能是 ERCP 术后胰腺炎的独立危险因素。存在的问题是短期观察(每一次牵拉,记录 2~10 分钟)是否可反映括约肌的 24 小时的病理生理学情况[10-14]。根据 30 余年的评估,尽管尚有不足[15],SOM 仍在临床上得到了越来越广泛的应用。在此综述汇总讨论 SOM 技术,强调需要的技术和需要的认知技能。这本书的其他章节会讨论 SOM 特定适应证。

SOM 方法

镇静

　　SOM 通常在 ERCP 时实施。因此,首要步骤是给予足够的镇静,让患者在舒适、合作和安静的状况下进行。所有能使括约肌松弛的药物(抗胆碱类、硝酸盐类、钙通道阻滞剂和胰高血糖素)或兴奋的药物(麻醉药、拟胆碱剂)应在测压之前至少 8～12 小时和测压期间避免使用。早期对咪达唑仑和地西泮的研究显示,这些苯二氮䓬类不会影响 SO 测压参数,因此可以在 SOM 时作为镇静药使用[16-20]。然而一项对 18 个接受咪达唑仑患者[21]的研究显示,4 位患者(22%)出现平均括约肌基础压力的降低,但这些结果至今未能得到重复。在 SOM 中,常规应避免使用阿片类,非直接的证据提示这类药物可能引起 SO 痉挛[22-28]。然而,另 2 个前瞻性研究[29, 30]已证实哌替啶剂量≤1 mg/kg 不会影响括约肌基础压力,但能改变相位性收缩波的特征。既然括约肌基础压力通常在诊断 SOD 和决定治疗时被作为唯一的测压标准,因此哌替啶可以用来作为这类测压时能保持清醒状态的镇静剂。最近的初步研究提示小剂量芬太尼的局部给予,不会影响括约肌基础压力[31],但期待进一步结果证实。拟行 SOM 的患者如果每日服用大剂量的麻醉品,常常出现 ERCP 中镇静困难,因此需要追加麻醉剂剂量。我们的研究证实了氟哌利多不能明显改变 SOM 结果。一项入选 31 例患者的研究显示,30 例患者出现一致的结果(正常 *vs.* 异常括约肌基础压力)[32]。但是,Wilcox 团队的研究[33]却认为氟哌利多影响 SOM 参数。然而他们所纳入的 41 例患者中,除了 7 例,ERCP 和 SOM 均是在全身麻醉下实施的。的确,在全身麻醉或麻醉下监护(MAC)实施 ERCP 已出现逐年增长的趋势。然而有研究已提出 SO 动力功能通常不受全身麻醉的影响[2],更新的麻醉剂对 SO 效果目前还不明确,因此还不能解释这些结果。在一个纳入 30 例患者的研究中,发现其中 28 例患者的 SOM 参数不受氯胺酮明显改变[34]。关于二异丙酚使用的有限经验也告诉我们该药也不会影响括约肌基础压力[35, 36]。但是,在推荐氯胺酮和异丙酚作为常规 SOM 镇静剂使用之前,需要做进一步的研究。如果需使用胰高血糖素来完成插管,则要一个 15 分钟的等待期来使括约肌恢复到其基础状态。

设备

应采用 5 Fr 的导管,因为事实上所有的标准都是基于这类导管建立的。目前提倡使用三腔导管,可由多家制造商提供。可供使用的导管有长鼻和短鼻形状(图 10.2)。头端较长的导管有助于插入胆管内固定位置,但进行胰管测压时,这种长鼻结构会妨碍操作。导管套管是一个灌流通道系统,记录沿其长度分布的压力,潜在限制了 SOM 实施中的运动伪影[38]。来自澳大利亚有限的数据认为提示该导管套管与采用标准三腔导管的 SOM 效果相当,而胰腺炎发生率可能更低[39],但该结论尚需更多的结果支持。导丝引导的(单轨)导管方式可以先将导丝插入胆管内,再经导丝插入导管,但这种导丝是否会影响括约肌基础压

力还不清楚（见后面讨论）。一些三腔导管全程可容纳一个直径为 0.046 cm
(0.018 in)或 0.053 cm(0.021 in)的导丝，以便于插管或保持在胆道内的位置。
头端带导丝样的导管也在评估之中。早期曾用灌注系统实施的 SOM 法，证实
了不可接受的术后胰腺炎高发率[40-43]。推测直径较小的胰管过度扩张可能导致
此并发症。抽吸式导管(图 10.3)一个记录端口被用来允许双端和侧孔抽吸导
管内液体和灌注液，因此高度推荐用来对胰管测压。这些导管已显示在精确记
录括约肌压力的同时，可降低术后 SOM 胰腺炎的发生率[42]。多个中心倾向于
选择用低顺应性的泵，以 0.25 ml/channel/min 的导管灌注(图 10.4)。低灌注率
可精确测量括约肌基础压力值，但不能提供精确的相位性收缩波信息。此灌注
液通常采用蒸馏水，而生理盐水需进一步评估。后者可能会在灌注泵的毛细管
内结晶，必须频繁地清洗。研究者也有使用固体导管[43,44]和微传感器测压
法[45]，以避免在灌注测压时增加胆胰系统的压力[44,46]。一些研究中心的初期数
据证实了其 SOM 结果类似于采用灌注管道获取的结果[43,45]。最近，Draganov
团队[47]用三腔注水灌注导管和固体导管实施 SOM，研究纳入 30 位患者，结果发
现最终 SOM(正常/异常)结果在两组之间有高度一致性(准确率为 100%)。

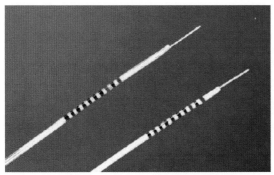

图 10.2 长鼻和短鼻形状的测压导管。
[来源：Fogel EL. Sphincter of Oddi Manometry. In: Baron TH, Kozarek RA, Carr-Locke DL (eds.); ERCP 2nd Edition. Philadelphia: Elsevier (Saunders) 2013; 124 - 137. Reproduced with permission of Elsevier.]

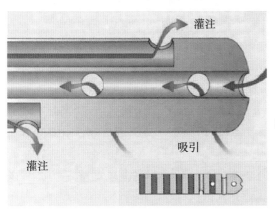

灌注

吸引

灌注

图 10.3 一种改良的三腔抽吸式导管。(来源：Successful Training in Gastrointestinal Endoscopy. Oxford: John Wiley and Sons 2011; 324 - 331. Reproduced with permission of Wiley & Sons.)

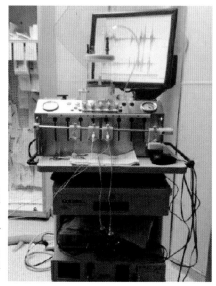

图 10.4　灌注泵和配套的监视器。［来源：Fogel EL. Sphincter of Oddi Manometry. In：Baron TH, Kozarek RA, Carr-Locke DL (eds.)：ERCP 2nd Edition. Philadelphia：Elsevier (Saunders) 2013：124 - 137. Reproduced with permission of Elsevier.］

SOM 的技术实施(见附件影像)

SOM 需要对胆管或胰管选择性插管,通过将 ERCP 和 SOM 结合并同步完成可达到最大效果。目前更倾向于选择在实施 SOM 之前,先完成胆管或胰管造影,因为如有其他发现(如胆总管结石)则不需要实施 SOM。这只要通过其中的一个灌注孔注射造影剂即可,也可选择通过任何孔的轻轻抽吸来确认导管进入管腔(图 10.5)。内镜下显示黄色的液体表示进入了胆管,清澈的抽吸液表示进入了胰管。在胰腺 SOM 后尝试进入胆管时,可采用此方法,因为重复胰管注射可增加 ERCP 术后胰腺炎发生率[48]。如果抽吸出液体清澈,提示进入胰管。此时应改变导管位置以取得更合适的胆管插管角度。Blaut 等[49]发现在 SOM 之前注射造影剂至胆管树并不会明显改变括约肌压力特征。对于注射造影剂后胰管括约肌压力改变的类似评价还没报道。必须要确定的一点是导管不能抵触到胆管或胰管壁,以保证测得的压力值的准确性。有时,选择性目标胆管深插管可仅在导引钢丝的帮助下成功。然而,用于此目的的硬柄镍钛合金芯导线,在 ERCP 中通常会增加胆管括约肌基础压力 50％～100％[50]。因此,当实施导丝引导的插管时,我们建议在实施 SOM 时回抽导丝至管腔内,位于在导管外且不横跨括约肌。另外可选择的是避免用硬的导丝,或应用软芯导丝。一旦完成深插管,并且患者接受镇静剂镇定后,通过标准的拉出技术,以每次间隔 1～2 mm 的速度将导管后撤通过括约肌。理想的情况下,胰胆管都应被测压。目前 35％～

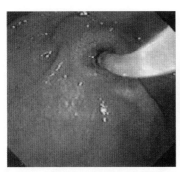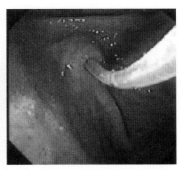

图 10.5　在胆胰壶腹括约肌测压时,可以通过导管抽吸确认是否进入管腔,黄色的液体表明进入了胆管,而澄清的液体表明进入了胰管。[来源:Fogel EL, Sherman S, Lehman GA. Sphincter of Oddi Manometry. In: Cohen, J (ed). Successful Training in Gastrointestinal Endoscopy. Oxford: John Wiley and Sons 2011:324 - 331. Reproduced with permission of Wiley & Sons.]

65%有异常测压值患者的研究显示,异常括约肌基础压力可能限定于一侧括约肌[51-56],由此一个括约肌部分功能障碍而其他部分正常。Raddawi 等[53]报道了有胰腺炎患者的括约肌基础压力的异常更可能局限于胰管部分;在胆管型腹痛和异常肝功能指标的患者,其局限于胆管部分。

　　理想情况下,要判断括约肌基础压力异常应该至少在每根导线观察 30 秒和2~3 次单独的回拉过程。从临床实践角度,如果图像清楚地显示正常或异常,每个导管我们一次牵拉即可完成。要注意操作中不出现导管的扭结,或抵触到管壁引起伪压力升高或记录伪迹,否则会影响正确解读测压图。回拉过程中,在内镜操作医师和压力图解读者(当结果转出记录器或显示在电脑屏幕上时,读取曲线的人)需要建立良好沟通。这样可将测压导管更好地定位。另外可选择将可视屏幕的电子测压系统装在内镜影像屏幕上。这样,在内镜操作中内镜操作者可观察到测压图。这尤其使用于以下情况:需要持续观察导管位于十二指肠而十二指肠动力蠕动活跃。一旦基线监测完成,可给予松弛或兴奋(如胆囊收缩素)SO 的试剂,测压以及监测痛反应。这些兴奋方法在作为常规运用前需要进一步研究评估其价值。

解读标准

　　对 SO 压力图的解读标准已经有相对标准,然而,在不同中心之间仍有一定程度的差异。解读上不统一的方面包括基础 SO 压力升高所需要的持续时间、基础压力升高所需要的导联数和从 3 个记录端口(在抽吸导管为 2 个)所得到平均压力的作用。我们对解读压力图的建议是,在回拉操作的前后定义十二指肠的零基线。或者,十二指肠内压力可以通过连在内镜上的一个独立十二指肠导管来连续记录。最高的基础压力(定义为在十二指肠基线 0 点以上的压力,图 10.6)并持续 30 秒以上将被确认。在这片区域内选取 4 个最低振幅点,作为该导联在该次回拉过程中的括约肌基础压力,所有观察到的基础压力值将会平均化,读出最终的括约肌基础压力。从基础压力向收缩波的峰值增加的斜率开始测算出相位性收缩波幅度,从每个导联中选取 4 个代表性收缩波,然后计算出平均压力。每分钟相位波的数量和持续时间也被测定。大多数专家只解读括约肌基础压力,因为这是 SO 病理改变的主要指标。然而,来自 Johns Hopkins 大学[58]的数据提示比 SO 压力更容易测量的胆管内压力与括约肌基础压力相关。该研究显示,胆管内压力在 SOD 患者比正常 SO 压力者明显升高(20 mmHg vs. 10 mmHg;$P<0.01$)。另一类似的研究,Milwaukee 等[59]发现胰管压力的增加与胰腺括约肌基础压力增加相关($P<0.001$)。相对于正常压力者,SOD 患者胰管压力显著升高(18 mmHg vs. 11 mmHg;$P<0.0001$)。对诊断 SOD,胰管压力高于 20 mmHg 的特异性和敏感性分别为 90% 和 30%。尽管这些研究仍有待进一步证实,但它们支持胆管内和(或)胰腺压力的增加是 SOD 疼痛原因的学说。Guelrud 团队的研究非常好地确定了 SOM 的正常值[12]。该研究中评价了 50 例无症状的对照者,SOM 在 10 例患者中被重复两次以上。这个研究确立了管腔内压力,括约肌基础压力和相位波的参数(表 10.1)。而且 SOM 的可重复性得到证实(见后)。然而,此研究存在一个潜在的局限——排除了有困难插管或深插管失败的患者。5 Fr 导管被证实对管腔狭小的患者插管困难,可能导致基于结构而与肌肉的收缩或痉挛无关的高压区[15]。尽管面对这种批评,多数专家选择使用 35 或 40 mmHg 作为 SO 平均基础压力的正常上限。如此正常值上限是均值 + 3 倍标准差。需要更多的研究明确在均数以上 2 或 2.5 倍标准差是否更合适。观察者具备解读 SOM 压力图的丰富经验可使观察者间的变异达到最小化。

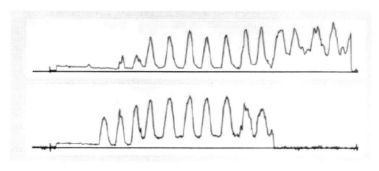

(a)

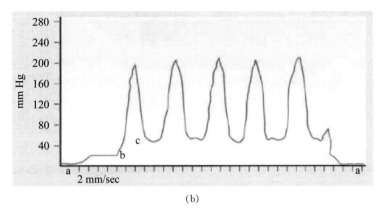

(b)

图 10.6 (a)胆胰壶腹括约肌测压时测得的一段异常回拉过程,这个记录过程被缩短,
显示在一页之上。(b)以上导联的模式图:a.十二指肠基线 0 参照点;b.胰管
内压力(异常)20 mmHg;c.胰腺括约肌基础压力为 45 mmHg(异常)。相位波
为 155～175 mmHg 的振幅和持续 6 秒(正常)。(来源:Fogel EL. Clinical
Perspectives in Gastroenterology 2001;165 - 173. Reproduced with permission
of Elsevier.)

表 10.1　从 50 例无腹痛症状的志愿者中得到的胆胰壶腹括约肌内镜下测压异常值标准

括约肌基础压力＞35 mmHg	波幅＞220 mmHg
管腔内基础压力＞35 mmHg	持续时间＞8 秒
相位收缩	频率＞10 分钟

注:通过均数＋3 个标准差(均数为 2～3 次回拉所得值的平均)。数据结合了胆胰研究。基础压力取决于:
①基础压力的峰值(即采用三腔导管获得的任一导联中的最高值)。②从多次牵拉中获得峰值压力的平均值。

SOM 可复制性

目前对 SOM 中短时间获取的压力是否反应括约肌 24 小时病理生理情况还
存在疑问。因为 SOD 患者可能存在间歇性发作、症状不连续[14]。如果括约肌
基础压力的确随时间而变动,在 2 个独立过程中实施 SOM 可导致不同的结果,
以致影响治疗。既往 3 个研究中,发现 36 例无症状患者中,34 人的胆管 SOM
的均具有可重复性[11, 13]。另一个对 10 个健康志愿者胆管 SOM 显示类似的结
果[12]。然而,来自 2 个大中心的数据显示,既往 SOM 正常而持续症状的患者,
胰管 SOM 可重复性仅为 58%(7/12)和 40%(12/30)[10, 14]。其他的研究还显示
可能由于 SO 动力活动内在的生理变动,出现 SO 基础压力不连续[61-63]。将来吸
引人的方式是设备轻便便于携带、走动,以及延长 SOM 时间。

SOM 并发症

几个研究显示 SOM 最常见的主要并发症为胰腺炎。使用标准的灌注导管

操作,报道的胰腺炎发生率超过 20%,尤其在胰管测压后。如此高的并发症发生率限制了 SOM 的广泛应用。目前认为,在这些高风险的患者放置小直径、保护性、短期的胰腺支架为标准治疗[64, 65]。而且,最近完成的多中心随机对照试验证实直肠给予吲哚美辛(消炎痛)100 mg 降低了主要是可疑或已明确 SOD 的高风险患者发生 ERCP 术后胰腺炎的发生率[16.9%安慰剂组到 9.2%吲哚美辛(消炎痛),$P = 0.005$][66]。进一步明确吲哚美辛(消炎痛)的合理剂量、直接对比胰腺导管支架放置与单独使用吲哚美辛(消炎痛)的效果的研究正在设计和实施。目前也提出了一系列降低测压后胰腺炎的其他方法,包括①使用抽吸式导管;②测压后行胰管的重力引流;③降低灌注率为 0.05~0.10 ml/lumen/min;④限制胰腺导管测压时间不超过 2 分钟(或避免胰腺测压);⑤使用微传感器或固相(非灌注系统)。在一个前瞻性随机研究中,Sherman 等[42]发现抽吸式导管(该导管能从末端孔和侧孔对灌流液抽吸,而通过剩余的两个侧孔准确记录压力),能够将胰管测压诱导胰腺炎的发生率从 31%降至 4%($P = 0.01$)。在胰管内使用这种导管发生胰腺炎的减少和胆管测压后极低概率发生胰腺炎,支持了胰管内静水压的增高是这种并发症主要原因的观点。因此强烈推荐通过 SOM 研究胰导管括约肌时,对胰液和灌注液进行抽吸。

　　总之,内科医生评估 SOM 患者必须掌握 ERCP 基本操作和经过适当的培训。至少,内镜医师必须擅长诊断性 ERCP,因为没有实施胰管和胆管选择性插管的患者是不能实施 SOM 的。医生必须清楚镇静剂对测压的潜在影响,熟悉需要操作这些过程的设备。获取测压记录时的技巧,将使可能会出现的记录伪迹最小化。内镜医师和测压者需要适当地培训如何解读压力图。在常规开展 SOM 的胰胆中心,应该采纳专家组培训意见[3]。然而对于培训过程需要完成操作的数量目前尚无学会指南,一般认为 3 年的临床胃肠医师或 4 年专业资格的培训期限期间至少完成最少 100 例研究。目前没有替代的实践和经验。

提示和技巧

　　1. 当深插管需要导丝插入时,SOM 操作需要回撤导丝回到导管,因为将导丝跨越括约肌可影响测压结果。

　　2. 在 SOM 时确保没有导管打结或抵在管壁上从而引起伪压力升高或记录伪迹,否则会妨碍对压力图的正确解读。

　　3. 插管后,通过测压管吸出液体,可明确进入的导管(黄色为胆道;清澈为胰管);这样降低胰管注射造影剂,可潜在降低 ERCP 术后胰腺炎发生率。

◇ 参 考 文 献 ◇

1 Fogel EL, Sherman S, Lehman GA. Sphincter of Oddi manometry. In: Cohen, J (ed). *Successful Training in Gastrointestinal Endoscopy*. Oxford: John Wiley and Sons, 2011: 324 – 331.

2 Gandolfi L, Corazziari E. The international workshop on sphincter of Oddi manometry. *Gastrointest Endosc* 1986;32:46 – 49.

3 Hogan WJ, Sherman S, Pasricha P, Carr-Locke D. Sphincter of Oddi manometry (position paper). *Gastrointest Endosc* 1997;45:342 – 348.

4 Lehman GA. Endoscopic sphincter of Oddi manometry: a clinical practice and research tool. *Gastrointest Endosc* 1991;37:490 – 492.

5 Lans JL, Parikh NP, Geenen JE. Application of sphincter of Oddi manometry in routine clinical investigations. *Endoscopy* 1991;23:139 – 143.

6 Sherman S, Hawes RH, Madura JA, Lehman GA. Comparison of intraoperative and endoscopic manometry of the sphincter of Oddi. *Surg Gynecol Obstet* 1992;175:410 – 418.

7 Funch-Jensen P, Diederich P, Kragland K. Intraoperative sphincter of Oddi manometry in patients with gallstones. *Scand J Gastroenterol* 1984;19:931 – 936.

8 Oster MJ, Csendes A, Funch-Jensen P, Skjoldborg H. Intraoperative pressure measurements of the choledochoduodenal junction, common bile duct, cysticocholedochal junction and gallbladder in humans. *Surg Gynecol Obstet* 1980;150:385 – 389.

9 Hong SJ, Lee MS, Joo JH, et al. Long-term percutaneous transhepatic manometry of sphincter of Oddi during fasting and after feeding. *Korean J Gastroenterol* 1995;27:423 – 432.

10 Varadarajulu S, Hawes RH, Cotton PB. Determination of sphincter of Oddi dysfunction in patients with prior normal manometry. *Gastrointest Endosc* 2003;58:341 – 344.

11 Thune A, Scicchitano J, Roberts-Thomson I, Toouli J. Reproducibility of endoscopic sphincter of Oddi manometry. *Dig Dis Sci* 1991;36:1401 – 1405.

12 Guelrud M, Mendoza S, Rossiter G, Villegas MI. Sphincter of Oddi manometry in healthy volunteers. *Dig Dis Sci* 1990;35:38 – 46.

13 Geenen JE, Hogan WJ, Dodds WJ, et al. The efficacy of endoscopic sphincterotomy after cholecystectomy in patients with suspected sphincter of Oddi dysfunction. *N Engl J Med* 1989; 320:82 – 87.

14 Khashab MA, Fogel EL, Sherman S, et al. Frequency of sphincter of Oddi dysfunction in patients with previously normal sphincter of Oddi manometry studies. *Gastrointest Endosc* 2008; 67:108.

15 Haber GB, Sphincter of Oddi manometry: still a valid gold standard? *Endoscopy* 2010;42:413 – 415.

16 Nebel OT. Manometric evaluation of the papilla of Vater. *Gastrointest Endosc* 1975; 21: 126 – 128.

17 Staritz M, Meyer Zum Buschenfelde KH. Investigation of the effect of diazepam and other drugs

on the sphincter of Oddi motility. *Ital J Gastroenterol* 1986;18:41－43.

18 Cuer JC, Dapoigny M, Bommelaer G. The effect of midazolam on motility of the sphincter of Oddi in human subjects. *Endoscopy* 1993;25:384－386.

19 Rolny P, Arleback A. Effect of midazolam on sphincter of Oddi motility. *Endoscopy* 1993;25:381－383.

20 Ponce Garcia J, Garrigues V, Sala T, et al. Diazepam does not modify the motility of the sphincter of Oddi [letter]. *Endoscopy* 1988;20:87.

21 Fazel A, Burton FR. A controlled study of the effect of midazolam on abnormal sphincter of Oddi motility. *Gastrointest Endosc* 2002;55:637－640.

22 Economou G, Ward-McQuaid JN. A cross-over comparison of the effect of morphine, pethidine, pentazocine, and phenazocine on biliary pressure. *Gut* 1971;12:218－221.

23 Greenstein AJ, Kaynan A, Singer A, Dreiling DA. A comparative study of pentazocine and meperidine on the biliary passage pressure. *Am J Gastroenterol* 1972;58:417－427.

24 Radnay PA, Brodman E, Mankikar D, Duncalf D. The effect of equianalgesic doses of fentanyl, morphine, meperidine and pentazocine on common bile duct pressure. *Anaesthesist* 1980;29:26－29.

25 McCammon RL, Stoelting R, Madura JA. Reversal of fentanyl-induced spasm of the sphincter of Oddi. *Surg Gynecol Obstet* 1983;156:329－334.

26 Joehl RJ, Koch KL, Nahrwold DL. Opioid drugs cause bile duct obstruction during hepatobiliary scans. *Am J Surg* 1984;147:134－138.

27 Helm JF, Venu RP, Geenen JE, et al. Effects of morphine on the human sphincter of Oddi. *Gut* 1988;29:1402－1407.

28 Thune A, Baker RA, Saccone GTP, et al. Differing effects of pethidine and morphine on human sphincter of Oddi motility. *Br J Surg* 1990;77:992－995.

29 Sherman S, Gottlieb K, Uzer MF, et al. Effects of meperidine on the pancreatic and biliary sphincter. *Gastrointest Endosc* 1996;44:239－242.

30 Elta GH, Barnett JL. Meperidine need not be proscribed during sphincter of Oddi manometry. *Gastrointest Endosc* 1994;40:7－9.

31 Koo HC, Moon JH, Choi HJ, et al. Effect of transdermal fentanyl patch on sphincter of Oddi — for application of pain management in pancreatitis. *Gastrointest Endosc* 2009;69:270.

32 Fogel EL, Sherman S, Bucksot L, et al. Effects of droperidol on the pancreatic and biliary sphincters. *Gastrointest Endosc* 2003;58:488－492.

33 Wilcox CM, Linder J. Prospective evaluation of droperidol on sphincter of Oddi motility. *Gastrointest Endosc* 2003;58:483－487.

34 Varadarajulu S, Tamhane A, Wilcox CM. Prospective evaluation of adjunctive ketamine on sphincter of Oddi motility in humans. *J Gastro Hepatol* 2008;23:e405－409.

35 Goff JS. Effect of propofol on human sphincter of Oddi. *Dig Dis Sci* 1995;40:2364－2367.

36 Schmitt T, Seifert H, Dietrich CF, et al. Sedation with propofol during endoscopic sphincter of Oddi manometry. *Z Gastroenterol* 1999;37:219－227.

37 Fogel EL. Sphincter of Oddi manometry. In: Baron TH, Kozarek RA, Carr-Locke DL (eds.),

ERCP 2nd Edition. Philadelphia: Elsevier (Saunders), 2013:124-137.

38 Craig AG, Omari T, Lingenfelser T, et al. Development of a sleeve sensor for measurement of sphincter of Oddi motility. *Endoscopy* 2001;33:651-657.

39 Kawamoto M, Geenen J, Omari T, et al. Sleeve sphincter of Oddi (SO) manometry: a new method for characterizing the motility of the sphincter of Oddi. *J Hepatobiliary Pancreat* Surg 2008;15:391-396.

40 Maldonado ME, Brady PG, Mamel JJ, Robinson B. Incidence of pancreatitis in patients undergoing sphincter of Oddi manometry. *Am J Gastroenterol* 1999;94:387-390.

41 Meshkinpour H, Kay L, Mollot M. The role of the flow-rate of the pneumohydraulic system on post-sphincter of Oddi manometry. *J Clin Gastroenterol* 1992;14:236-239.

42 Sherman S, Troiano FP, Hawes RH, Lehman GA. Sphincter of Oddi manometry: decreased risk of clinical pancreatitis with use of a modified aspirating catheter. *Gastrointest Endosc* 1990:36: 462-466.

43 Tanaka M, Ikeda S. Sphincter of Oddi manometry: comparison of microtransducer and perfusion methods. *Endoscopy* 1988;20:184-188.

44 Tanaka M, Ikeda S, Nakayama F. Nonoperative measurement of pancreatic and common bile duct pressures with a microtransducer catheter and effects of duodenoscopic sphincterotomy. *Dig Dis Sci* 1981;26:545-553.

45 Wehrmann T, Stergiou N, Schmitt T, et al. Reduced risk for pancreatitis after endoscopic microtransducer manometry of the sphincter of Oddi: a randomized comparison with the perfusion manometry technique. *Endoscopy* 2003;35:472-477.

46 Frenz MB, Wehrmann T. Solid state manometry catheter: impact on diagnosis post-study pancreatitis. *Curr Gastroenterol Rep* 2007;9:171-174.

47 Draganov PV, Kowalczyk L, Forsmark CE. Prospective trial comparing solid-state catheter and water-perfusion triple-lumen catheter for sphincter of Oddi manometry done at the time of ERCP. *Gastrointest Endosc* 2009;70:92-95.

48 Freeman ML, DiSario JA, Nelson DB, et al. Risk factors for post-ERCP pancreatitis: a prospective, multicenter study. *Gastrointest Endosc* 2001;54:425-434.

49 Blaut U, Sherman S, Fogel E, Lehman GA. Influence of cholangiography on biliary sphincter of Oddi manometric parameters. *Gastrointest Endosc* 2000;52:624-629.

50 Blaut U, Sherman S, Fogel EL, et al. The influence of variable stiffness guidewires on basal biliary sphincter pressure measured at ERCP. *Gastrointest Endosc* 2002:55:83.

51 Eversman D, Fogel EL, Rusche M, et al. Frequency of abnormal pancreatic and biliary sphincter manometry compared with clinical suspicion of sphincter of Oddi dysfunction. *Gastrointest Endosc* 1999;50:637-641.

52 Aymerich RR, Prakash C, Aliperti G. Sphincter of Oddi manometry: is it necessary to measure both biliary and pancreatic sphincter pressure? *Gastrointest Endosc* 2000;52:183-186.

53 Raddawi HM, Geenen JE, Hogan WJ, et al. Pressure measurements from biliary and pancreatic segments of sphincter of Oddi. Comparison between patients with functional abdominal pain, biliary or pancreatic disease. *Dig Dis Sci* 1991;36:71-74.

54 Rolny P, Arleback A, Funch-Jensen P, et al. Clinical significance of manometric assessment of both pancreatic duct and bile duct sphincter in the same patient. *Scand J Gastroenterol* 1989;24:

751 - 754.

55 Silverman WB, Ruffalo TA, Sherman S, et al. Correlation of basal sphincter pressures measured from both the bile duct and pancreatic duct in patients with suspected sphincter of Oddi dysfunction. *Gastrointest Endosc* 1992;38:440 - 443.

56 Chan YK, Evans PR, Dowsett JF, et al. Discordance of pressure recordings from biliary and pancreatic duct segments in patients with suspected sphincter of Oddi dysfunction. *Dig Dis Sci* 1997;42:1501 - 1506.

57 Fogel EL, Sherman S. Performance of sphincter of Oddi manometry. *Clin Perspect Gastroenterol* 2001; May/June: 165 - 173.

58 Kalloo AN, Tietjen TG, Pasricha PJ. Does intrabiliary pressure predict basal sphincter of Oddi pressure? A study in patients with and without gallbladders. Gastrointest Endosc 1996;44:696 - 969.

59 Fazel A, Catalano M, Quadri A, Geenen J. Pancreatic ductal pressures: a potential surrogate marker for pancreatic sphincter of Oddi dysfunction. *Gastrointest Endosc* 2002;55:92.

60 Smithline A, Hawes R, Lehman G. Sphincter of Oddi manometry: interobserver variability. Gastrointest Endosc 1993;39:486 - 491.

61 Guelrud M, Rossiter A, Souney PF, et al. The effect of transcutaneous nerve stimulation on sphincter of Oddi pressure in patients with biliary dyskinesia. *Am J Gastroenterol* 1991;86:581 - 585.

62 Lee SK, Kim MH, Kim HJ, et al. Electroacupuncture may relax the sphincter of Oddi in humans. *Gastrointest Endosc* 2001; 53:211 - 216.

63 Torsoli A, Corazziari E, Habib FI, et al. Frequencies and cyclical pattern of the human sphincter of Oddi phasic activity. *Gut* 1986;27:363 - 369.

64 Singh P, Das A, Isenberg G, et al. Does prophylactic pancreatic stent placement reduce the risk of post-ERCP acute pancreatitis? A meta-analysis of controlled trials. *Gastrointest Endosc* 2004; 60:544 - 550.

65 Saad AM, Fogel EL, McHenry L, et al. Pancreatic duct stent placement prevents post-ERCP pancreatitis in patients with suspected sphincter of Oddi dysfunction but normal manometry results. *Gastrointest Endosc* 2008;67:255 - 261.

66 Elmunzer BJ, Scheiman JM, Lehman GA, et al. A randomized trial of rectal indomethacin to prevent post-ERCP pancreatitis. *N Eng J Med* 2012;366:1414 - 1422.

第11章

内镜下壶腹切除术
Endoscopic ampullectomy

Michael Bourke

要点

★ 内镜下壶腹切除术是十二指肠乳头恶性病变安全而有效的治疗技术。

★ 可能发生较明显的并发症,因此需要内镜医师及其团队具备丰富的经验。

★ 必须有适当的三级医院外科和放射介入科的支持。

★ 患者的合并疾病及其治疗方法均需认真考虑。

★ 手术前,尤其处理大的病变,需要细心的评估影像学分级和内镜学分期。

★ 内镜活检可能不能代表具体的病理结果。

★ 为最小化胰腺炎的风险,必须置入胰管支架。胰管支架需尽快置入,因为出血将接踵而至,并使其更加困难。

★ 迟发性出血是最常见的并发症,这可能是严重和危及生命的,特别是在那些有重要伴发疾病的病患中。患者和临床医生都必须准备好应对这一难题。

简介

内镜下壶腹切除术为十二指肠壶腹及壶腹周围区域的黏膜和黏膜下病变提供了一种有效的微创治疗方法,具有很高的成功率和相对的安全性[1]。这些病变可能需要手术干预,包括胰十二指肠切除术。在这里,我们提供了一个内镜下十二指肠壶腹切除术的安全的实用指南,强调了该疗法的常见困难,并提供了应对这些挑战的策略。

病变的评估和分期

　　在最初的内镜检查时,病变应通过仔细观察和活检进行评估。应避开胰管开口,后者一般在 5 点钟方向。假如肿瘤累及整个乳头,通常也是这样,在 9 点钟至 1 点钟方向的左上四分之一象限进行标本活检,可以使安全最大化,除非存在浸润性病变的明显区域。这种情况下可以直接钳取。对于缺乏胰管扩张的小病变来说,小心地留取组织标本是非常重要的。活检后胰腺炎的风险是极高的,比如在家族性腺瘤性息肉病的患者中。如果内镜表现的预期病理结果与活检结果不一致,那么该部位需要进行仔细的复查,包括多学科的分期以及进一步内镜的评估和活检,以确保取得正确的组织病理学结果。

　　大多数病变属于绒毛状腺瘤,但是有时也会遇到其他的黏膜下病变,比如类癌和嗜铬细胞瘤。良性腺瘤性病变通常是软的,可以自由活动,表面无溃疡。应用切开刀探查,如果乳头是坚硬的、相对固定的或溃烂的,那么应考虑恶性肿瘤。如果考虑拟行内镜治疗,那么需要进行完备的分期而不管其活检结果,后者也未必具有代表性。

　　通常在壶腹切开术时,完整的评估和分期可能包括超声内镜(EUS)、磁共振胰胆管造影(MRCP)、增强计算机断层扫描(CT)和精细的胰胆管造影术。这些方法是用来确定病变的性质和病变的程度,特别是评估黏膜下浸润或淋巴结转移的证据,以及确定导管内延伸的存在及程度[2, 3]。当这些特点中的任一存在时,分期应该总是多种模式和综合进行的。没有一个测试已被证明是精确的,他们通常互为补充。

　　EUS 可以检测肿瘤腔内延伸、评估肿瘤浸润深度和判断病理性淋巴结肿大。在诊断不明确的病例,如黏膜下病变,EUS 可用于组织采样。在 T 分期的准确度据报道已在 $60\% \sim 75\%$,T 分期越高准确度越好[3, 4]。MRCP 对胆总管和胰管提供了无创的评估方法,可检查导管的扩张、腔内延伸以及解剖变异,如胰腺分裂。其预测腔内延伸的准确性尚未知,但是其在排除突出于十二指肠壁外的巨大占位是确实可行的(图 11.1)。不管前述的多模式分期如何,有时腔内延伸只能在胆道手术时内镜下胆道造影确定。如果腔内延伸仅局限于乳头而不突出十二指肠壁外,那么整块切除仍然可以实现。内镜图像增强,比如窄带成像技术,可用于确定病变的边界[5],虽然这通常并不困难。

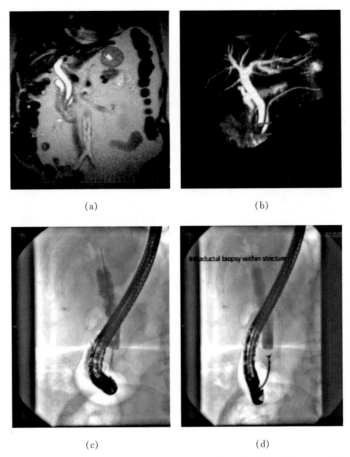

(a)   (b)

(c)   (d)

图 11.1　MRCP 提示显著的导管内延伸(a，b)，预期壶腹切除术时的 ERCP 显示
肩样狭窄(c)，预示恶性可能。导管内活检(d)。

　　明显良性的小病变(15 mm)进行综合分期也没有必要，在壶腹切除时仔细进行胰胆管造影就足够了。然而，术前 MRCP 是有益的，因为与一般人群中一致，等候行壶腹切除术的患者中，有 7％的人存在胰腺分裂。术前，这一情况的知晓可以避免沮丧和焦虑的情绪下胰管插管时间的延长和最终失败。

　　壶腹部腺瘤缺乏广为接受的内镜分类系统。我的观点是它们可以大致分为 3 种类型[6]。

　　(1) 颗粒状或绒毛状外生性病变最为常见(85％)，通常是良性的。他们也可能侧向扩展(称为十二指肠乳头的侧向发育型肿瘤或 LST－P)，超出十二指肠乳头范围，沿十二指肠壁向外扩展[7]。

　　(2) 光滑隆起性病变是不常见的(10％)，但其可能有侵袭性疾病的风险更大。

（3）脐样病变是罕见的。它们的特点是肿瘤组织位于胆道口，可能是外生性的，肿胀的、非特异性的黏膜覆盖在十二指肠乳头。这个外观是由于肿瘤的腔内延伸至胆总管的乳头内部分，可能超出十二指肠壁。这些病变中一部分是原发性远端胆管上皮肿瘤，所占比例尚未可知。他们也有侵袭性疾病的显著风险。

内镜切除技术

一般原则

对于传统的乳头状腺瘤而无乳头外延伸的患者，手术目标是完整的乳头切除术，与整个肿瘤大块切除术相对应。为了实现这一目标，我推崇乳头完整的一级切除直至十二指肠壁的平面。这种方法可以最大限度地减少乳头内微小导管内延伸所致的复发[6, 7]。这种类型的复发很难检测和治疗，在文献报道的乳头切除后复发中占大多数。对于乳头外延伸的病变，治疗的目标应该是尽可能多地、尽可能安全地去除病灶，乳头本身应该作为一个整体被切除。整块切除有许多优点，如组织学评估更加精确、复发可以忽略不计。内镜下壶腹切除术是一种先进的内镜下干预措施，需要大量的前期培训、专业知识和判断，以保证手术安全、有效地实施。由于基础解剖和黏膜下纤维的破坏，对部分切除病变的重复干预是困难的，且使得并发症的风险增加。

设备

- 括约肌切开刀——用于胆道和胰管的插管。
- 亲水导丝——用于支架置入和腔道连接。
- 注射针——用于需要黏膜下注射的乳头外延伸病变和实施内镜下黏膜切除术，有时也用于出血的注射治疗。
- 一系列硬质细圈套器——没有一个圈套器可以满足所有的需要。我依据肿瘤的形态，选择合适形状和尺寸的圈套器。
- 电凝钳——活动性出血并不少见，内镜医师必须准备。
- 内镜夹——出血、深部组织损伤或穿孔时可能需要。
- 胆道支架——10 Fr 的塑料胆道支架，8 mm 和 10 mm 直径的全覆膜可回收金属支架。
- 胰管支架——5 Fr 的塑料支架，近端有凸缘，远端单猪尾。
- 回收网
- 微处理器控制的电外科发生器。

我推荐应用的硬质细圈套器,导丝直径约为 0.3 mm。细导丝可最大化电流密度以迅速切断乳头结构,使"停顿"的风险降至最低,并限制能量的弥散。后者对胰腺开口可能造成不必要的损伤,增加远期胰管狭窄的风险。圈套器口径的大小应紧密适应目标的大小。10～20 mm 的椭圆形或六边形圈套器是绝大多数传统腺瘤的理想工具。病变与圈套器大小的高度一致性为组织捕获提供了精度,确保了 R0 切除,这在技术上是可行的。如果圈套器太大,特别是如果它太长,就会扣在乳头上,失去与十二指肠壁的接触,增加乳头横切的风险,使 R0 切除的可能性大打折扣。

切除技术

内镜下胰胆管造影对分期十分重要,并且应当在内镜壶腹切除术之前进行,这是检测细微导管内延伸(IDE)的最敏感方法,触觉和视觉只提供线索。当括约肌切开刀穿过乳头时所感受到的固定阻力和远端胆总管或胰管中的肩状狭窄皆提示存在恶性病变的可能性,此时可能需要重新考虑内镜治疗。预先插管也有助于在壶腹切开术后进入胰管,如果随后操作遇到困难,在胰管导管插入时,成像仪器上括约肌切开刀的方向和在乳头上的位置可以有助于开口的定位。造影剂从开口处溢出也可以帮助定位。虽然亚甲蓝被认为可以辅助定位,但在实际操作中我并不觉得有用。有时插管可能很困难,在这种情况下,最好在切除后进行胰胆管造影。无穷尽地尝试插管不一定有益,并且可能不必要地延长手术时间并增加胰腺炎的风险。这里再次强调,术前的高质量 MRCP 检查是非常必要的。

经过仔细的病变评估,制订内镜切除计划。在大多数情况下,这是一种直接整体性乳头状切除术,旨在对肿瘤行横向和纵向的 R0 切除(图 11.2～11.5),使复发的风险最小化。

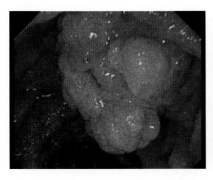

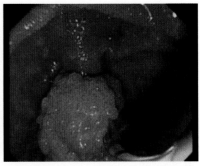

(a)   (b)

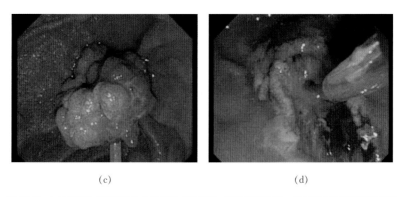

图 11.2　(a)颗粒状或绒毛状外生性病变最为常见,通常是良性的。(b)移动括约肌切开刀来评估其边界,可以衡量胆管壁内段的长度和大小。(c)圈套器在病变周围紧闭。(d)乳头肿瘤已被移除,沿导丝行胰管插管。

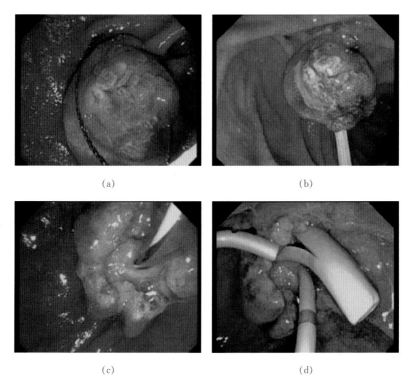

图 11.3　(a)圈套器尖端固定在高于乳头的十二指肠壁上,仅在乳头丘的反射点到十二指肠壁上方几毫米处,通常略微向右,接近 1 点钟方向,紧紧环绕着病变。(b)圈套器收紧。(C)乳头被切除和胰管插管,胆汁从胆管内流出。(d)胆管胰管均放置支架。

- 在稳定十二指肠镜位置下的正面视图来定位病变。

- 对于小病变(<20 mm),应完成整个切除乳头而不进行黏膜下注射。这

对于较大（>30 mm）的，且附着点不超过乳头状隆起边界的病灶也是可行的。其中在这种情况下，在切除之前用括约肌切开刀或圈套器来移动病灶向上、向下和横向进而评估病变边界和评估超出肿瘤边缘的胆管壁内段的长度和大小（图11.2b）。

● 为了切除乳头，应该在接近病灶长轴线打开圈套器，并按以下操作。在圈套仅部分打开的情况下，圈套器尖端固定在高于乳头的十二指肠壁上，仅在乳头丘到十二指肠壁上方几毫米处，通常略微向右，假设乳头长轴在 12 点钟方向则接近 1 点钟方向（图 11.3a）。在实际操作中，这种轻微的右侧定位避免了勒除反作用和向左滑动。然后通过轻轻地推动十二指肠镜的远端并缓慢地松开抬钳器和圈套器，同时适度地保持圈套器尖端卡在十二指肠壁上方，将圈套器缓慢地打开并定位在乳头上，这被称为支点技术。一旦圈套器已经以这种方式放置在乳头上，将其最大程度地闭合，尽可能收紧而不失去与上面接触点的接触。被圈住的乳头相对于后面的十二指肠壁应该能独立地移动，这通过完全打开抬钳器并且来回移动圈套器来评估；被截留的组织应该可在十二指肠壁上自由滑动一小段距离。如果是相对固定的，这提示圈住更深的结构或侵入性疾病，可以选择暂时释放并重新圈套。

● 圈套器最大程度地关闭，抬钳器完全打开（以确保圈套器在塑料护套内完全缩回），并且乳头被连续施加电流以切开（如前所述），通常需 3～4 秒。

● 切除后，圈套器导管应提起乳头上方的标本。如果患者处于俯卧位（ERCP 体位），则其将落入十二指肠球部。应该在壶腹切除术之前给予抗痉挛剂，例如氢溴酸丁酯 10 mg 或胰高血糖素 1 mg，以防止样品的远端移位。

● 具有主要垂直缘延伸的病变（通常为巴黎 0 - Is + IIa）[8]应该通过在垂直平面超过乳头的下方行最大乳头切除术来治疗。如果可以切除整个病变（范围 <30 mm），则应该使用黏膜下注射，在这种情况下，只需拉提乳头状瘤本身（图11.4）。

● 黏膜下注射不应直接位于乳头区；乳头在十二指肠壁上相对固定并不能有效地抬举，如在该区黏膜下注射可致液体侧向分散，导致凹陷的乳头并干扰切除。

● 侧向发育性肿瘤（LST - P，通常巴黎 0 - IIa + Is）的病变应在一侧边缘用黏膜下注射和 EMR 治疗，再从远侧方向依次进行，然后分离乳头，后续行整块乳头状切除术（图 11.4）。

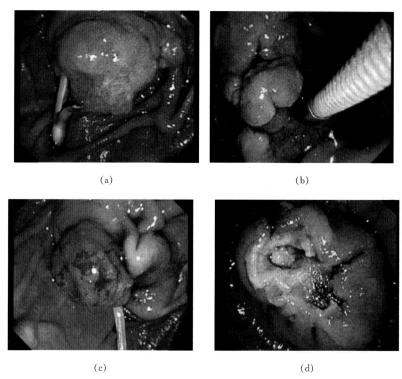

图 11.4　(a)体积大的病变。(b)黏膜下注射使下方产生小幅垂直伸展。(c)以圈套器捕获病变，并最大限度地关闭，然后抬钳器完全打开。(d)病灶已被成块切除。

● 当需要注射(用于乳头外延伸)时，大多数中心使用基于生理盐水的注射溶液。我们更喜欢琥珀酰明胶，其广泛应用于澳大利亚和欧洲。它是一种廉价和安全的胶体溶液，通常用于静脉输液复苏。在双盲对照试验中，与结肠 EMR 中的生理盐水相比，它显著改善了技术结果[9]，尽管并没有证据来量化在十二指肠的益处。生物惰性蓝色染料如 0.04% 浓度的靛蓝胭脂红在注射溶液用于定义病变的周边和黏膜下的病变程度，以明确正确的操作范围。

● 应当在乳头切除术之后优先进入胰管并置入支架。一级证据证实胰管支架置入可降低胰腺炎的风险[10]。在乳头切开后，经常发生不同强度的出血(轻度静脉渗血或动脉出血)。这将常常掩盖胰管开口并阻碍胰管插管，对内镜医师造成不必要的压力。因此，提前准备设备及迅速胰管支架放置是明智的。如果胰管口不明显，那么如果先胆总管插管，然后垂直提起以暴露胰管口(图 11.5)。胆管应该随后插管。如果胆管造影怀疑 IDE，可以使用取石气囊尝试暴露组织，但通常需要行胆道括约肌切开术。即使其在远端胆管内，也可以进行该组织的进一步圈套切除[11]。

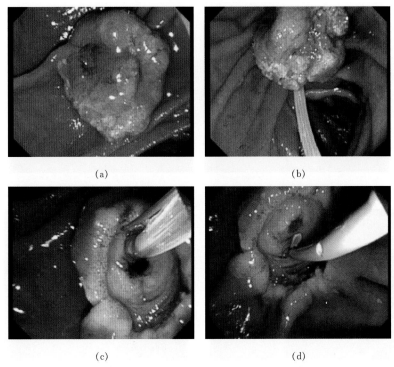

(a)　　　　　　　　　　　　　(b)

(c)　　　　　　　　　　　　　(d)

图 11.5　(a)一个 20 mm 的乳头腺瘤；一个小的括约肌预切开术可造成病变中央明显凹陷的
　　　　外观。括约肌切开术能影响病变的完整切除，在壶腹切除术前最好避免进行。

● 操作过程中常常出现出血[12]，可能阻碍操作视野，进而阻碍支架置入。
内镜医师应该熟悉并准备一系列止血装置，包括注射器具、止血夹和热凝固钳。
大出血通常最好使用热凝固钳治疗，但可能需要几种治疗方式。对于使用凝固
钳的止血，我建议使用柔和电凝（soft coagulation）（80 W，用 ERBE 发生器，效果
4）。在施加能量之前，出血点应被抓取并轻轻地往远离肠壁方向提取（图 11.6）。
Soft coagulation 模式使电压降至<200 V，从而限制碳化和深部组织损伤。理论
上，一旦干燥组织电阻迅速上升、电流不再流动，热损伤因而停止。即使在使用
圈套器情况下仍被证明在结肠中安全有效[13]。

胰管支架

乳头切开后最首要的任务就是置入胰管支架来降低胰腺炎风险。我更倾向
于选择短(3~5 cm 长度)5 Fr 单猪尾胰管支架。第 14 天对患者进行空腹摄片，
若胰腺支架还在原位，可在同一天将支架拔除。确认并记录支架已排出或拔除
是很重要的，因为若胰管支架留置时间持续几个星期将会导致胰管损伤及狭窄。
胰管插管的要点如下。

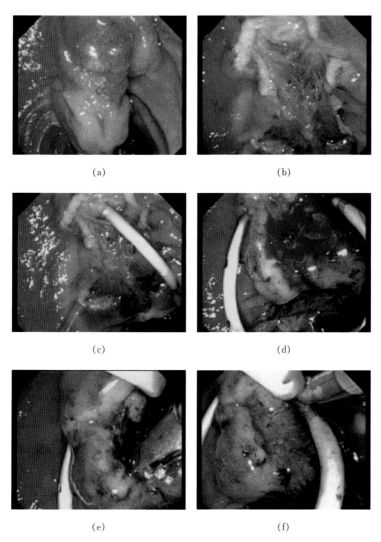

(a)　　　　　　　　　　(b)

(c)　　　　　　　　　　(d)

(e)　　　　　　　　　　(f)

图 11.6　(a)大小约 20 mm、表面光滑、乳头外延伸腺瘤,黏膜下注射后抬举。(b)病变被完整切除。(c)已行胰管支架置入。(d)切面左侧活动性出血。(E)热凝固钳用来治疗出血点。(f)出血点得到有效凝固。如进一步出血可置入胆管支架。用切开刀将支架抬起以观察出血点。

壶腹部切除后成功置入胰管支架的要点

1. 若可能,在壶腹部切除之前先胰管造影(和胆管造影),通过胰管造影确定胰管开口位置和胰管走形。

2. 要记住胆管和胰管开口的解剖学关系。若想像在一个钟面,胆总管位于 11 点,胰管位于 5 点方向,尽管仍存在 5% 的变异率。

3. 壶腹部切除后视野清楚时应立即行胰管插管。

4. 若胰管位置不能确定时，可将切开刀插入胆总管，同时向上拉提从而使胰管开口牵拉来改善视野。

5. 警惕潜在的胰腺分裂症。这种情况，在腹侧胰管置入支架左右有限。

胆道支架植入和括约肌切开术

与置入胰管支架相比，乳头切除后常规置入胆道支架的证据较少，决定是否置入胆道支架通常取决于个人经验。对于存在大出血的潜在风险者置入胆道支架是有益的。在这种情况下，胆管支架会降低由于胆道出血引起的胆管炎风险。同时当胆道开口被血栓堵住时，内镜医师需进行第二次操作时有助于进行定位。当怀疑有十二指肠穿孔时，置入胆管支架也是很有必要的。胆管支架可以确保胆汁流入十二指肠，同时还可以封住小的缺口。这种情况下，我会选择根据胆管的直径选择直径 8～10 mm 的全覆膜可回收金属支架。若选择过大的支架，患者会有严重的疼痛感。额外的压力可以减少支架移位的风险同时通过压迫降低了术后出血的风险。尽管常规乳头括约肌切开并没有充足的依据，我也不推荐。但如果确认有开口的狭窄，可行胆道括约肌切开术。

热消融

我们在壶腹部切除时不常规应用热消融（APC），因为整体组织的损伤无法确保。在高级的结肠病灶切除术中，APC 的使用是复发的独立预测因素。对于壶腹部切除类似的高级别证据缺乏，但是两者的情况可能相似。我们更倾向于使用又细又硬的圈套器对病灶进行完整切除。在对侧向发育性病变行 EMR 时，我们也会切除小部分正常组织。如果在胆胰管开口内微小的残留病灶或复发病灶而不适宜使用圈套切除时，可用圈套器的尖端行柔和电凝（soft coagulation），将参数设置按止血时设置（带热凝固钳）。简短地说，调整圈套器的尖端刚露出塑料外套管，轻轻接触病灶表面，然后通电 1～3 秒进行灼烧。这样可以导致对目标组织的精确破坏，避免碳化及分散（这是 APC 常见的弊端）。

标本处理、术后护理和内镜随访

所有标本应被回收以用于组织学评估。2～3 cm 网篮是多块样本回收的最佳选择。乳头切除和大于 15 mm 的样本应在软木板上平铺，并将其固定（特别是在整块切除之后)防止组织在福尔马林内卷曲。这样可以让病理医师在切除标本的外侧和深切缘进行更准确的组织学评估。壶腹切除术后的患者在恢复第一阶段维持 2 小时观察腹部体征,随后再进入第二阶段。患者在术后禁食 4 小时,然后开始流质饮食。如果手术非常顺利,并且患者年轻、无严重的合并症,那么可以在术后当天出院并通过电话紧密随访。其他患者可以入院,通常只需一个晚上。无论对于住院患者或门诊患者,壶腹切除术最好安排在早上,这样如果有明显或疑似的并发症,可以在有充分医疗资源的情况下短时间内进行适当的检查,多学科协商会诊和决策,而不是在半夜。

内镜随访应在术后 4～6 个月进行,并且在随后的 3～5 年里每年复查,即使这样仍存在复发的风险。每次都仔细检查壶腹切除术部位,包括光学检查和活检。如果存在残留病变,这通常是微小的并且容易切除(如果不可能切除,则予热烧融)。

并发症和处理

最严重的并发症是穿孔、出血和胰腺炎,并且都可能在其最严重的形式下致死[15-17]。高风险患者的判定、早期识别并发症并积极治疗能改善其发作的频率和严重性。表 11.1 总结了最常见的并发症的发生率。

表 11.1　壶腹切开术并发症发病率

并发症	发病率(%)	并发症	发病率(%)
出血	2～30	胆管炎	0～5
胰腺炎	3～25	术后乳头狭窄	0～8
穿孔	0～8		

出血

出血是最常见的并发症,因为十二指肠是血管分布较多,因此具有早期和迟发性出血的高风险,特别是在广泛和侧向发育性病变的切除术后[7-18]。迟发性出血是常见的,治疗方式通常类似于内镜下括约肌切开术后出血的治疗。对于无血液动力学障碍的黑便患者,我通常不进行内镜检查,因为大部分可以自行恢复。如果可能存在大出血,则需要急诊内镜下临时置入胆管支架,这有助于防止出血性胆道梗阻并协助定位在活动性出血中的手术部位(和可能的出血部位)。对于动脉性出血,首选热凝固钳并使用如前所述的柔和电凝模式(80 W, ERBE

效果 4～6)。止血夹可能是有用的,但在十二指肠镜下操作困难,可以考虑去除钛夹导管的外鞘管。使用钛夹时需要小心不要撕裂相对固定的腹膜后十二指肠壁。对于内镜无法控制或大出血时可以考虑行血管栓塞术。

由于术后通常会发生出血且可能是大出血,需要针对出血风险,仔细考虑到患者的合并症和药物治疗,包括其对消化道大出血的耐受力。无症状性壶腹腺瘤的恶变通常缓慢,对于存在明显合并症的患者特别是老龄患者,手术对生命的威胁可能超过肿瘤本身。

穿孔

在操作开始和结束时,分别拍摄和对比十二指肠充气条件下气体的特征(患者和X线机臂在相同位置)。如有腔外气体的证据显示需进一步的评估和(或)治疗,必须仔细检查切除部位,以便对深部或透壁损伤进行评估。如果有任何怀疑,则考虑放置全覆膜可回收金属支架,保证胆管直径并将远端胆总管锚定在周围组织,确保胆汁流入十二指肠。在我看来,CO_2灌注适合所有的高级内镜切除术包括壶腹切除术,因为其能显著减少术后疼痛。在穿孔的情况下,它还具有减小透壁压力和增强逸出气体再吸收等理论上的优点。

对于较深的切除,内镜下的特征并不可靠,因此在术后临床评估期间必须保持高警惕。持续的疼痛应该迅速行放射学检查和外科会诊。在X线片上未发现腹膜内或膈下游离气体不能排除穿孔,穿孔通常是腹膜后的。在高度怀疑穿孔的情况下,CT(尤其口服造影剂)更敏感,并且是最好的辅助检查,仅仅依赖X线片检查会耽误穿孔的诊断。口服造影剂对于诊断很有帮助,并能确定是否有持续的漏出。如未见到相关迹象,特别是无腔外液体的迹象,则可能允许内科保守治疗。内科和外科团队之间的多学科协作是获得最佳临床预后所必需的。并非所有穿孔的病例都需要手术干预,有的病例可选择以禁食和静脉使用抗生素治疗;然而,CT提示明显的液体渗出则通常需要引流处理。

胰腺炎

预防性胰管支架置入明显降低术后胰腺炎的风险已被普遍接受[10]。在壶腹切开术后迅速放置胰管支架是必要的,因为术后可能迅速发生的出血会使得胰管定位困难。MRCP可以显示胰腺分裂,在这种情况下通常不需要胰管支架。壶腹切开术后胰腺炎的治疗通常与ERCP后胰腺炎相同。意料之外的胰腺炎应该迅速完善X线检查,以确保胰管支架没有向远端移位。如出现移位,立即内镜更换(几个小时内)可以减轻严重性。

结论

内镜下壶腹切除的理想技术依赖于病变的大小及是否存在乳头外延伸和程度。局限于乳头的病变应整块切除。内镜医师必须注意早期和迟发性并发症，特别重视早期胰管支架的置入。

对于经验丰富的内镜医师，内镜下壶腹切除术是一种治疗乳头腺瘤、LST - P 和一些黏膜下壶腹病变安全有效的措施。然而，中至重度的并发症确有发生，患者必须知情同意，而内镜医师必须时刻准备识别和处置。内镜下壶腹切除术是一种高级的技术，需要最佳的内镜专业知识、合理的设备和一个经验丰富的支持团队。

◇ 参 考 文 献 ◇

1　Adler DG, Qureshi W, Davila R, *et al*. The role of endoscopy in ampullary and duodenal adenomas. Gastrointest Endosc 2006; 64:849 - 854.

2　Manta R, Conigliaro R, Castellani D, *et al*. Linear endoscopic ultrasonography vs magnetic resonance imaging in ampullary tumors. World J Gastroenterol 2010; 16:5592 - 5597.

3　Chen C-H, Yang C-C, Yeh Y-H, *et al*. Reappraisal of endosonography of ampullary tumors: Correlation with transabdominal sonography, CT, and MRI. J Clin Ultras 2009;37:18 - 25.

4　Ito K, Fujita N, Noda Y, *et al*. Preoperative evaluation of ampullary neoplasm with EUS and transpapillary intraductal US: A prospective and histopathologically controlled study. Gastrointest Endosc 2007;66:740 - 747.

5　Itoi T, Tsuji S, Sofuni A, *et al*. A novel approach emphasizing preoperative margin enhancement of tumor of the major duodenal papilla with narrow-band imaging in comparison to indigo carmine chromoendoscopy (with videos). Gastrointest Endosc 2009;69:136 - 141.

6　Bassan M and Bourke MJ. Ampullectomy: A practical guide. J Interv Gastroenterol 2012;2(1): 23 - 30.

7　Hopper AD, Bourke MJ, Williams SJ, Swan MP. Giant laterally spreading tumors of the papilla: Endoscopic features, resection technique, and outcome (with videos). Gastrointest Endosc 2010;71:967 - 975.

8　The Paris endoscopic classification of superficial neoplastic lesions: Esophagus, stomach, and colon: November 30 to December 1, 2002. Gastrointest Endosc 2003;58:S3 - 43.

9　Moss A, Bourke MJ, Metz AJ. A randomized, double-blind trial of succinylated gelatin submucosal injection for endoscopic resection of large sessile polyps of the colon. Am J Gastroenterol 2010;105:2375 - 2382.

10　Harewood GC, Pochron NL, Gostout CJ. Prospective, randomized, controlled trial of prophylactic pancreatic stent placement for endoscopic snare excision of the duodenal ampulla. Gastrointest Endosc 2005;62:367 - 370.

11 Kim JH, Moon JH, Choi HJ, *et al*. Endoscopic snare papillectomy by using a balloon catheter for an unexposed ampullary adenoma with intraductal extension (with videos). Gastrointest Endosc 2009;69:1404 – 1406.

12 Norton ID, Gostout CJ, Baron TH, *et al*. Safety and outcome of endoscopic snare excision of the major duodenal papilla. Gastrointest Endosc 2002;56:239 – 243.

13 Fahrtash-Bahin F, Holt BA, Jayasekeran V, *et al*. Snare tip soft coagulation achieves effective and safe endoscopic hemostasis during wide field endoscopic resection of large colonic lesions. Gastrointest Endosc 2013;78:158 – 163. e1.

14 Moss A, Bourke MJ, Williams SJ, *et al*. Endoscopic mucosal resection outcomes and prediction of submucosal cancer from advanced colonic mucosal neoplasia. Gastroenterology 2011; 140: 1909 – 1918.

15 Yamao T, Isomoto H, Kohno S, *et al*. Endoscopic snare papillectomy with biliary and pancreatic stent placement for tumors of the major duodenal papilla. Surg Endosc 2010;24:119 – 124.

16 Moon JH, Cha SW, Cho YD, *et al*. Wire-guided endoscopic snare papillectomy for tumors of the major duodenal papilla. Gastrointest Endosc 2005;61:461 – 466.

17 Irani S, Arai A, Ayub K, *et al*. Papillectomy for ampullary neoplasm: Results of a single referral center over a 10-year period. Gastrointest Endosc 2009;70:923 – 932.

18 Fanning SB, Bourke MJ, Williams SJ, *et al*. Giant laterally spreading tumours of the duodenum: Endoscopic resection outcomes, limitations and caveats. Gastrointest Endosc 2012; 75 (4): 805 – 812.

ASGE practice guidelines
The role of endoscopy in the evaluation and treatment of patients with biliary neoplasia, 2013.
The role of endoscopy in ampullary and duodenal adenomas, 2006.

第12章

ERCP 放射学
The Radiology of ERCP

Derrick F. Martin

> **要点**
>
> ★ 当微创成像等技术明确需要进行内镜治疗的病情时,可实施放射-内镜协作 ERCP。
>
> ★ 良好的结果取决于具有适当的放射设备和优化操作的知识。
>
> ★ ERCP 放射图像报告应纳入内镜检查报告中。
>
> ★ 患者和医生的辐射风险应降到最低。

逐渐走出阴影

当年阿波罗 11 号导航计算机的功能远不及今天的手机,埃德蒙·希拉里的棉夹克还在与英格兰的严寒斗争,但这些先驱们仍然成功地完成了使命。

在 20 世纪 70 年代,尽管经内镜逆行胰胆管造影(ERCP)并非像登月或攀登珠穆朗玛峰那么有挑战性,但我们要想到当时既没有电子计算机断层扫描(CT),也没有超声扫描,磁共振胰胆管造影(MRCP)更是遥不可及。ERCP 是内镜医师、放射科医师和患者的发现之旅,患者接受纤维支气管内镜、辅助设备(可重复使用)和透视检查,这有时是相当危险的。与手机和登山者的防护服一样,ERCP 在各个方面不断发展,影像技术和设备的进步使得当前 ERCP 复杂的临床操作成为了可能。

对于参与治疗、为诊断和发展做出贡献的放射医师而言,ERCP 在早期是一项激动人心的手术,他们参与研讨,为 ERCP 的改进和发展做出了贡献。但由于大多数放射医师有很多其他本职事务,内镜医师往往只与 ERCP 技术熟练或不熟练的放射技师或其他技术人员共同完成操作。

这些评述旨在帮助内镜医师最大化手术价值，同时降低手术风险。

放射诊断学和 ERCP

我们无法了解全世界每年会实施多少例 ERCP。但随着肥胖症和老龄化人口的增长，胆石症的患病率不太可能会下降。目前似乎不存在可改善梗阻性胆道恶性肿瘤危险因素的方法，所以胆道引流仍有保留的需要。

ERCP 有其固有风险，唯一避免风险的方法就是完全不做手术。在 ERCP 术前，最好通过影像学发现问题，永远不要发生如下情况：在内镜医师有幸得知 ERCP 诊断结果再去规划应该如何行动。以前我们做 ERCP 时总是意外频发，每到那时都叫苦不迭。

超声

超声(US)在梗阻性胆道疾病中的应用价值并没有变化。超声擅长诊断胆管扩张和胆囊结石，对诊断梗阻水平或显示位于胃或十二指肠气体阴影处的胆管结石表现不佳。人们认为超声依赖于操作人员，这其实是误解，很显然每台手术、诊断或治疗都依赖于操作人员。也许除了回顾外，并非所有放射医师都能领会影像学检查的精妙之处，同样也并非所有内镜医师都能插入需要的导管。

超声还可以检测肝脏实质性疾病、全身性或局灶性疾病，评估其他成像所见的肝脏局灶性病变。尽管有其局限性，但所有胆道或胰腺疾病疑似患者都应该进行超声检查。

计算机断层扫描

现代多排螺旋 CT(MD CT)可以在几秒钟内扫描腹部并迅速生成 1～3 mm 的水平位、冠状位和矢状位图像(图 12.1)。CT 扫描并不是没有代价的。放射

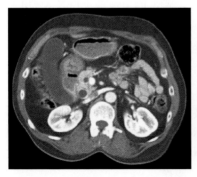
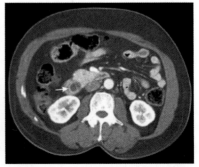

(a)　　　　　　　　　　　　(b)

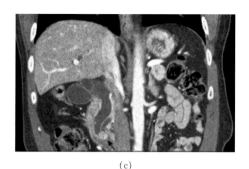

(c)

图 12.1　老年患者,无痛性黄疸。(a)轴位图像显示
胰管、胆管和胆囊扩张。(b)胆管和胰管在
乳头隆起处汇合进入十二指肠(箭头)。
(c)冠状图像显示乳头肿瘤(箭头)强化,并
出现胆管和上方胰管扩张。

医师非常担心会引起静脉注射造影剂(CM)相关的过敏反应,但这种风险与造影剂诱发的急性肾损伤相比却微不足道[1]。推荐做 CT 检查应注意患者的肾功能状况和并发症,例如糖尿病。对于交界性肾功能损伤患者可采取肾保护措施。

　　CT 辐射剂量引起全球的关注。老年人的风险较低,但年轻患者存在长期恶性并发症的风险,并需要防范意外情况。

　　对于怀疑为恶性肿瘤的患者而言,CT 是诊断和分期的最佳无创检查方法。支架置入前应进行 CT 检查。胆结石患者当诊断不明或患有急性胰腺炎时,可接受 CT 检查。向负责 CT 检查的放射科医师提供临床信息是非常重要的。CT 检查的模式和相关造影剂随临床疾病的不同而不同,例如,疑似胰腺癌患者、急性胰腺炎患者和肝局灶性病变患者都需要不同的 CT 检查。操作人员依赖性也指申请检查的内科或外科医生。如果问了错误的问题,那么得到错误的回答也不足为奇。

磁共振

　　磁共振(MR)对胰腺癌检查或分期的作用与 CT 相当,但对肝和胆道疾病的评估则优于 CT。MRCP 是一种快速、无创的检查方法,仅利用胆汁的 T2 加权成像(图 12.2)的固有对比,无需造影剂即可精确描述胆道系统。MRCP 对胆管结石检查的灵敏度与内镜超声(EUS)相当。施行 MR 检查的内外科医生应注意禁忌证,包括心脏起搏器。然而,现在有可接受 MR 检查的心脏起搏器,另外某些类型的心脏起搏器的患者在经过心脏病专家和 MR 工作人员商讨后,也可以接受 MPCP 检查[2]。

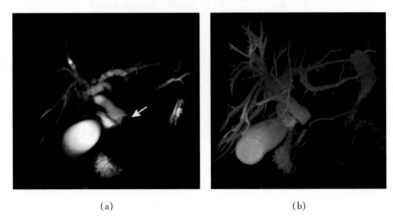

(a)   (b)

图 12.2　37 岁女性，患疼痛和黄疸。(a)20 mm 层厚，径向 T2 加权 MRCP 图像显示在胆囊管和胆总管交汇处的一个结石(箭头)。(b)同一患者的最大强度的投影图像。

很显然，一些扫描技术[US、CT、MRCP 和(或)EUS]在 ERCP 之前已经确定疾病性质并提供了指导治疗策略。现代影像也许可以让内镜医师避免懊悔不已的事件发生[3]。

关于时间安排

急诊成像或介入治疗在肝胆胰疾病中需求是比较少的。即便是对急性重症胆管炎的患者而言，为了优化胆道引流结局，救治患者也存在时间和临床的要求。而对于急性胰腺炎和恶性梗阻，紧迫性不是问题的关键，除非为了让患者及其家属了解目前的情况，通常情况下应留出适当的准备时间，并制定治疗策略。结石引起的轻度水肿性胰腺炎患者便是一个需要考虑时间安排的简单例子，这种患者康复更快，通常也会排出结石，ERCP 是非指示性手术。对于可能需要胆囊切除术的患者，需通过 MRCP 评价胆管。胆囊切除术后一个月，显示胆管清晰的 MRCP 无任何价值，最好在胆囊切除术前一段时间安排 MRCP，预先安排临时的 ERCP，这样如果 MRCP 呈阳性，则无需延迟胆囊切除术。为优化图像计划，应仔细考虑为每一位患者提供个体化管理策略(图 12.3)。

经皮肝穿刺胆管造影

可以进行外部或内部引流及支架置入术的经皮肝穿刺胆道造影(PTC)至今仍然运用广泛。新兴的以 EUS 为基础的介入治疗技术虽然引起了关注，但尚未广泛采用[4]，目前缺乏随机对照性研究。经内镜胆道引流技术对于日益增长的经 Roux-en-Y 胃旁路手术患者而言有发展前景，但肯定只能是内镜高手才能施

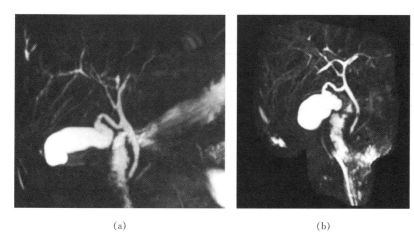

(a)　　　　　　　　　　　　　　　(b)

图 12.3　40 岁男性,轻度急性胰腺炎恢复后。(a)术前 MRCP 显示胆管清晰。(b)该患者出现短时间反复疼痛性黄疸,MRCP 显示胆管结石。

行。尽管有单中心显示,甚至对于良性疾病,PTC 都会导致显著的致病率和死亡率,经皮穿刺技术仍需要继续保留。PTC 主要用于患有梗阻性胆管疾病,且内镜检查失败或无法接受内镜检查的患者管理。对恶性疾病患者而言,如果施行经肝金属支架置入术,则无需进行内镜联合经皮技术。经皮肝穿刺胆管造影目前仍适用于通常因十二指肠乳头旁大憩室而导致内镜无法进入胆道的胆管结石患者。

　　对于复杂肝门部恶性肿瘤进行引流到底是经内镜还是经皮,曾经引发了旷日持久的争论,并将持续下去,具体将取决于当地的技术和资源可用性。

ERCP 放射学

放射线摄影装置

　　许多 ERCP 检查通常安排在质量合格的放射室进行,内镜检查中心安装 C 型臂的情况并不多见。由于不存在关于 ERCP 培训和实践的国家指导方针,故无设备质量或标准的硬性规定。有趣的是,对内镜及放射线摄影装置都是如此,但内镜医师对内镜技术更感兴趣,并且内镜也相对便宜。因此,大多数检查中心都有较好的内镜设备,而对于昂贵且必须使用数年的放射线摄影装置来说,那就是另一回事了。并且设备越昂贵,需要使用的次数就越多,这样才能最大限度地收回投资和维护成本。

　　内镜医师的放射线摄影装置可能与它的价钱是相关的。放射医师的关注点包括图像分辨率、对比度、亮度、病灶边缘和图像噪声等。对于影像引导的介入治疗来说,放射医师会要求最好的质量,这将使他们对病变情况的解释及介入手术的引导变得容易。为什么内镜医师就应该不一样呢? 一些 ERCP 中心使用旧的或廉价的移动或固定透视单元,因为他们只能负担这种装备或放射科允许使用的设备。最先进的透视系统分级带来的启示就像你戴上第一副近视眼镜,并意识到此前 5 年你曾经失去了什么。虽然没有一致的证据支持这种观点,但直觉这是对的。使用低劣质量透视设备的内镜医师会束手束脚,他们不仅是用自己的声誉和生计在冒险,更是在拿患者在冒险。并不是说一定要选择移动 C 臂或是花哨的固定透视单元,而在于优质的图像质量。尽量购买能力范围内最好的设备,不要妥协。

放射室设计

大多数国家对于放射室都有明确的国家准则,例如介入放射(IR)的安装,特别是与辐射防护相关事宜。进行 ERCP 检测时,应确保操作者了解他们的机构和国家制定的指南。

安装设备时,有必要确保为内镜医师和麻醉/镇静医师工作预留最佳的通道。

图像记录

数码相机已经彻底改变了家庭摄影,我们大多数人在电脑中存储了数以千计的图片,与我们父母放在楼梯下装满旧照片的一些鞋盒大不相同,数字成像也是如此。静态图像和视频循环可以便捷地记录和保存,唯一的限制是辐射剂量和图像存储容量。即便是后者,最终也将是无限的。ERCP 的透视装置应连接至医院图像存档和通信系统(PACS),以便本地或远程回顾图像。由于缺乏即时性和数字系统的可用性,射线胶片-成像系统早已过时。

造影剂

离子型造影剂的时代已一去不复返,现在低渗或等渗水溶性碘造影剂成为了主流。这种造影剂在血管内有更好的相容性,在介入治疗时有最大的舒适度。就 ERCP 术后并发症而言,尤其是胰腺炎,目前没有任何可优先考虑的造影剂[5]。但也有些简单的小技巧使患者更加轻松。使用两种不同浓度的造影剂,其中一种的碘含量在 300～350 mg/ml 之间,插管装置在最初插管前应加满上述含量的造影剂,一定要先小剂量注射以确保进入管道系统。如果胆道系统优先且需要避开胰管,使用碘含量更高的造影剂可立即显示疏忽的胰管插管。高碘含量造影剂的黏性更大,因而快速注满胰管也更加困难,这也许可以降低诱发胰腺炎的风险。如果造影剂装在大直径的注射器中,那么保护作用就更强,这是因为注射压力降低的缘故。如果插管的胆管需要造影,则需要改变造影剂或是使用碘含量较小、大约 150 mg/ml 的造影剂。这种低碘含量造影剂不太可能掩盖扩张胆道系统中的结石。如果小胆管疾病的诊断必须使用肝内胆管造影术,更聪明的办法是恢复高碘含量造影剂以提高图像的分辨率,也可以使用球囊阻塞胆道造影术。

造影剂反应——预防及处理

与所有涉及造影剂管理的手术一样,术前必须进行碘过敏检查。虽然ERCP 手术期间造影剂反应的发生率极低,但所有的内镜医师应熟悉当地和国家有关急性造影剂过敏反应的预防和处理的指导方针。

谁拥有透视装置的按钮

工作人员和患者的辐射剂量保护至关重要,而且大多数机构对内镜医师操作透视设施都提供了指导和培训。在许多中心,放射技术员或技师需要在内镜医师观看图像时操作透视设施。关于这点需要在内镜医师和放射技师之间建立非常明确的原则。内镜医师要求放射技师"拍摄"或"透视"时往往会忘记说"停止"。同理,如果内镜医师用脚踏开关操作透视,那么大脑和脚之间的交流至关重要,当内镜医师停止看透视图像时应抬起脚。当地还应该提供机构培训。

如何提高图像质量并为准确的解读提供辅助

除胆道镜检查以外,ERCP 是一种放射性手术,可根据术前信息和图像结果立即解释有关治疗的结果和决定。因此需要尽可能提高透视图像质量。使用造影剂可达到这一目的,详细说明见前文。

患者体位

患者最好采用俯卧位,虽然很多老年人说他们很多年都没有趴过,可一旦在帮助下进入这种体位通常会感到非常舒服,尤其是僵硬的脖子、肩膀和臀部垫上枕头时。俯卧位稳定性好,能提供良好的内镜和气道入口。从影像学的角度来看,垂直的透视姿势能提供良好的前后(AP)成像。因此,解剖相关的透视图像解释较为容易,但又因为患者的前后径通常小于横径,所以这种体位会降低辐射的散射和图像干扰,并提高图像分辨率,这也会降低辐射剂量。如果患者无法采用俯卧位,那么让他们尽可能靠近并旋转透视单元完成前后位。对于患有严重肺部疾病或插管通气的患者,俯卧位在生理上就不太合适,ERCP 仰卧位更为简单,但对内镜医师来说操作可能有点棘手。

哪个才是好的选择

在小肠研究或结肠钡剂灌肠的腹部透视期间,患者在扫描床上仰卧,常规图像投影并记录,故患者的右侧在图像左边,与标准胸片同理。

如果患者采用俯卧位,那么按惯例患者的右侧在图像右边,这会更加明显。因此,如果患者采用仰卧位,那么患者的右侧在图像左边的 ERCP 图像就有显示错误。这很重要吗？如果事先知道体位就不重要。明显的优势在于容易与 MRCP 图像进行比较,患者仰卧位显示正常(图 12.4)。

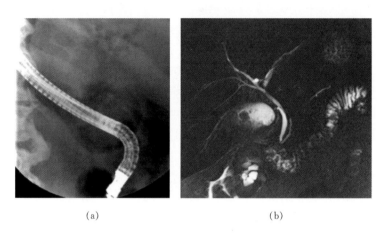

(a)   (b)

图 12.4　(a)显示气体胆管造影的 ERCP 图像。(b)MRCP 显示的图像。

基础图像

在插入内镜前后,注射造影剂之前拍一张平片是必要的;它可显示胆管中的气体和结石的钙化,也可进行肋软骨钙化的评估,如果没有作为对照的基础图像而注入造影剂,像钙化肋软骨这种常见的征象会引发关于是否有结石或胆漏的争论。通常需要清除拍照视野内的外来器件、监控电缆、按钮等(图 12.5)。

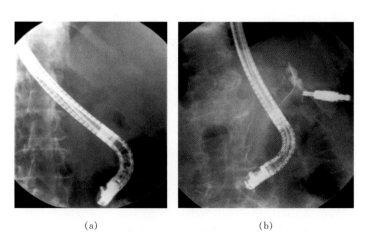

(a)   (b)

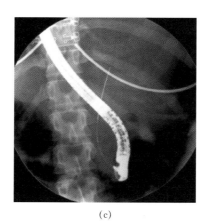

(c)

图 12.5　(a)造影剂注射前的正确投照和对准的平片。(b 和 c)被
外来器件扰乱的成像视野,这可能会引起混淆。

进一步成像

尽管并不存在图像记录相关的原则,在手术期间记录相关要点是一个明智的决定。例如,第一次病理学检查的诊断;通过狭窄处注射造影剂来划定边缘;在介入治疗后,例如结石的取出或支架放置,并记录任何并发症。手术完成后留一个图像也是很有帮助的。可以记录下已经做了什么,这种图像也有助于评估腹膜后穿孔。

注射造影剂

如今大多数内镜医师采用括约肌切开刀辅助插管,当导丝插入胆管并在导管内见胆汁时注射造影剂。偶尔情况下导丝并不能自由进入,通过造影剂短暂的冲力打开胆管括约肌,能够使导丝进入。一旦插管装置位于胆管内,有必要注射足量的造影剂来确定位置和下一步治疗。如果已经确诊胆管内有结石,可进行括约肌切开术再利用球囊或取石网篮进行胆管造影术。如果遇到狭窄处,则应在狭窄处下方注射造影剂,并在导丝通过后再造影确定其范围。

向胆管内注射造影剂时,注意造影剂流动的影响。造影剂注入远端胆管会引起结石上移,甚至进入肝内胆管,这就可能造成误解。在肝管汇合处注射造影剂将导致任何结石冲刷到远端,因此更容易被看到。

图像尺寸和图像放大

成像区域通常不应超出腹部右上象限,预期包括横向围绕胆囊的区域、胰体内侧、右肋膈沟上方和十二指肠下方的第三区域。在整个腹部视图中显示内镜分离的图像早已过时,这种图像降低了诊断图像的质量,浪费了辐射剂量,而且诊断技术较差。

大多数的透视单元都配备了一系列 3～4 级放大系统。通常选择适合手头作业的放大水平,例如在胆管插管期间,为了能看到插管装置的尖端,并确定导丝进入管道系统的路径,通常选择将图像放到最大。一旦插入,则降低放大级别,以显示相关的管道系统(图 12.6)。

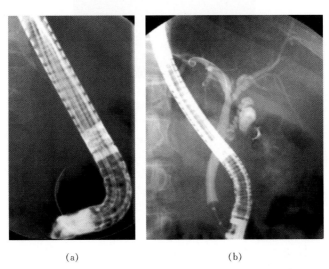

(a)　　　　　　　　(b)

图 12.6　(a)胆管括约肌切开术和导丝引导导管插管时的放大图像。(b)整个胆道系统的正确放大图像。

准直(锥形缩光器)

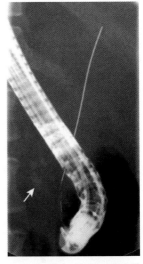

所有透视系统均配备移动对称准直器,可缩小任何放大级别的可见图像的大小。所有系统均配备一个自动曝光装置,类似于电子内镜中的自动光圈。这会根据辐射撞击传感器的水平来调节图像亮度。如果水平很高,例如如果图像包括肺底,系统将会降低辐射水平以降低胆管造影的清晰度。这一辐射水平在使用准直器时会更加合适,图像质量也会提高。X 线束的准直也会减少散射辐射,降低图像干扰,提高图像分辨率。使操作者可以看得更清楚(图12.7)。

图 12.7　放大后图像的紧密准直,可清楚地判断腺头微弱的胰腺钙化情况(箭头)。

棘手的成像情况

是否有结石

病史或术前透视图像显示胆管结石但在胆管造影术中不可见,这种情况比较普遍。结石可自发排出。括约肌切开后不可见的结石自行排出也不少见。当然,如果确信胆道没有结石,则可以避免括约肌切开术的情况。胆道造影是动态的,为了明确难以观察的结石,也可以注射和抽吸造影剂。但要避免胆管过度充盈,因为这会造成患者的不适和增加胆管炎的风险。若用导管来探查胆管,注射并抽吸造影剂,则可实现高质量的造影。用充气的球囊沿胆管拉下来可将肝内胆管结石吸出。

气泡

应注意避免在插管装置和注射器中出现气泡,但气泡有时也会出现。仅靠简单的透视图像无法区分气泡和结石。插管装置应插入至怀疑气泡的位置,抽吸可能让气泡消失。用球囊抽吸可能有用。让患者翻身或倾斜床面并不起作用。

明确疑难解剖

传统的胆道解剖如下:两个右前段肝管引流入一个右前叶肝管内,并与类似的右后叶肝管交汇组成右肝管。2、3、4 节段汇合形成左肝管。左、右肝管汇入肝总管,肝总管与胆囊管汇合形成胆总管。胆道解剖有很多变异,这种传统的解剖在正常人群中不到 2/3。得益于内镜医师的帮助,大部分变异结构都可通过磁共振造影形成简单、安全的解读。而这对内镜医师理解一些更常见的变异也有帮助。放射科医生应该在 MRCP 中报告解剖变异(图 12.8)。

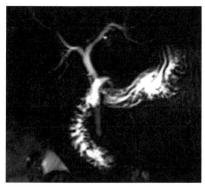 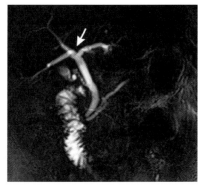

(a)   (b)

图 12.8 (a)肝管的正常汇合。(b)右前叶和右后叶肝管与左肝管汇合处的常见变异。

胆囊管

胆囊管可从侧面、中央、上方或下方进入胆总管。偶尔不慎进入胆囊管时会导致困难情况出现，特别是计划放置支架时。在此类情形下，进入肝总管或肝内胆管系统时，应通过导丝定位肝管系统或注射造影剂来确定位置。

右后叶肝管

右后叶肝管出现问题一般有两个原因。大约 15％ 左右的右后叶肝管（RPSD）汇入左肝管（图 12.9）。这很显然会对肝门部病变患者的右侧引流结果产生影响。放置在右肝管内的支架只能引流两个肝段。第二个问题是，RPSD可能会在肝门部水平以下进入肝总管。RPSD 有时会靠近胆囊管进入，尤其在腹腔镜胆囊切除术时会对解剖造成困扰。这种情况下，RPSD 损伤是一个公认的问题[6]。而 RPSD 能排入胆囊管或胆囊管可排入 RPSD 的情况就更加复杂。我们需要了解这些变异，并意识到解剖学误解可能会造成灾难。

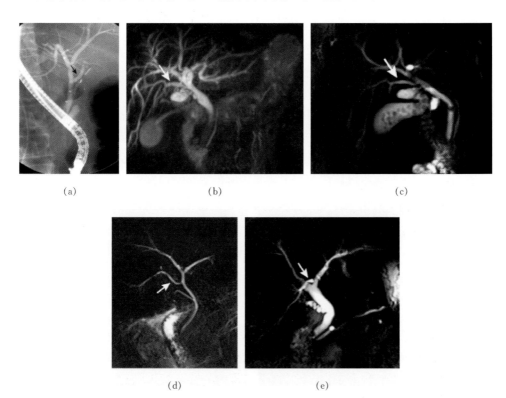

(a)　　　　　　　　　　(b)　　　　　　　　　　(c)

(d)　　　　　　　　　　(e)

图 12.9　右后叶肝管。(a)胆囊切除术后患者的 ERCP 显示外科医生离这种低位右后叶肝管有多么近。(b、c、d)显示低位右后叶肝管插入的其他模式。(e)右后叶肝管插入左肝管内。

因为胆道解剖上的变异类型繁多,所以 MRCP 是胆道肿瘤术前评估的一个重要部分。

狭窄评估

如果胆道系统有复杂的狭窄,特别是胆管狭窄,那么其相关的解剖难以用二维透视解释。为了正确放置支架,正确理解三维解剖是必要的。患者或透视单元的旋转有助于更好的理解三维解剖。近距离的两个结构在旋转过程中相对位置不变,而远距离的两个结构在旋转时则不会保持这种相对位置;将俯卧的患者旋转到右侧会导致前面的结构向中间移动,而后面的结构向外侧移动。旋转球管比旋转患者更为方便。

辐射的风险与防范措施

ERCP 使患者必须暴露在辐射下。而对于内镜医师和工作人员而言,一定程度的辐射是无法避免的,因为他们必须靠近辐射源。

特别是随着 CT 使用次数的不断上升,放射医师和放射防护部门越来越担心辐射的危害,尤其是对于年轻的工作者。我们能在文献和互联网上找到大量令人担忧的癌症风险数据,而有关风险的精确数据目前还没有定论。毫无疑问,辐射剂量越大,不良反应发生的风险也就越大。风险并不仅仅指癌症。介入放射学的研究表明,对于长期操作人员而言,患白内障和脑肿瘤的重大风险与内镜医师的暴露量相关。

内镜医师可能觉得对老年人远离辐射危害的保护措施不是那么必要,特别是那些患有恶性疾病的患者。因为这些患者的寿命有限,也因为对这些患者来说显而易见的低风险高收益。但内镜医师应该牢记这一点,他们自己的辐射源来于患者的散射辐射,因此减少患者辐射剂量也就意味着减少工作人员的辐射。

我们如何最大限度地减少辐射剂量

(1)规划——只有在初步影像已提示需要干预的条件下,ERCP 才能作为一种治疗方法来使用。在辐射防护术语中,这是对电离辐射使用的"正当理由",也是法律上的要求。

(2)优化——这意味着在最短的时间内成功完成手术。当然,这取决于医疗团队的技术。一个操作娴熟的团队可能会更迅速地完成介入手术。尽管如此,除技术水平以外,条件也通常应该保持最优。优化涉及对患者使用最好的透视设备并重视影像学技术,患者应处于正确的体位、获得舒适的镇静或麻醉。

(3)限制——辐射剂量的限制不仅指你的脚避开了透射开关,还涉及一系列与患者和工作人员的辐射剂量限制相结合的措施。

透视设备

对操作者而言,下球管比上球管辐射暴露更低,这是由于散射辐射的性质决定的。

所有透视设备都有电子和机械剂量节约功能。随着介入放射学应用的拓展,设备制造商的剂量节约程序越来越高级。每个透视单元可用的设备包括自动曝光装置,可将管电压和电流设置在最佳水平。所有透视设备均配备间歇透视设置,这意味着操作人员可设置辐射的发射率,而非用脚一秒按下几次开关来形成脉冲式辐射。很显然,如果透视设备每秒总共形成半秒的辐射,那么与连续透视相比就能节省50％的剂量。低脉冲也完全能形成完美的图像。

X射线束的准直已成为提高图像质量的一个技巧。严格准直的X射线束能减少来自患者的散射辐射,从而减轻患者及操作者的辐射量。严格控制缩光器,只要你需要的最小透视视野。

机械设备

大多数透视设备都配备了嵌入扫描床的铅玻璃或铅橡胶防护屏。但尽管可使用这种防护屏来减少辐射,内镜医师的腿部在ERCP手术期间还是会受到大辐射剂量的危害。为了减少眼睛和甲状腺的辐射剂量,可在辐射源和操作者之间插入嵌入顶置式铅玻璃屏。

个人防护

辐射剂量符合反平方定律。离患者越远,按照距离平方函数计算的辐射剂量就越小。内镜医师必须接近患者,所以防护服是必不可少的。铅衣制造商的现有材料在重量足够轻的同时也有极好的保护作用。合适的防护服应覆盖整个含红骨髓的骨架、肩胛带骨、脊柱、骨盆、股骨和胸骨。防护服也不得一侧敞开,因为内镜医师可能在扫描床旁边站立,导致敞开的防护服无效。应戴上防护罩和铅玻璃眼镜,眼镜也应该侧向防护。对暴露在高辐射剂量下的操作人员,我们建议穿上铅橡胶小腿和脚部保护套。协助内镜医师的所有员工也应该穿类似的个人防护服。必须经常监控所有人的辐射剂量。

孕妇患者

患有胆管结石的孕妇有时需要施行ERCP。可在MPCP初步评估后再进行ERCP检查。

如果经胆汁吸引术证实可轻松进入胆管,括约肌切开术和支架置入术即可在无辐射暴露的情况下进行。进一步治疗将延迟到妊娠后。如果需要透视,患者可穿上两件铅防护服,从而在前后和侧向对胎儿进行 360°保护。另外可在扫描床上放一件铅服,垫在患者腹部以达到进一步防护的目的。避免患者乳房受到电离辐射也很重要,因为怀孕期间乳房对辐射特别敏感。当然,也需要采取其他保护措施使透视时间降到最低,避免曝光获取永久性图像。所有透视设备都能捕获并储存透视看到的最后一帧图像。

有趣的是,为降低辐射剂量而设计的大部分措施也能提高图像的质量,因而有利于诊断和治疗。内镜医师应注意辐射防护措施,并视为服务质量的一部分,而非乏味的不相干问题。

◇ 参考文献 ◇

1　Anathhanam S, Lewington AJ. Acute kidney injury. J R Coll Physicians Edinb 2013;43: 323 - 329.

2　Viera MS, Lazoura O, Nicol E, et al. MRI in patients with implantable electronic devices. Clin Rad 2013;68;928 - 934.

3　Akisik MF, Jennings SG, Aisen AM, et al. MRCP in patient care: a prospective survey of gastroenterologists. Am J Roentgenol 2013;201;573 - 577.

4　Bapaye A, Dubale N, Aher A. Comparison of endosonography-guided vs. percutaneous biliary stenting when papilla is inaccessible for ERCP. United European Gastroenterol J 2013; 1: 285 - 293.

5　Ogawa M, Kawaguchi Y, Kawashima Y, et al. A comparison of ionic, monomer, high osmolar contrast media with non-ionic, dimer, iso-osmolar contrast media in ERCP. Tokai J Exp Clin Med 2013 Sep 20;38(3);109 - 113.

6　Wojcicki M, Patkowski W, Chmurowicz T, et al. Isolated right posterior bile duct injury following cholecystectomy; report of two cases. World J Gastroenterol 2013;19;6118 - 6121.

第13章

ERCP 的报告及存档

ERCP reporting and documentation

Lars Aabakken

要点

★ 内镜报告是记录及传达 ERCP 操作过程及结果的主要
工具。

★ 针对不同的阅读人群,报告的内容及形式需有所调整;
通俗化的版本可使患者更好的理解报告内容。

★ 建立报告模板并逐条记录有利于质控工作的进行,对内
镜中心的操作情况进行追踪。

★ 采用极简标准术语(MST)及标准定义结构化描述术中
所见有助于建立一套通用语言。

★ 图像的存储以及与放射科医师的良好沟通对成功的
ERCP 操作至关重要,且同样需要标准化。

大多数有志于掌握 ERCP 的内镜医师会重点学习进镜、插管及治疗技术,而
如何准确表述操作过程是一次成功的 ERCP 不可或缺的部分。准确的报告对接
手患者治疗的医生来说很重要,同时它还具有其他实用、管理及法律效用。

之前的内镜报告更像是医师的笔记,仅是对术中所见、结论及给出建议的非
结构化叙事性表述。然而,结构化、简洁、标准化的语言正逐渐成为医疗文件的
基本特征,内镜报告亦应如此。出具结构良好的报告应作为 ERCP 培训的一
部分。

结构化报告

当你阅读教科书的章节或者医学杂志里的科学论文时,你会希望结构清晰、

特定的素材出现在应该出现的地方。同样的,标准化的结构可以帮助阅读报告的人理解报告。报告是否容易理解,部分取决于报告的各个组成部分及其顺序,还有各个组分的内容及内部结构。至于术中所见的描述,可参照胃肠镜检查术极简标准术语(MST)一文[1],其对病变的描述提供了框架。该文列出的核心词汇有限,但足以用来描述最常见的结果,并附带了各个术语/病变的一些必要属性的属性值。此外,有文献注明了各术语的主要定义[2],以指导各术语的准确使用。该体系最初是为腔道内镜开发的,适用于此类设备。然而,ERCP 和超声内镜(endoscopic ultrasound, EUS)收录于后来的版本——MST 3.0 中[3]。因此,ERCP 的结果描述可大致依照 MST 体系进行,然而该体系目前还不能完全描述其他治疗手段的技术要点或细节。

报告内容

　　ERCP 报告的结构应尽可能地与其他内镜设备的检查报告结构形似。世界内镜组织(World Endoscopy Organization, WEO)最近出具的一份工作组报告给出了内镜报告标准化的建议,之后介绍的报告结构参照了此建议。然而,本书只是最低限度的指导,大多内镜中心仍会将额外细节或基于本土需求、计算机指令及科学兴趣的选择项列入报告。

数据管理

- 内镜设备。
- 患者标识(姓名、病历号、出生日期)。
- 检查日期、时间及地点。
- **所行检查(主要分类)。**
- **择期检查/急诊。**
- 住院/门诊患者。
- 内镜医师。
- 内镜护士。
- (麻醉师/麻醉护士)。
- 转介医生,额外的收信人。

　　注意:许多内镜中心会采用独特的格式书写其内镜报告,其中包括抬头、徽标、印刷细节、排版结构的不同。各类内镜设备的数据管理要素相似,应该与内镜中心联营,且最好与院内标准一致。各中心很有可能对报告结构进行改编,如具体的内镜检查名称(如 ERCP)会以加大字体放在报告的顶端,以便别人能即刻接收该重要信息。有的机构会将患者 ID 放在中心位置,与医院的其他病历记录保持一致。

报告的收件人一览表也很重要，以明确各位报告阅读者的职责。这样，接手的医生就能直接了解到哪些专家已被告知患者的检查结果。

临床资料

- 适应证/行内镜检查的原因(MST)。
- 简要的病史介绍，包括相关的家族史。
- 风险评估：美国麻醉医师协会评分，合并症、凝血功能、感染风险、电子医疗风险及其他特定风险因素。
- 知情同意书。

注意：报告内应注明行内镜检查的原因及注意事项，包括患者的临床表现如相关的影像学资料，以及替代方案、患者的风险评估和知情同意的明确声明。当所有信息已在患者的病历或介绍信中记录在案时，核心项目仍应在内镜报告中注明。这一点对 ERCP 检查尤为重要，其风险/收益比与其他简单操作有根本的区别。

极简标准术语 3.0 列出了 ERCP 适应证的核心清单。然而，大部分内镜中心根据自身需求对该清单进行调整，因研究或其他目的扩展或增加亚类项目。病史部分应注明先前所行 ERCP 操作的相关细节，包括检查结果、所行治疗及技术难点(如具体难点、患者耐受度)。

技术信息

- 镇静及其他药物。
- 所用设备(内镜型号)。
- 观察视野的清晰度。
- 检查范围。
- 操作方面遇到的问题及解决办法。
- 患者的舒适度/麻醉深度。

注意：虽然有些细节对接手的内科医生没有特别的用处，但对负责复苏的医务人员很重要(如麻醉药的用量及麻醉时间)；知道患者上次检查的操作细节对下一位接手的内镜医师有很大帮助。

有些方面，如观察视野的清晰度或患者的舒适度及检查质量方面的问题，对质量保证计划很重要。

注明 ERCP 的检查范围与检查目的相关，应描述内镜具体进至某段消化道。在有些必要情况下，术者会安排行胰管造影术，这对整个操作都很关键；如果是临时起意,亦需记录在报告内。因此,不像结肠镜检查,ERCP 的操作不是预先制定好、一成不变的,其成功与否更多在于检查目的及结果的关系。该报告项目对保证检查质量十分重要,但需要内镜医生客观记录。

在某些训练机构,同事和导师在检查过程中提供的帮助细节(甚至帮助的次数)亦需记录在案。这些数据不需强制记录,但是至关重要,比如可借此了解学员的学习进度。

患者的一些指标(如血压、氧饱和曲线及心律失常)可从监护硬件自动获取。一些内镜软件系统可整合这些数据,同时追踪某根特定内镜的使用情况(甚至其消毒和储藏历史)。

患者知情同意书必须包括在报告内。知情同意书要能反映患者同意的实际情况。一键式自动化文本输入有可能产生差错,软件解决方案必须确保信息的准确输入。

操作过程中的细节

- 插镜至十二指肠,描述所见消化道相关的镜下表现。
- 插管细节及所用附件。
- 管腔造影结果。
- 取样/包含结果的治疗过程。
- 操作中的大事件。

注意:这一部分的内容书写与腔内操作的模板有些许不同,因为除了最终的结果,关于如何操作的细节也较为受人关注。

除了插管相关细节及在十二指肠降段的定位,患者的体位也是值得关注的。根据临床病史,除了十二指肠壶腹周围的镜下结果,仍需关注所见消化道管腔有无异常表现,例如肝病患者是否有食管静脉曲张,食管有无狭窄,是否有十二指肠溃疡。如有上述情况,需考虑行上消化道内镜检查。需注明壶腹周围解剖异常,如有无黏膜肿胀、狭窄或憩室。即使没有异常发现,亦需在报告中明确说明,如未见食管静脉曲张,未见渗漏迹象,或者是未见之前检查发现的异常表现。

报告中还需体现插管方法及乳头置管过程中遇到的特殊问题,是否增加了胰腺炎或其他并发症的发生率。造影结果需按标准化术语(MST 3.0)进行描述,以确保精准表达,避免模棱两可。尽可能用毫米或厘米描述测量结果。解剖术语亦需规范化(图 13.1)。

报告中需描述取材操作,包括将行何种检验。治疗方法需详细描述,如扩张导管的直径、气囊及支架的长度及尺寸、扩张的持续时间。注明操作结束,首尾呼应。

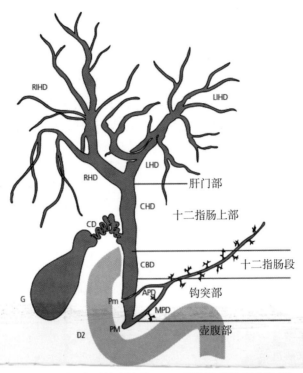

图 13.1 规范化胰胆管解剖术语。APD：副胰管；CBD：胆总管；CD：胆囊管；CHD：肝总管；D2：十二指肠降段；G：胆囊；LHD：左肝管；LIHD：左肝内胆管；MPD：主胰管；PM：大乳头；Pm：副乳头；RHD：右肝管；RIHD：右肝内胆管。（来源：引自Waye 2013[2]，经 Normed Verlag 许可。）

注明操作中的突发情况，包括采取了何种补救措施，最终结果如何。还需说明突发事件的发生对操作结果是否产生了影响。最新规定，将根据上述情况决定突发事件是否被纳入不良事件[5]。

结论和建议

对大多数报告阅读者来说，最关注的就是结论和建议了。这部分应包括的核心信息为 ERCP 的诊断及治疗结果。建议可以是密切监护，或对结论的进一步解释，也可以是何时复查或随访。出于对后续负责，该部分要明确表达。

图像

内镜检查的图像文件是报告不可或缺的部分[6]。长期以来，X 线影像一直是 ERCP 报告的组成部分，但是由于在大多数医院的影像存储和报告系统由放射科负责，因此，ERCP 报告的内镜部分和影像学部分呈各自独立趋势。内镜图像的快捷简易存储一直以来都是问题,部分原因在于缺乏合适的硬件,无法与医疗记录系统整合为一体,还因为大家的焦点都放在 X 线图像上。而影像学因其有不同的流程、硬件、存储机制及网络,图像的存储与内镜系统不同。

由于放射科医师通常不在操作现场,X 线图像只能由非影像专业的内镜医师留取,这对放射科医师解读 X 线图像及出具报告造成了困扰[7, 8]。这点还有待改进,在未来应该争取创建联合报告机制。确保放射科医生收到一份内镜报告十分必要,希望电子综合医疗记录系统能够协调好两者。

影像学图像

目前仍缺乏关于如何优化内镜领域影像学文件存档的规范和建议。已有规范在逐渐出台(出版中),鉴于 ERCP 操作的多样性及对特定影像的多变需求,这些也只能作为粗略的指导。

然而,遵照以下一般原则可帮助优化影像学图像的质和量[8]。详见第12 章。

(1) 确保患者的透视影像能够准确出现在 X 线监视屏上。这应该和检查仪器能否正常运行、是否做好 X 线防护,一起成为常规准备工作的一部分。

(2) 开启 X 线之前,将 X 线射线管置于最佳位置,尽可能使欲观察部位的边缘进入屏幕,以提高图像质量,减少辐射。通常,以正位为最佳,其他角度偶尔有用。

(3) 若进镜至壶腹部受阻,尤其是遇到十二指肠狭窄及扩张的情况,需留取此过程的影像。当不良事件(如穿孔、意外)发生的时候,这些资料尤为重要。

(4) 乳头插管后,造影之前先留取图像以确保观察部位没有任何异物干扰(电线、衣服配件、体环)。此外,肋骨或血管的钙化灶及近期造影均有可能造成干扰。

(5) 导丝的最初位置无需记录,但是造影的初始影像必须准确留取。通常情况,这些有限对比饱和度的初始图像最具指导意义,尤其是在了解肝门部解剖或显示漏所在位置时。在过度充盈的胰/胆管内,小的结石会被遗漏。

(6) 需留病变部位完全充盈的图像。这步需要气囊协助,尤其是遇到肝内胆管狭窄或梗阻的情况,以避免造影剂优先流向胆囊造成过度充盈或经乳头切开处泄漏。为捕捉关键图像,可改变成像角度或重新定位镜身。

(7) 任何可疑病变及相关的解剖异常都需留图存档。对胰/胆管正常解剖及其变异有充分的认识十分重要。

(8) 治疗过程亦需留图,尤其是最终的治疗结果(支架是否在恰当的位置,结石是否清理干净,扩张结束时气囊的状态)。

（9）不良事件若是发生，需留图（如网篮嵌顿、造影剂泄漏、黏膜下充盈、胰腺腺泡化或出现游离气体）。

（10）退镜前需留取最后的影像。腔内造影剂的排空值得关注。有时增摄仰卧位的图像可提供额外有用的信息，特别是需要右半边充盈时。同样，头高脚低位可促使胆囊充盈。

内镜图像

与其他内镜检查相比，记录 ERCP 的内镜下表现显得不是那么重要。然而，任何病变或异常仍需留图，例如，十二指肠溃疡，可疑的癌变浸润，狭窄，壶腹旁憩室或是壶腹部的任意病变。

在行任何治疗（如乳头切开术）前后，都需对乳头部进行留图。治疗过程中的重要步骤（如取石，或置入多个支架）需记录。然而，治疗过程最好是以录像的形式记录。录像可以在不同的网络及电脑系统之间轻易传输，其使用将会越来越广泛。

由于壶腹部肿瘤在放射线下显示不佳，在壶腹切除前后应妥善留取此部位的图像。对于内镜下无法切除的病变，其内镜图像的留取对外科医生（或制定保守治疗策略）来说非常重要。

术后资料

内镜报告一般在操作后不久即可出具，在此之前的资料均记录在报告上。然而，之后的某些信息仍有一定意义，至少需与 ERCP 报告相关联。与之相关最重要的是迟发性不良事件、术中所记录的意外事件的后果及病理报告。更宽泛地看，操作的结果相当重要，但最好能在总医疗记录系统里追踪。

不良事件

不良事件的正确记录是 ERCP 实践的重要方面。尽管操作中的事件是内镜报告的一个组成部分，迟发性事件是个难题。一个美国胃肠内镜学会（ASGE）工作组设计了一个关于记录不良事件类型、严重程度、转归和归属的系统[5]。需要认识到记录不良事件并不意味着"罪恶"或"错误"。尽管责任内镜医师可能的确会被责怪，但不良反应报告与此无关。

病理报告

若是没有对应的病理报告，那么 ERCP 术中取样就没有任何价值。理想的情况应该是，当病理结果出来后，内镜报告应随之更新。有些软件可以做到这点。如若不能,总医疗记录系统必须做到将两份报告关联起来,任何关于病理结果所致的诊断和建议的更新亦需一并关联。

报告输出

传统的 ERCP 报告输出形式是将一张纸送至转诊医生或相关方。此种形式仍具有较大的实用性,且将继续成为文件存档的核心部分;其他的输出形式也在逐渐被认可,尤其是当现在的报告都出自数据库信息。因此,改版的格式要能通用,能让普通医生将关注集中在报告的诠释和给出的建议上;可以采用更专业的格式供 ERCP 领域的专家或合作的外科医生参考,因为他们可能需要了解更多操作上的详情。供恢复室医务人员即刻阅读的报告应采用报表格式;在深度镇静或全身麻醉的情况下,患者需要延长监护,麻醉师需要更格式化的报告。

患者自己也可能想要一份操作报告。有些内镜医师会把给转诊医生报告的副本给患者,但是给患者的最好是能突出重点的版本,比如用通俗的语言书写重要的发现和结论,也可附带更详细的解释或相关的简图。报告中最好还能有相关的疾病描述,更详尽的解剖说明或者相关资料的网页链接。

最后,因质量保证项目、财务或医院统计等需求,累积报告也是必须的。因此,输出的信息不再仅仅是输入的信息而已,不同的报告阅读群体可以收到最有用的信息。

为了实现多中心质保目的,累积数据(至少是匿名数据)亦需注入联合数据库。数家此类网站业已存在,而且对 ERCP 操作中心所提供数据的透明度及质量衡量标准的要求也越来越高。

内镜报告软件

有些中心仍在用叙述的方式口述其内镜操作步骤,随后再进行书面记录。然而,为逐渐满足上述对文档的不同需求,我们亟须专门的数据库来生成合适的报告。一些符合要求的系统已可购买,且能与全院数据库进行灵活地整合。

软件供应商面临的主要难题是开发能将需要的数据结构格式化呈现的界面,且能被用户接受。一方面报告要有一定的结构,另一方面内镜医生要能自然、灵活地运用术语,两者之间的矛盾不可避免。除非解除这样的困境,否则结构化数据输入的质量无法保证,收集的数据也无法准确传达内镜操作的实际情况。

目前正在被推广的结构化标准为软件公司提供了重要的参照。不同的软件方案根据推荐的术语、特性及内镜报告组分,至少可以形成默认模板。虽然会对默认模板进行修改或扩充,但是这样一个通用平台代表了联合基础,可促使全世界的内镜报告规范化。

──── ◇ 参考文献 ◇ ────

1 Crespi M, Delvaux M, Schaprio M, *et al*. Working Party Report by the Committee for Minimal Standards of Terminology and Documentation in Digestive Endoscopy of the European Society of Gastrointestinal Endoscopy. Minimal standard terminology for a computerized endoscopic database. Ad hoc Task Force of the Committee. Am J Gastroenterol 1996;91(2):191-216.

2 Digestive Endoscopy:Terminology with Definitions and Classifications of Diagnosis and Therapy and Standardized Endoscopic Reporting. Waye JDM, Z. Armengol-Miro, JR, editors. Bad Homburg: Normed Verlag; 2013. 238 pp.

3 Aabakken L, Rembacken B, LeMoine O, *et al*. Minimal standard terminology for gastrointestinal endoscopy — MST 3.0. Endoscopy 2009;41(8):727-728.

4 Aabakken L, Barkun AN, Cotton PB, Fedorov E, Fujino MA, Ivanova E, Kudo SE, Kuznetzov K, de Lange T, Matsuda K, Moine O, Rembacken B, Rey JF, Romagnuolo J, Rösch T, Sawhney M, Yao K, Waye JD. Standardized endoscopic reporting. J Gastroenterol Hepatol. 2014 Feb; 29(2):234-240

5 Cotton PB, Eisen GM, Aabakken L, *et al*. A lexicon for endoscopic adverse events: report of an ASGE workshop. Gastrointest Endosc 2010;71(3):446-454.

6 de Lange T, Larsen S, Aabakken L. Image documentation of endoscopic findings in ulcerative colitis: photographs or video clips? Gastrointest Endosc 2005;61(6):715-720.

7 Khanna N, May G, Bass S, *et al*. Postprocedural interpretation of endoscopic retrograde cholangiopancreatography by radiology. Can J Gastroenterol 2008;22(1):55-60.

8 Kucera S, Isenberg G, Chak A, *et al*. Postprocedure radiologist's interpretation of ERCP X-ray films: a prospective outcomes study. Gastrointest Endosc 2007;66(1):79-83.

第3篇

临床应用

Section 3　Clinical applications

第14章

ERCP 与急性胆管炎

ERCP in acute cholangitis

Wei-Chih Liao & Hsiu-Po Wang

要点

★ 内镜下逆行胰胆管造影术(ERCP)是胆道减压首选的一线方法,是治疗急性胆管炎的最重要手段。

★ 在急性胆管炎中 ERCP 的主要目的是通过梗阻病因的治疗(主要是结石)或置入鼻胆管或塑料支架解除胆道梗阻。

★ ERCP 的时机及操作流程应根据胆道梗阻的病因/部位及患者状况来决定。

★ 当 ERCP 存在高风险、技术困难,或操作不成功时,其他的胆道减压方式如经皮肝穿刺胆道引流术(PTBD)仍是一个重要的替代治疗方法。

背景

急性胆管炎是 ERCP 最常见的适应证之一。其主要是由胆管梗阻及胆汁淤积继发细菌感染所致[1]。急性胆管炎的典型症状包括右上腹疼痛、黄疸和发热(Charcot 三联征),但并不是每个患者都同时出现这三种症状[1]。如果是最近新发或不全胆道梗阻,可表现为一过性或轻微疼痛及轻度黄疸。Charcot 三联征基础上出现精神状态的改变和休克则称为 Reynolds 五联征,提示急性化脓性胆管炎。此种情况下病情有迅速恶化及高度的死亡风险,需要积极的抢救措施(补液、应用广谱抗生素和重症监护)及胆道的紧急引流[2]。

急性胆管炎的病因

胆管结石是导致急性胆管炎最主要的原因，其他病因包括各种良性胆管狭窄(如慢性胰腺炎、术后狭窄)、Mirizzi 综合征和不常见的恶性胆道狭窄[3]。内置胆管支架易诱发胆管细菌感染，支架阻塞通常会导致急性胆管炎。同样，既往括约肌切开术导致肠胆反流和胆道细菌感染也可以导致胆管炎或结石复发[4]。在恶性胆道梗阻中由于完全性胆道阻塞阻止了细菌的上行播散，自发性急性胆管炎发生的频率更低，除非先前尝试 ERCP 时注入造影剂却未能引流成功。

病理生理学

细菌可以通过 Vater 壶腹(如逆行性胆管炎)或门脉菌血症移位进入无菌胆道系统[5]。正常情况下，由于胆汁流的冲刷保护作用及胆汁盐和胆 IgA 的抗菌效应，单纯的胆道细菌并不一定导致急性胆管炎[5]。然而，在胆道梗阻时，胆汁流减少及肝巨噬细胞功能受损共同导致了急性胆管炎[6, 7]。而且，梗阻导致管内压力增加，致使细菌从胆管播散进入循环系统并且削弱了抗生素到胆汁的排泄[6, 8]。ERCP 时设备造影剂引流失败亦会导致急性胆管炎。

细菌学

肠道革兰氏阴性菌是导致急性胆管炎最常见的细菌，包括大肠埃希菌、克雷伯杆菌属、枸橼酸杆菌属、肠杆菌属、变形杆菌属[9]。有时也可从急性胆管炎胆汁中分离出革兰阳性肠球菌和厌氧菌。

急性胆管炎的治疗

一般处理和抗生素治疗

除了一般抢救措施，应该立即留取血培养后尽快进行覆盖常见病原体的经验性抗菌治疗。

对于抗菌药物的选择，东京指南[10]推荐轻症急性胆管炎使用一代或二代头孢菌素或青霉素联合 β-内酰胺酶抑制剂进行 2～3 天的短期抗菌治疗。中重度急性胆管炎应该接受至少 5～7 天青霉素联合 β-内酰胺酶抑制剂，三、四代头孢菌素或单环 β-内酰胺类加或不加用抗厌氧菌药物甲硝唑的抗菌治疗。氟喹诺酮类药物如环丙沙星具有良好的胆汁渗透性和革兰阴性菌覆盖率，当一线抗菌药物无效或药敏检测敏感时,喹诺酮类都是不错的选择[11]。然而,抗生素的选择也应该考虑当地细菌学和药敏模式,并且一旦获取血或胆汁培养及药敏检测结果应该重新评估。

胆管梗阻的解除

由于梗阻的胆管压力增高导致全身细菌蔓延并削弱了抗生素到胆汁的渗透性,因此胆道减压和感染胆汁/脓液的引流在急性胆管炎治疗中起到核心作用,其通常可迅速改善患者症状和稳定状态。尽管这可以通过 ERCP、PTBD 或外科手术来实现,但 ERCP 仍是首选的一线治疗。

在一项比较 ERCP 与急诊外科手术的随机对照研究中,ERCP 与发病率及死亡率风险降低相关[12]。结石存在的情况下,彻底治疗(即取出结石)在大多数情况下可以通过 ERCP 实现。在比较 ERCP 和 PTBD 的非头对头随机对照研究中,PTBD 在急性胆管炎中实现胆汁引流的成功率与 ERCP 相似(＞90％)。PTBD 的优点是不需要麻醉并且可以在 ERCP 被认为是高风险的患者中实行,但其肝脏穿刺有出血和胆漏/腹膜炎的风险,尤其是在严重败血症和血小板减少症/弥散性血管内凝血(DIC)的患者中。因此,PTBD 通常是在患者太虚弱不能耐受 ERCP 或 ERCP 失败或存在技术困难时进行(如外科手术改变解剖结构,比如毕Ⅱ氏手术、空肠 Roux-en-Y 吻合术或胃旁路术,以及 Bismuth Ⅲ型或Ⅳ型肝门部胆管狭窄术后)。后续治疗是等待患者情况稳定后可以通过 ERCP、经皮穿刺或二者联合的方法来实现。

胆管梗阻解除的时机

大约80％～90％的患者在使用抗生素或抢救措施后6～12 小时病情改善,接下来的2～3 天热退及白细胞计数降低。对于这些患者,可择期行 ERCP。约10％在初始治疗6～12 小时后病情无改善的患者,以及那些存在 Reynold 五联征或意识状态改变和休克表现的患者,需紧急胆道减压缓解胆管压力及相关细菌播散/败血症。

ERCP 在急性胆管炎中的应用

尽管 ERCP 能够有效地显示胆道梗阻的部位及病因,但诊断性 ERCP 很大程度上已被微创诊断学[如超声、计算机断层扫描(CT)、MRCP 或超声内镜(EUS)]所取代。ERCP 的作用主要是治疗、实现胆汁引流及可能的针对病因的明确治疗。

ERCP 术前评估

ERCP 术前患者一般状况和相关病史的评估及知情同意是必要的。在大多数病例中借助影像学了解胆道梗阻可能的病因和部位及对 ERCP 过程的规划非常有用。如果可能的话，明显的出血体质应被纠正，并且停用抗血栓药物[参考内镜乳头气囊扩张术(EPBD)与内镜下十二指肠乳头括约肌切开术(EST)讨论部分和第 2 章节患者准备]。

插管及胆管造影

在 ERCP 常规过程中，第一步是选择性胆管插管和插入导丝允许交换的配件以便后续治疗。在胆管炎的情况下，由于胆管扩张和乳头开口可能被自行通过的碎石扩张，因此插管通常更容易。当插管困难时，小心注入少量对比剂可使远端胆管或胰管显影，这可作为一个标志从而有利于胆道插管。当结石嵌顿于乳头口时用导管或导丝插管存在困难，此情况下，用针形刀在结石上方切开乳头顶部便于插管，从而移除嵌顿的结石(图 14.1)。

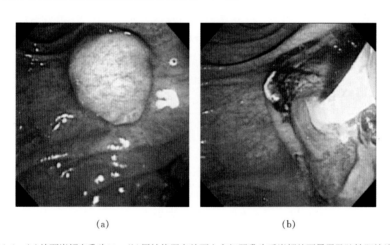

(a)   (b)

图 14.1 (a)结石嵌顿在乳头口。(b)用针状刀在结石上方切开乳头后嵌顿结石暴露及脓性胆汁流出。

在选择性胆管插管之后，注入造影剂之前应小心地吸除感染的胆汁或脓液缓解胆道压力以免进一步导致胆道压力增加或细菌播散。必要时吸出的脓性胆汁可送培养和(或)做细胞学检查。之后注入少量造影剂以确认成功插管和显示梗阻原因(如结石、狭窄)及部位。在复杂性胆道狭窄的情况下，ERCP 前需在 MRCP 检查引导下计划引流的胆道，操作中只显影试图引流的胆道系统，以避免部分的胆管不完全引流和加重 ERCP 术后感染[13]。

结石导致的胆管炎

除了用支架或鼻胆管进行胆管减压外,胆管结石的取出也有足够的胆道引流作用。然而,试图取出结石会导致操作时间延长,因而应在相对稳定的患者中进行以避免不必要的并发症。为了取出结石,胆道开口必须被扩张,这可通过EST 或内镜下括约肌成形术[EPBD,或内镜下乳头大球囊扩张术(EPLBD)]来实现。

内镜下括约肌切开术

括约肌切开刀循导丝置入胆道开口处。切开刀的金属丝弯如弓状,以使其接触乳头顶部,保持切割导丝远端与乳头之间的接触,以 endo-cut 模式或高切割电流和低凝固电流组成的混合电流模式进行切割(图 14.2)[14, 15]。切割应沿乳头隆起的脊部,通常在 11～12 点方向,以可控的方式逐步进行。由于切开刀在弯曲后易于偏向右侧,因此远端塑形通常有助于避免偏向切割,避免并发症风险的增加[16]。切割刀的最佳型号

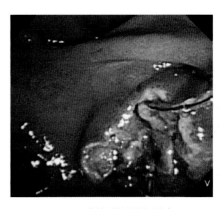

图 14.2　内镜下括约肌切开术。

有赖于结石及乳头的大小,以及限定于乳头隆起与十二指肠壁结合处。后者通常表现为乳头口侧的水平黏膜褶皱。避免切割导丝的过度弯曲,以至于偏向右侧导致不可控的 Z 形切开。在 EST 后,可通过取石气囊、网篮,或必要时使用机械碎石将结石取出。

内镜下球囊括约肌成形术(EPBD 或 EPLBD)

情况稳定的患者行结石取出术时,EPBD 可作为 EST 的替代选择。前者是用填充对比剂的扩张气囊(直径6～10 mm)扩张胆道括约肌(图 14.3)[17]。一般情况下,直径高达 10 mm 的气囊用于 EPBD。气囊跨过导丝置于胆道开口处,然后缓慢膨胀至制造商推荐的压力。成功的扩张可通过透视下气囊腰消失来确定。为了达到足够的扩张[18, 19],保持气囊膨胀 3～5 分钟(而不是通常的 1 分钟)。持续的扩张降低了筋膜室综合征导致的 PEP 风险。≤1 cm 大小的结石可被取出,但较大的结石需机械碎石来实现胆道完全清理。

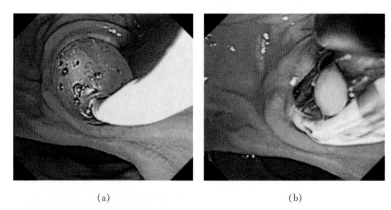

(a)	(b)

图 14.3　(a)利用一个直径 10 mm 气囊进行内镜下乳头球囊扩张。(b)球囊缩小后结石自行通过扩张的乳头开口。

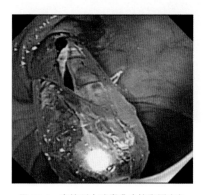

图 14.4　内镜下大球囊乳头扩张用直径 12/13.5/15 mm 直径气囊。

内镜下大乳头球囊扩张术

　　内镜下有限(小到中度)大小的 EST 之后以乳头大球囊(12～20 mm)扩张已成为趋势(图 14.4)[20]。这种方法用于远端胆管扩张的患者,并且无须碎石取出较大结石[21]。然而,严重出血和穿孔的潜在风险可能会增加。

内镜下气囊括约肌成形术与括约肌切开术

　　EST 与 EPBD 在结石取出的总体成功率相当[22, 23]。早期研究显示 EPBD 发生胰腺炎的风险更高[24],一般不太常用尤其是在美国,除非是在凝血功能障碍的患者中。EST 仍然被认为是胆道结石的标准治疗方法[22]。然而,最近越来越多的研究显示如果使用适当的扩张时间,实际上 EPBD 总体的 ERCP 术后并发症率更低[18, 19]。此外,EPBD 结石复发率低于 EST。EPBD 比 EST 更可能保存括约肌功能[4],后者切除括约肌并易于诱发后续肠胆反流/细菌定植和复发性结石的形成。

　　最近一项荟萃分析表明,较长的 EPBD 扩张持续时间(5 分钟)与较低的出血风险和总体并发症相关,与 EST 相比并没有增加胰腺炎的风险[19]。

　　在易出血体质(肝硬化、尿毒症、败血症导致的血小板减少症/DIC)或服用抗凝药物的患者中,EST 后有更高的出血风险。目前指南推荐 EST 前 5～10 天停用抗血栓形成药物,这可能会导致延误治疗和长期住院[25, 26],并且抗血栓治疗的中断会导致严重的血栓栓塞事件[25]。相比之下,EPBD 可在持续抗血栓治疗的情况下安全进行[26]。

有足够扩张时间的 EPBD 比 EST 具有更低的 ERCP 术后及长期并发症率,EPBD 可作为胆管结石的一线治疗,而 EST 作为取石失败的拯救措施。EPBD 在外科手术导致解剖学结构改变的患者中更容易执行[27]。

胆管引流

如果胆管梗阻的原因无法通过 ERCP 治疗时,通常可以通过插入胆道支架或鼻胆管引流解决胆管炎。这样的情况包括由于巨大结石/取石困难或患者病情危急无法在首次 ERCP 过程中取出所有结石,或是良恶性狭窄导致的梗阻需重复内镜下治疗或外科手术。有时,长时间操作或为控制 EST 后出血的注射治疗引起的壶腹部水肿会导致 ERCP 术后短暂的胆道梗阻,也需要引流。

鼻胆管引流与支架

鼻胆管或塑料支架的置入在短期内为胆管阻塞提供了有效引流。支架引流通常优于鼻胆管,由于其更舒适而且不易于因疏忽而拔出。然而,鼻胆管引流的好处是可以监测引流量,重复鼻胆管造影,及可直接拔除而不需要在内镜操作下进行。两项比较鼻胆管引流和支架治疗急性胆管炎患者的随机对照研究发现,这两种方法都同样安全和有效[28, 29]。作者的偏好是使用塑料支架。然而,如果胆管炎是由无法手术的恶性狭窄所致且预期生存期超过 6 个月的患者,可膨式金属支架(SEMS)优于塑料支架。前者有较长的通畅期,降低了梗阻再发风险及重复 ERCP 操作的需要[30]。

胆道引流作为取石困难的一种治疗方法

取石困难的情况下,临时胆道支架也可快速替代碎石术或 EPLBD,由于在支架置入一段时间后(约 3 个月)50％或更多的病例可出现部分结石溶解,进而使后续取石更容易[31]。然而,这应该只是一个临时使用措施,在此期间患者应该被随访是否发生支架阻塞和再发胆管炎。

急性胆管炎 ERCP 术后处理

对其他适应证行 ERCP 的,应随访患者 ERCP 术后可能的并发症,如出血、急性胰腺、穿孔或胆管炎恶化。对于考虑有高风险 PEP 的患者,由于患者本身和(或)操作相关因素(如 PEP 既往史、重叠胰腺感染、插管困难),操作后立即

100 mg 吲哚美辛纳肛是必要的，一项随机对照研究显示这将 PEP 风险减少了 46%[32]。

急性胆管炎对成功的胆道减压应答迅速，通常表现为 24 小时内症状缓解（发热、疼痛、低血压）及实验室异常指标改善（高胆红素血症、白细胞增多）[2]。如果患者在 ERCP 后无改善，应考虑引流不畅的可能。这可能是在首次 ERCP 中由于残余胆道结石、支架故障（由于阻塞、移位或支架长度不足）、肝门部胆管狭窄引流不充分，或未能识别的 Mirizzi 综合征导致。超声是评估 ERCP 后胆道引流充分性的一项便利检查，ERCP 后持续胆道扩张提示引流不充分，这需要再次 ERCP 或 PTBD。ERCP 后持续发热的病例中，应寻找其他感染源，如肝脓肿或吸入性肺炎，而且抗生素的调整应被考虑。

结论

作为胆道减压和胆石症的一种治疗方法，ERCP 在急性胆管炎的治疗中起了关键作用。尽管在胆石症导致的急性胆管炎患者中，首次 ERCP 能够同时实现引流和通过取石达到明确治疗，但应该记住急性胆管炎中 ERCP 的主要目的是缓解胆道梗阻。ERCP 的时机及操作流程应结合胆道梗阻的部位和原因、感染的严重程度，以及患者的一般情况和伴随疾病进行综合考虑后决定。当 ERCP 存在高风险、技术困难或操作失败时，PTBD 仍是一项有价值的选择。

提示和技巧

1. 急性胆管炎中，在插管后注射造影剂前吸出感染胆汁或脓液可避免进一步增加胆管压力及细菌播散。

2. 当结石嵌顿插管失败时，用针形刀在嵌顿结石上方预切开括约肌可改善胆道入口，通常伴有嵌顿结石的自发移位。

3. 复杂的肝门部胆管狭窄应避免完全胆管造影显影。在磁共振胰胆管造影（MRCP）检查下提前计划。仅注射造影剂到拟引流的胆管段可预防 ERCP 后感染。

4. EPBD 时，维持球囊完全扩张 3～5 分钟可降低 PEP 风险。

5. 巨大/困难性结石导致梗阻时，通过留置一个或多个支架胆道减压是取石的一个快速临时替代选择。在支架置入一段时间后（通常 3 个月）可使结石部分崩解，从而使取石更容易。

◇ **参考文献** ◇

1　Wang Q-H, Afdhal NH. Gallstone disease. In: Feldman MFL, Brandt LJ, eds. Sleisenger and Fordtran's Gastrointestinal and Liver Disease. 9th ed. Philadelphia, PA: W. B. Saunders, 2010: 1089 - 1120.

2　Leung JC, Sung JY, Chung SS, *et al*. Urgent endoscopic drainage for acute suppurative cholangitis. The Lancet 1989;333:1307 - 1309.

3　Stockland AH, Baron TH. Endoscopic and radiologic treatment of biliary disease. In: Feldman MFL, Brandt LJ, eds. Sleisenger and Fordtran's Gastrointestinal and Liver Disease. 9th ed. Philadelphia, PA: W. B. Saunders, 2010:1185 - 1198.

4　Yasuda I, Fujita N, Maguchi H, *et al*. Long-term outcomes after endoscopic sphincterotomy versus endoscopic papillary balloon dilation for bile duct stones. Gastrointest Endosc 2010; 72: 1185 - 1191.

5　Sung JY, Costerton JW, Shaffer EA. Defense system in the biliary tract against bacterial infection. Dig Dis Sci 1992;37:689 - 696.

6　Lee JG. Diagnosis and management of acute cholangitis. Nat Rev Gastroenterol Hepatol 2009;6: 533 - 541.

7　Parks RW, Clements WD, Smye MG, *et al*. Intestinal barrier dysfunction in clinical and experimental obstructive jaundice and its reversal by internal biliary drainage. Br J Surg 1996;83: 1345 - 1349.

8　Huang T, Bass JA, Williams RD. The significance of biliary pressure in cholangitis. Arch Surg 1969;98:629 - 632.

9　Brook I. Aerobic and anaerobic microbiology of biliary tract disease. J Clin Microbiol 1989;27: 2373 - 2375.

10　Tanaka A, Takada T, Kawarada Y, *et al*. Antimicrobial therapy for acute cholangitis: Tokyo Guidelines. J Hepatobiliary Pancreat Surg 2007;14:59 - 67.

11　Sung JJ, Lyon DJ, Suen R, Cheung SCS. Intravenous ciprofloxacin as treatment for patients with acute suppurative cholangitis: a randomized, controlled clinical trial. J Antimicrob Chemother 1995;35:855 - 864.

12　Lai EC, Mok FP, Tan ES, *et al*. Endoscopic biliary drainage for severe acute cholangitis. N Engl J Med 1992;326:1582 - 1586.

13　Hintze RE, Abou-Rebyeh H, Adler A, *et al*. Magnetic resonance cholangiopancreatography-guided unilateral endoscopic stent placement for Klatskin tumors. Gastrointest Endosc 2001;53: 40 - 46.

14　Verma D, Kapadia A, Adler DG. Pure versus mixed electrosurgical current for endoscopic biliary sphincterotomy: a meta-analysis of adverse outcomes. Gastrointest Endosc 2007;66:283 - 290.

15　Perini RF, Sadurski R, Cotton PB, *et al*. Post-sphincterotomy bleeding after the introduction of microprocessor-controlled electrosurgery: does the new technology make the difference? Gastrointest Endosc 2005;61:53 - 57.

16　Leung JW, Leung FW. Papillotomy performance scoring scale — a pilot validation study focused on the cut axis. Aliment Pharmacol Ther 2006;24:307 - 312.

17　Bergman JJ, Rauws EA, Fockens P, et al. Randomised trial of endoscopic balloon dilation versus endoscopic sphincterotomy for removal of bileduct stones. Lancet 1997;349:1124 - 1129.

18　Liao WC, Lee CT, Chang CY, et al. Randomized trial of 1-minute versus 5-minute endoscopic balloon dilation for extraction of bile duct stones. Gastrointest Endosc 2010;72:1154 - 1162.

19　Liao WC, Tu YK, Wu MS, et al. Balloon dilation with adequate duration is safer than sphincterotomy for extracting bile duct stones: a systematic review and meta-analyses. Clin Gastroenterol Hepatol 2012;10:1101 - 1109.

20　Ersoz G, Tekesin O, Ozutemiz AO, Gunsar F. Biliary sphincterotomy plus dilation with a large balloon for bile duct stones that are difficult to extract. Gastrointest Endosc 2003;57:156 - 159.

21　Teoh AY, Cheung FK, Hu B, et al. Randomized trial of endoscopic sphincterotomy with balloon dilation versus endoscopic sphincterotomy alone for removal of bile duct stones. Gastroenterology 2013;144:341 - 345.

22　Baron TH, Harewood GC. Endoscopic balloon dilation of the biliary sphincter compared to endoscopic biliary sphincterotomy for removal of common bile duct stones during ERCP: a metaanalysis of randomized, controlled trials. Am J Gastroenterol 2004;99:1455 - 1460.

23　Weinberg BM, Shindy W, Lo S. Endoscopic balloon sphincter dilation (sphincteroplasty) versus sphincterotomy for common bile duct stones. Cochrane Database Syst Rev 2006; CD004890.

24　Disario JA, Freeman ML, Bjorkman DJ, et al. Endoscopic balloon dilation compared with sphincterotomy for extraction of bile duct stones. Gastroenterology 2004;127:1291 - 1299.

25　Anderson MA, Ben-Menachem T, Gan SI, et al. Management of antithrombotic agents for endoscopic procedures. Gastrointest Endosc 2009;70:1060 - 1070.

26　Boustiere C, Veitch A, Vanbiervliet G, et al. Endoscopy and antiplatelet agents. European Society of Gastrointestinal Endoscopy (ESGE) Guideline. Endoscopy 2011;43:445 - 461.

27　Liao WC, Huang SP, Wu MS, et al. Comparison of endoscopic papillary balloon dilatation and sphincterotomy for lithotripsy in difficult sphincterotomy. J Clin Gastroenterol 2008; 42: 295 - 299.

28　Lee DW, Chan AC, Lam YH, et al. Biliary decompression by nasobiliary catheter or biliary stent in acute suppurative cholangitis: a prospective randomized trial. Gastrointest Endosc 2002; 56:361 - 365.

29　Sharma BC, Kumar R, Agarwal N, Sarin SK. Endoscopic biliary drainage by nasobiliary drain or by stent placement in patients with acute cholangitis. Endoscopy 2005;37:439 - 443.

30　Pfau PR, Pleskow DK, Banerjee S, et al. Pancreatic and biliary stents. Gastrointest Endosc 2013;77:319 - 327.

31　Dumonceau JM, Tringali A, Blero D, et al. Biliary stenting: indications, choice of stents and results: European Society of Gastrointestinal Endoscopy (ESGE) clinical guideline. Endoscopy 2012;44:277 - 298.

32　Elmunzer BJ, Scheiman JM, Lehman GA, et al. A randomized trial of rectal indomethacin to prevent post-ERCP pancreatitis. N Engl J Med 2012;366:1414 - 1422.

第15章

围胆囊切除期 ERCP

ERCP peri-cholecystectomy

Paul R. Tarnasky

要点

★ 胆囊切除(CCX)前急诊 ERCP 的指征包括胆道梗阻相关急性胆管炎和急性胆源性胰腺炎。

★ 决定胆囊切除前择期 ERCP 的必要性和时机的主要因素为胆总管结石(CDL)可能性以及是否有能力行ERCP。

★ 当肝脏酶学和胆总管直径正常时,发生 CDL 的可能性较低(<5%)。在这种情况下,CCX 之前行 ERCP 缺少指征。

★ 当 B 超怀疑胆总管结石或同时有胆总管扩张和黄疸或胆汁淤积时,发生 CDL 的概率较高(>50%)。这种情况下,CCX 之前择期行 ERCP 具有指征。

★ 当 CDL 可能性居中时(5%~50%),影像学检查如 EUS 或 MRCP 有助于决定是否术前行 ERCP。

★ CCX 术中 ERCP 具有后勤管理的挑战,而当对接技术被应用时其变得非常安全而有效。

★ 当 ERCP 技术水平较高时,根据术中胆管造影决定是否行术后 ERCP 是合理的。

★ CCX 术后短期内行 ERCP 的其他指征包括可疑胆漏和(或)胆管狭窄。

介绍

　　CDL 是围胆囊切除期行 ERCP 的主要原因。通常,CDL 表现出明显的有时甚至严重的症状,也有情况下偶然被检出。CDL 的诊断及 ERCP 治疗在 CCX 术前、术中和术后均可存在。在少数情况下,CCX 围手术期 ERCP 适应证包括术后通过 ERCP 处理手术相关并发症,如胆漏或胆道损伤。

　　围手术期 ERCP 的应用以及时机选择取决于临床情况和表现症状、胆管病变的可能性、设备和专业知识以及不断发展的技术及其成果。急诊 ERCP 的指征和合适时机已经被很好地确立。例如,术前急诊 ERCP 在症状性的胆囊结石和胆管炎具有指征,术后急诊 ERCP 对于衡量和治疗不可控制的胆漏具有指征。择期 ERCP 的指征尚未被很好地确定,其可以在术前、术中或术后进行,特别对于近期有或无胆源性胰腺炎疑似 CDL 而病情稳定的患者。根据特定的临床条件,我们回顾了术前(表 15.1)、术中(表 15.2)和术后(表 15.3)ERCP 的潜在指征。目标为回顾相关数据以对术前、术中和术后 ERCP 的合理应用提供建议。关于 ERCP 技术和并发症的细节在本书的其他章节已经被阐述,因此除非与描述的特定情况相关,否则不会再次被强调。ERCP 和 CCX 成功整合的主要因素在于内镜、放射、外科团队的多学科合作。

表 15.1　术前 ERCP 的潜在指征

急诊
胆管炎
可疑并发胆道梗阻的胆源性胰腺炎
择期
已经解决的胆源性胰腺炎和(或)胆管炎
可疑的胆总管结石
可疑胰管损伤和(或)堵塞
不适合或不愿意行胆囊切除
胆囊切除延期
胆道阻塞和怀疑恶性占位
怀孕期间症状性胆道疾病
症状性胆囊结石和已知或高度怀疑胆管结石

表 15.2　术中 ERCP 的潜在指征

术中胆管造影(IOC)显示胆管结石
由于解剖结构异常可能存在插管困难
ERCP 插管技术水平有限
减少 ERCP 术后胰腺炎的风险
单次手术操作
外科改道

表 15.3　术后 ERCP 的潜在指征

IOC 显示胆管结石
临床结果怀疑胆管结石
胆漏
手术相关胆管损伤
胰腺炎并发症,如胰周液体积聚

术前 ERCP 治疗胆管结石

胆管炎

对于胆囊结石患者合并急性胆管炎行急诊 ERCP 是无需置疑的[1, 2]。如第 14 章所述,诊断明确、技术水平达标,则预后通常良好。

胆源性胰腺炎

超过半数的急性胰腺炎由胆囊结石引起且将近四分之一为预后不良的重症胰腺炎。诊断通常较易,主要为 B 超提示胆囊结石和肝脏酶学异常(伴淀粉酶/脂肪酶异常)。ALT 升高 3 倍以上为最有价值的胆源性胰腺炎实验室预测因子[3]。

ERCP 通过取出胆管填塞结石而阻止疾病进展是合理的,如果在发病早期(24 小时内)实施则转归良好[4, 5]。ERCP 可能在任何病例中失败,但如果延期操作,由于壶腹部水肿、括约肌痉挛和(或)结石填塞导致操作更加困难。

然而,值得一提的是,大多数患者可出现自发性排石且在不干预的情况下迅速改善[7]。因此,有效实施 ERCP 的关键是患者尚未或不可能出现自发性排石。超声上胆管增宽和异常的肝酶是很好的指标。一个前瞻性研究发现只有 36%

的患者真的存在结石。重要的是，当肝酶恢复正常或降至＜50％时，所有患者均无残留结石[8]。当病情不确定时，可以通过 EUS 和 MRCP 辅助诊断。

Arguedas 等比较了 EUS、MRCP、术中胆管造影（IOC）和 ERCP 在已缓解的轻症急性胆源性胰腺炎（ABP）中的作用[9]。对于 CDL 可能性较低（＜15％）时，通过 CCX 术中 IOC 明确并行保守治疗最具有成本效益比。而当 CDL 可能性较高时（＞45％），ERCP 是最具成本效益比的选择。当可能性居于两者之间时，EUS 而非 MRCP 被推荐。一个关于轻中度急性胆源性胰腺炎（ABP）的回顾性研究比较了 CCX 术前择期 ERCP 和 CCX 加术中 IOC 若提示 CDL 则行术后 ERCP 两种治疗方案的差异[10]，作者建议行 IOC 更具成本效益比。然而，IOC 组与术前 ERCP 组相比，CDL 的诊断率明显要低（16％ *vs.* 71％）。如果在所有患者中使用 IOC，由于需要更多的术后 ERCP 导致成本更高。以通过经济评价分析比较 ABP 患者术前择期 ERCP 的标准方案与术中常规 EUS 或 MRCP[11]。当术后 ERCP 率＜45％时，采用 EUS 被认为最具成本效益比。

在病情稳定的 ABP 患者是否行术前、术中或术后 ERCP 的决定与不伴胰腺炎的症状性胆囊结石患者一致。

当 CCX 延期（如妊娠）或风险太大时，可以考虑对 ABP 患者行择期 ERCP 治疗。少见情况下，在疑有胰液排出障碍和（或）近期胰腺炎导致的症状性液体积聚情况下，有指征在 CCX 前行 ERCP。

对胆源性胰腺炎患者行 ERCP 未发现胆管结石，仍有必要行胆管括约肌切开，其可以增加胆胰液排出，并降低 CCX 前复发性胰腺炎的可能性。

症状性胆囊结石伴可疑胆管结石

对于症状性胆囊结石患者是否应该行选择性 ERCP 来诊断和治疗可能的 CDL 仍是个难题。相关的问题包括 CDL 的发生率和临床显著性、诊断方法、CDL 的预测方法、不同的治疗策略和技术水平带来的不同转归。

CDL 的发生率和临床显著性

胆囊结石为一种常见疾病（总人群中为 15％），更多的患者为无症状[12-14]。在美国，每年约 100 万台的胆囊切除术被实施，其中主要为腹腔镜手术[15]。症状性胆囊结石患者 CDL 的发生率被认为 10％～18％，但患病率随着年龄而增加[14]。CDL 的主要症状包括胆管炎和胆源性胰腺炎引起的相关症状。CDL 也可以为无症状或症状不典型，如被胆囊结石掩盖的胆绞痛。

一些患者无明显症状，却偶然发现胆管结石，而结石常常可以自发性排出[16]。证据表明 IOC 提示的胆管结石患者在 6 周后行 ERCP 中，25％发生自发性排石[17]。另一个研究显示如果结石直径＜8 mm，大于 20％的患者在 1 个月内出现自发性排石[7]。此外,该研究报道自发性排石 ABP 患者的胆囊结石(3 mm)明显小于有黄疸史但无胰腺炎患者(10 mm)。然而,尽管存在自发性排石的可能,如果结石(即使为小结石)引起严重的症状还是应该尽可能被取出[19-21]。

CDL 的诊断方法和预测因子

对于拟行 CCX 的胆囊结石患者,根据发生胆管结石的可能性,传统上将其分为 3 组(低、中和高风险)。当可能性较低时(<5%),无指征行 ERCP;当可能性较高时(>50%),通常推荐行 ERCP。对于介于两者中间的中度风险患者,有许多诊断和预测工具、一些实际考虑和一系列治疗方法。

低风险预测因子　胆管直径和肝酶正常的患者只有 2%~5% 的概率发生胆管结石[22, 23]。一组低风险患者随访平均 20 个月,只有 1% 发生胆道症状[24]。

高风险预测因子　没有单个临床指标来证实 CDL 的发生[25]。最可靠的是胆管超声图像上高回声灶的发现(>80%)[25, 26]。其他超声的信息如胆管直径、胆囊结石数量和大小也有帮助。一个研究显示胆管扩张程度和结石发生风险呈线性相关[27]。当胆管直径≤4 mm 时,CDL 的发生率<5%,当>6 mm 和 12 mm 时,其增加至 28% 和 60%。一个大型回顾性研究报道需要术后 ERCP 治疗胆管结石的风险在胆囊结石数量多(>3)、体积小(直径<7 mm)的患者最高[28]。

血清与胆汁淤积相关的肝脏酶学是胆管结石最可靠的实验室预测因子[17, 29-31]。肝脏酶学的变化趋势也很重要。一个对于高度怀疑 CDL 患者的研究显示,如果其肝酶 24 小时维持正常,则只有 13% 的患者存在 CDL;而当至少一项升高时,其发生率为 94%[8]。胆汁淤积联合胆管扩张是胆管结石的最好的预测因子[21, 25, 26, 32-35]。2010 年美国消化内镜学会的一项指南对 CDL 的高风险进行说明:超声提示胆管结石,或黄疸和(或)胆管炎,或胆管扩张(>6 mm)伴胆红素升高[36]。

中度风险患者　当 CDL 风险为中度时(5%~50%),可供的选择较多而决定更难。术前可以通过 MRCP 或 EUS 辅助诊断。一些研究认为对于 CDL 可能性<50% 的患者,EUS 与 ERCP 相比更安全且更具成本效益比[37-39]。MRCP 检测 CDL 的价值由于对于小结石的低敏感性而有限[40, 41]。尽管 EUS 和 MRCP 具有诊断价值,也有研究表明对于中度风险的 CDL,选择性 IOC 是个更好的策略[41-43]。当 ERCP 水平足够高且几乎能保证取出术后残余胆管结石时,直接实施 CCX 联合 IOC 是可接受的[36]。

术中胆管造影

IOC 对于决定最佳治疗方案具有关键作用,但其使用差异很大。2008 年对外科医生的一项研究显示仅有约 1/4 的患者常规行 IOC,这些患者通常需要更多的外科医生[44]。当对患者常规行 IOC 时,其通常获得成功,并对结石的检出具有非常好的敏感性和特异性,而并发症的发生率非常低[45]。尽管 IOC 能显示胆管解剖结构,其是否能减少胆管损伤仍有争论(见后)。然而,IOC 增加手术时间、成本和放射。对于胆管结石的可能性较低的病例,常规 IOC 并不被认为具有成本效益比[26]。也有结果显示 IOC 发现的小结石由于预期良好的病程和(或)经常的自发性排石可能并不需要进一步的干预[17, 33]。

对高风险患者选择性行 IOC 的最主要的争论为 IOC 是否能带来足够的收益且其他未被选择的患者具有良好转归。在一个前瞻性研究,只有 33％ 的患者被选择行 IOC。这些患者中 CDL 的检出率为 39％,而未被选择行 IOC 的患者随后发展成为胆道综合征的发生率<1％[46]。当决定行选择性 IOC 时,可以应用之前所述的预测 CDL 可能性的类似标准。

当术前合理、有效和安全实施 ERCP 时,可以只行 CCX 而不需 IOC[47]。一个包括 1 100 例连续患者的队列研究显示,20％ 的患者行术前 ERCP,其中 53％ 发现结石。97％ 的患者成功行 ERCP,胰腺炎的并发症<2％。并且,总队列中<1％ 的患者在平均随访 46 个月期间发生 CDL 症状。

如果在术前 ERCP 基础上应用合理的选择标准,只要 CCX 和 ERCP 的时间间隔不被延长,在 CCX 过程中只有少部分患者需要行 IOC。一个对 425 例行 CCX 和 IOC 的患者队列研究显示,56 例(13％)患者在 MRCP 证实 CDL 后行术前 ERCP 和取石。只有 8 例患者在 IOC 中发现 CDL,其中 7 例在术前 12 天之前行 ERCP 取石[48]。然而另外一个大样本研究显示由于间隔期结石移位的风险,IOC 即使在术前已行 ERCP 患者也有价值。13％ 的患者在 IOC 中发现 CDL,其中 1/3 在术前 ERCP 中并无 CDL 证据[49]。

何时、如何移除胆管结石

当患者被证明或高度怀疑存在胆管结石,可以选择在 CCX 术前、术中和术后行 ERCP,选择不同时间的有利和不利因素见表 15.4。可以在开放或腹腔镜手术术中取石。随着 ERCP 开展的增多,开腹胆总管探查(CBDE)的并发症在增加,而手术量在降低[50]。一个随机对照研究比较了开放和腹腔镜下 CBDE,显示成功率类似(94％),但前者住院天数明显增加[51]。因此,ERCP 作为 CDL 的治疗方案只与腹腔镜下手术比较。

表 15.4　有症状胆石症患者行胆囊切除术期间 ERCP 时机选择的潜在有利和不利条件

ERCP 的时间	有 利 条 件	不 利 条 件
术前	达到胆道清理 显示胆道的解剖结构 括约肌切开可能降低胆漏的风险 如果 CCX 延期或者禁忌能防止 CDL 的症状发展 可以发现术前未发现的病变,从而在外科手术时得到治疗	不能很好地预测 CDL 临床不典型的 CDL 可能不必要 不必要的 ERCP 引起并发症 如果 CCX 术前或术中结石移位需要二次 ERCP 转成开腹 CCX 比例高
术中	单次麻醉 通过对接技术保证胆管插入和降低术后胰腺炎	增加操作时间 需要内镜医师的合作 需要额外的内镜设备 仰卧位行 ERCP 难度更大
术后	治疗目的确定	更加依赖 ERCP 技术 如果 ERCP 失败需要二次手术

术前 ERCP

外科医生通常希望术前行 ERCP 以获得胆道清理,特别是在当地 ERCP 技术水平未达到理想水平时,担心如果术后需要 ERCP 但失败时不得不行二次手术。然而,不同内镜医生重复 ERCP 尝试通常能获得成功(图 15.1)。一些研究者认为术前 ERCP 可以明确胆道解剖结构,行括约肌切开能保证远端胆道引流,减少胆囊管切除后胆漏的风险。术前 ERCP 也可以明确潜在可能的 CCX 术后残余远端胆囊管结石(图 15.2)。当考虑到其他病变可能如恶性肿瘤时,行术前 ERCP 来明确异常的影像学特征是合理的(图 15.3)。总的来说,术前 ERCP 应该只在 CDL 高风险的患者实施[33, 52]。

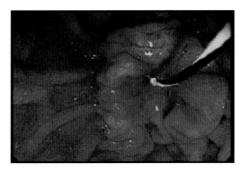

(a)

ERCP：理论与操作

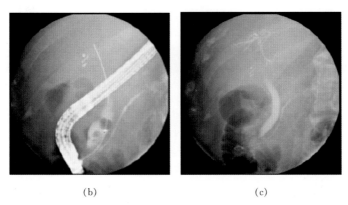

(b)   (c)

图 15.1   一个 79 岁的男性患者需要行二次 ERCP。术中胆管造影显示胆管结石残留而
术后 ERCP 由于插管困难失败。壶腹部冗长的皱褶(a)妨碍了胆管插管。因
此在预防性胰管支架置入后行括约肌预切开。胆管造影(b)证实 CDL 并清除
了结石(c)。

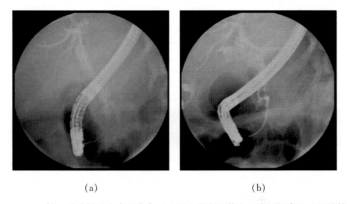

(a)   (b)

图 15.2   一个 23 岁女性患者表现为产后 4 周上腹痛和黄疸。腹部超声显示胆管扩张
和胆总管及胆囊管可疑结石，并通过 ERCP 证实。(a)将导丝插管至胆囊。
(b)将胆总管和胆囊管结石均取出。

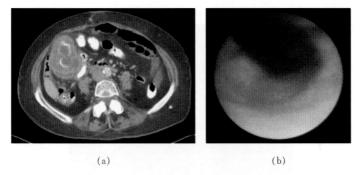

(a)   (b)

图 15.3   一个 75 岁女性由于黄疸和可疑胆囊癌为进一步诊治从外院转入。CT 显示一
个巨大的复杂性占位(a)和胆管扩张。ERCP 显示胆管扩张和胆道出血，但胆
道镜显示出血来自胆囊管(b)。胆囊病理显示急性胆囊炎而无恶性依据。

　　术前 ERCP 也有潜在的缺点如可能技术上失败和(或)其相关并发症。即使当胆管结石可能性较大时,一些研究显示其检出 CDL 的概率<50%[53-56]。而且,结石可能在 CCX 过程移位或者掉入胆管,因此需要术后 ERCP 再次干预。一些研究更倾向术前 ERCP 之后行开腹 CCX,而当两个手术间隔时间较短时风险也会降低[57]。

　　需要强调的是术前 ERCP 成功取石并不意味着不需要 CCX。一个前瞻性研究显示,随机分配至 ERCP 成功胆管取石后保守治疗组的患者将近一半出现复发性胆道综合征,超过 1/3 需要 CCX(>50% 为开腹 CCX)[58]。

腹腔镜下胆道探查(CBDE)

　　胆道结石的腹腔镜治疗从概念上很具有吸引力。结石可以通过 IOC 检出,然后在同一次麻醉状态下治疗,从而避免了对内镜的需求。一个早期的研究认为腹腔镜下 CCX 联合 IOC 和(或)CBDE 与术前或术后 ERCP 相比,更具成本效益[59]。而一个最近的研究显示 ERCP 比腹腔镜 CBDE 更具成本效益比[60]。一些前瞻性随机试验比较了 CCX 前后行 ERCP 与 CCX 联合 CBDE,结果显示 ERCP 组的住院天数更长[61-63]。外科医生所决定的 ERCP 和 CCX 之间的时间间隔可能是这种情况的一个原因。一个比较腹腔镜手术和术前(5 个试验)、术中(1 个试验)和术后(2 个试验)ERCP 的前瞻性随机对照试验的全面回顾分析显示其死亡率、致病率和成功率无明显差别[14]。

　　只有当腹腔镜手术可以经胆囊管完成 CDL 取石时,其优越性才能被认识到。当该方法失败或者不可能的情况下,更倾向选择术后 ERCP 而非腹腔镜 CBDE[57]。约 2/3 的腹腔镜 CBDE 被报道能成功的经胆囊管探查[64]。当结石数量较多和(或)结石相对胆囊管较大时,则需要经胆总管 CBDE。一个随机对照研究比较了腹腔镜下经胆总管 CBDE 和术前 ERCP,但由于仅纳入了胆总管扩张(>10 mm)的患者而价值受到限制[65]。经胆总管探查与经胆囊管探查相比,住院天数和并发症风险均增加[66]。而且,经胆总管 CBDE 通常需要留置 T 管,这增加了操作的复杂性和后期并发症的风险[64]。腹腔镜下可以顺行放置跨乳头胆管支架以保证经胆管探查后胆汁引流,但需要以后内镜拔除[64]。可以常规或者经胆囊 CBDE 失败时行顺行胆道支架留置[56,58]。这种方法摒弃了开腹 CBDE 的需求,几乎不增加操作时间,有利于术后 ERCP 而不增加 ERCP 后胰腺炎的风险,也不需要高级腹腔镜技术。

　　腹腔镜下 CDL 治疗在具备外科专家的中心之外并没有成为标准的治疗方法。这是因为腹腔镜技术的复杂性和训练不足。一个研究对参加 CDL 治疗培训的乡村外科医生进行调查,45% 的被调查者认为虽然他们会行腹腔镜 CBDE,然而其中大多数仍选择行 ERCP,仅有 21% 愿意行腹腔镜治疗[69]。额外需要的时间也被列举为不行腹腔镜 CBDE 的最常见原因。2003 年，一个外科医生报道了令人印象深刻的结论，并提出 ERCP 的地位已经回归到"前腹腔镜年代"[70]。最近，大家认识到腹腔镜成功 CBDE 的报道主要来自于有激情的专家，但这种结论在其他条件下可能是不可复制的[56]。事实上，大多数外科医生希望避免腹腔镜治疗 CDL 所需的额外操作时间，并更希望将此交给内镜医生行术后 ERCP。实际上，联合 CCX 和术前或术后 ERCP 的两步法治疗 CDL 与单次腹腔镜操作相比更容易被选择[57]。此外，一个成本效益分析比较了各种治疗方案，结果显示腹腔镜 CCX 结合 IOC 和（或）术后 ERCP 是最具成本效益的方案[60]。关于单切口腹腔镜 CCX 伴或不伴机器人辅助是否影响腹腔镜胆管造影和（或）CBDE 相关的转归尚为时过早[71, 72]。

胆囊切除术中 ERCP

当 IOC 提示 CDL 时，术中 ERCP 也是个需要考虑到的治疗方案。外科医师可以经由胆囊管放置导管、网篮或导丝至十二指肠以利于 ERCP 插管[73-75]。术中 ERCP 通常能获得成功，且发生胰腺炎风险低。最主要的优点是类似腹腔镜 CBDE，也只需要一次麻醉。如果不需要术后 ERCP 的话，这可以减少住院天数。

术中 ERCP 的缺点主要为需要额外的内镜设备、增加操作时间。外科团队必须具有内镜技术，或者召集内镜医师导致时间延长。大多数术中 ERCP 在仰卧位下操作，这对于内镜医师而言并不习惯也更具有挑战。

Noel 等最近对通过对接技术行术中 ERCP 的 300 多例患者总结了 10 年的经验[76]。对接技术的成功率为 86%。当其失败时，尝试行标准 ERCP 插管。术后 ERCP 相关胰腺炎发生率低，但当对接技术失败而需要传统的逆行插管时，14% 的患者发生术后胰腺炎。他们也对近 700 例对接 ERCP 病例进行总结，94% 的患者结石得到清除，ERCP 相关胰腺炎发生率<1%。Lella 等的前瞻性随机研究比较了术中对接 ERCP 和术后 ERCP 治疗存在 ERCP 术后胰腺炎高风险的 CDL 患者[77]。术中对接 ERCP 组未发生术后胰腺炎，而在术后 ERCP 组胰腺炎发生率为 10%。在约 1/3 的术后 ERCP 发生无意的胰管内注射，其中包括所有发生术后胰腺炎的患者。一个对 5 个研究的荟萃分析报道术前 ERCP 和术中 ERCP 插管失败率存在明显差异（7.5% *vs.* 0.3%），前者增加 ERCP 术后胰腺炎（4.4% *vs.* 0.6%）和更长的住院时间[78]。

对于术中 ERCP 的另一个选择是在 CCX 术后同一次麻醉下立即行 ERCP。这种方法第一次由 Sarli 等报道，在完成 CCX 之后将患者换为俯卧位，随即在手术室行标准 ERCP[79]。为了避免手术间行 ERCP 带来的后勤管理困难，也可以将患者带气管插管转至内镜室（图 15.4）。

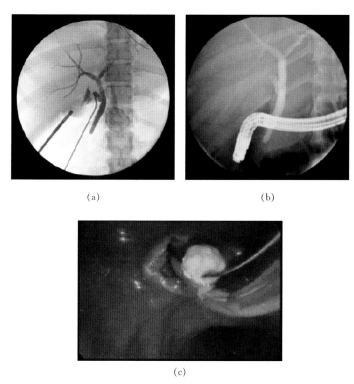

(a)　　　　　　　　　　　　　　　(b)

(c)

图 15.4　一个 28 岁女性患者由于胆绞痛史择期行 CCX。术前肝酶正常，但在 CCX
当日出现肉眼黄疸。IOC 可见胆管结石填塞(a)。随即在 CCX 之后仍处
于气管插管麻醉状态下转行 ERCP。ERCP 造影图显示充满造影剂的扩
张胆管(b)。行经乳头插管和括约肌切开后取出结石(c)。

解剖结构异常的患者

外科手术导致解剖异常的患者会带来额外的技术和后勤管理的挑战。一个
越来越常见的情况是行 Roux-en-Y 改道的患者出现症状性胆囊结石和可疑
CDL。由于无法对乳头行标准插管，需要使用其他方法，如小肠镜或胃造瘘术。
当计划行 CCX 时，外科胃造瘘可以提供通道以通过十二指肠镜从而利于术中
ERCP。正如之前所讨论的，尽管外科手术联合 CBDE 治疗 CDL 的方法受到质
疑，但手术辅助的 ERCP 技术得到了更多的关注[80]。然而，由于患者处于仰卧
位且在内镜医师工作区之外，这导致十二指肠镜可操作性降低，从而为手术带来
难度。

术后 ERCP

当 CCX 术中胆管造影提示胆管结石时，行术后 ERCP 并通常获得成功。当

CCX 术后短期内出现胆管疾病的症状和体征时，也有必要行 ERCP。这无论对希望转归良好的患者和关注术后并发症的外科医生而言都是件麻烦的事情。而这对于内镜医师也存在挑战，因为胆管结石、胆漏、胆管损伤或其中的组合[81]可能症状类似但需要不同的处理方案。

术后 ERCP 的一些适应证可能更具有挑战性，如 Mirizzi 综合征(图 15.5)。MRCP 和胆道闪烁扫描术对于明确这些情况具有诊断价值。

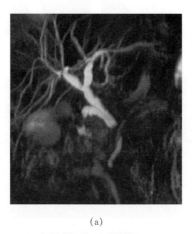

(a)

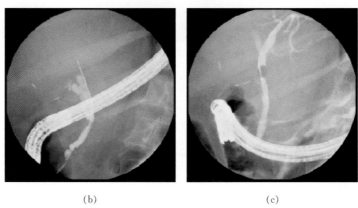

(b)   (c)

图 15.5　一个 53 岁女性患者在 CCX 术后 6 周出现上腹痛和肝酶升高。MRCP 显示胆总管结石及近端胆管、残存胆囊管扩张，与 Mirizzi 综合征一致。术后 ERCP 通过激光碎石(b)将结石清除。

胆漏

当患者 CCX 术后出现明显腹痛(腹膜炎表现)或外科腹腔引流管内出现胆汁需要考虑到胆漏的发生。十二指肠损伤可能也会导致胆汁外引流，但可能性比较小。胆道闪烁扫描术通常是诊断的第一步，其也能提示胆漏的部位。如果检查未发现胆道异常引流，需要考虑其他检查(如超声或 CT)以排除腹腔局部胆汁包裹。如果其有症状和(或)体积比较大时，可以在 ERCP 之前或之后行经皮引流。

大多数术后胆漏与胆道损伤无关，而是因为胆汁经乳头引流障碍导致胆汁从切开的胆囊管或 Luschka 管漏出。少数情况下，胆漏与大胆管损伤有关，这种情况多伴明显的胆汁淤积。

一个对 200 例胆漏患者 10 年的回顾性研究显示其中约一半为轻度胆漏，表现为 ERCP 时在造影剂外漏显示之前出现肝内胆管显影[81]。超过 90% 的轻度胆漏不伴胆管结石或狭窄，仅通过括约肌切开可以得到治疗。对于重度胆漏如在肝内胆管显影之前已显示，胆道支架和(或)括约肌切开通常有效。大多数胆囊管胆漏可以通过跨乳头短支架引流 4~8 周而不需要括约肌切开就能得到解决[82, 83]。当治疗失败时，括约肌切开和再次放置支架通常有效。少数情况，有必要留置鼻胆管负压引流。当扫描显示胆漏和(或)胆汁积聚，而 ERCP 并未提示，这可能意味着胆汁来自于异常的肝内胆管。

胆道损伤

CCX 术后胆道损伤的发生率约为 0.3%~0.6%[84]。但随着单切口腹腔镜的应用增多，这可能变得越来越多见[85]。最近的研究显示 IOC 并不减少胆管损伤的风险[86, 87]。总的来说，少于 1/3 的胆管损伤在手术中被发现而 IOC 能增加发现损伤的机会。这样，只要具备需要的外科技术，损伤可以立即得到修复[88]。

大多数胆管损伤在术中并不能被发现。当术后胆道梗阻症状和体征出现时需要考虑到胆管损伤(或结石残留)的可能性。MRCP 是一个比较好的诊断工具，可以对 ERCP 不易发现的状况进行诊断(如无意中将异常的右肝管结扎)。

对于胆管损伤和胆漏有一些分类标准[84, 89]。Amsterdam 分类法根据损伤严重程度和 ERCP 成功治疗的可能性对胆漏和胆管损伤进行分类。A 型损伤为来自胆囊管(A1)或 Luschka 管(A2)的轻度胆漏。B 型损伤为大的胆漏而无损伤，内镜治疗大多数情况下仍能取得成功。C 型损伤为大胆管狭窄，当损伤尚未累及左右肝管交叉处，其通常但不是总是能通过 ERCP 得到成功治疗[91-93]。是否术后大胆管狭窄通过多塑料支架或覆膜金属支架治疗尚未达到共识[94]。D 型损伤为胆管完全梗阻，通常由于夹子封闭引起，这几乎所有都需要手术解决。如果有证据表明胆管完整而并没有完全截断，可以通过手术去除夹子并术后以常规 ERCP 进行治疗[95]。胆管损伤的治疗在第 7 章进一步讨论。

总结

尽管有丰富的经验、数据和分析，为何评价和治疗围胆囊切除期 CDL 没有明确的答案有多个原因。首先，患者的病情不同，包括临床表现、伴随疾病、胆总管结石数量、结石大小、胆管直径。其次，探查和预测 CDL 的方法及其成功率不同。再次，ERCP 评估和治疗 CDL 的时机不同。最后，腹腔镜证实 CDL 以及不同的治疗方案存在差异。也许最重要的差异是掌握的技术和内镜、外科的团队协作。

图 15.6 展示了一个处理 CDL 的合理流程，将 ERCP 技术作为了决定过程的中心环节。当 CDL 可能性较低时不建议行术前 ERCP，但当存在胆管炎和 CDL 可能性较大时需行 ERCP。当 CDL 的可能性为中度时，ERCP 技术水平成为一个重要的权衡指标。如果 ERCP 技术有限，影像学辅助检查有助于在 ERCP 之前证实 CDL 的诊断。如果 ERCP 技术可靠，可以行 CCX 并通过 IOC 明显是否存在 CDL；如果存在，治疗方法包括 CBDE、术中 ERCP 或术后 ERCP。

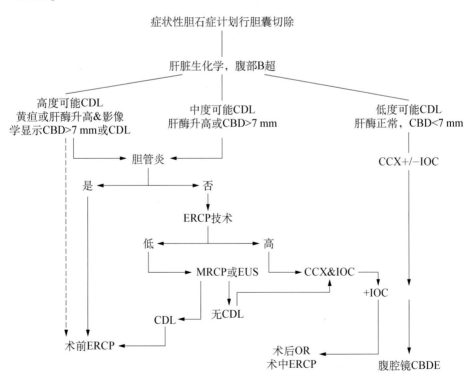

图 15.6　围胆囊切除期胆总管结石 ERCP 治疗的应用和时机的建议流程。

◇ **参考文献** ◇

1 Attasaranya S, Fogel EL, Lehman GA. Choledocholithiasis, ascending cholangitis, and gallstone pancreatitis. Medical Clin North Am. 2008;92(4):925 – 960.

2 Kimura Y, Takada T, Kawarada Y, et al. Definitions, pathophysiology, and epidemiology of acute cholangitis and cholecystitis: Tokyo Guidelines. J Hepato-biliary-pancreatic Surg. 2007;14(1):15 – 26.

3 Tenner S, Dubner H, Steinberg W. Predicting gallstone pancreatitis with laboratory parameters: a meta-analysis. Am J Gastroenterol. 1994;89(10):1863 – 1866.

4 Tenner S, Baillie J, Dewitt J, Vege SS. American college of gastroenterology guideline: management of acute pancreatitis. Am J Gastroenterol. 2013;108(9):1400 – 1415.

5 Kuo VC, Tarnasky PR. Endoscopic management of acute biliary pancreatitis. Gastrointest Endosc Clin North Am. 2013;23(4):749 – 768.

6 Liu CL, Fan ST, Lo CM, et al. Comparison of early endoscopic ultrasonography and endoscopic retrograde cholangiopancreatography in the management of acute biliary pancreatitis: a prospective randomized study. Clin Gastroenterol Hepatol. 2005;3(12):1238 – 1244.

7 Tranter SE, Thompson MH. Spontaneous passage of bile duct stones: frequency of occurrence and relation to clinical presentation. Ann R Coll Surg Engl. 2003;85(3):174 – 177.

8 Roston AD, Jacobson IM. Evaluation of the pattern of liver tests and yield of cholangiography in symptomatic choledocholithiasis: a prospective study. Gastrointest Endosc. 1997;45(5):394 – 399.

9 Arguedas MR, Dupont AW, Wilcox CM. Where do ERCP, endoscopic ultrasound, magnetic resonance cholangiopancreatography, and intraoperative cholangiography fit in the management of acute biliary pancreatitis? A decision analysis model. Am J Gastroenterol. 2001;96(10):2892 – 2899.

10 Tabone LE, Conlon M, Fernando E, et al. A practical cost-effective management strategy for gallstone pancreatitis. Am J Surg. 2013;206(4):472 – 477.

11 Romagnuolo J, Currie G. Noninvasive vs. selective invasive biliary imaging for acute biliary pancreatitis: an economic evaluation by using decision tree analysis. Gastrointest Endosc. 2005;61(1):86 – 97.

12 Shaffer EA. Gallstone disease: Epidemiology of gallbladder stone disease. Best Pract Res Clin Gastroenterol. 2006;20(6):981 – 996.

13 Ko CW, Lee SP. Epidemiology and natural history of common bile duct stones and prediction of disease. Gastrointest Endosc. 2002;56(6 Suppl):S165 – 169.

14 Dasari BV, Tan CJ, Gurusamy KS, et al. Surgical versus endoscopic treatment of bile duct stones. Cochrane Database Syst Rev. 2013;9:CD003327.

15 National Center for Health Statistics. Heath, United States, 2009: In Brief — Medical Technology. Hyattsville, MD: National Center for Health Statistics; 2010:1 – 17.

16 Caddy GR, Tham TC. Gallstone disease: Symptoms, diagnosis and endoscopic management of common bile duct stones. Best Pract Res Clin Gastroenterol. 2006;20(6):1085 – 1101.

17 Collins C, Maguire D, Ireland A, *et al*. A prospective study of common bile duct calculi in patients undergoing laparoscopic cholecystectomy: natural history of choledocholithiasis revisited. Ann Surg. 2004;239(1):28-33.

18 Frossard JL, Hadengue A, Amouyal G, *et al*. Choledocholithiasis: a prospective study of spontaneous common bile duct stone migration. Gastrointest Endosc. 2000;51(2):175-179.

19 Venneman NG, Renooij W, Rehfeld JF, *et al*. Small gallstones, preserved gallbladder motility, and fast crystallization are associated with pancreatitis. 2005;41:738-746.

20 Shemesh E, Czerniak A, Bar-El J, *et al*. Choledocholithiasis: a comparison between the clinical presentations of multiple and solitary stones in the common bile duct. Am J Gastroenterol. 1989; 84(9):1055-1059.

21 Paul A, Millat B, Holthausen U, *et al*. Diagnosis and treatment of bile duct stones: results of a consensus development conference. Surg Endosc. 1998;12:856-864.

22 Cotton PB, Baillie J, Pappas TN, Meyers WS. Laparoscopic cholecystectomy and the biliary endoscopist. Gastrointest Endosc. 1991;37(1):94-97.

23 Changchien CS, Chuah SK, Chiu KW. Is ERCP necessary for symptomatic gallbladder stone patients before laparoscopic cholecystectomy? Am J Gastroenterol. 1995;90(12):2124-2127.

24 Houdart R, Perniceni T, Darne B, *et al*. Predicting common bile duct lithiasis: determination and prospective validation of a model predicting low risk. Am J Surg. 1995;170(1):38-43.

25 Abboud PA, Malet PF, Berlin JA, *et al*. Predictors of common bile duct stones prior to cholecystectomy: a meta-analysis. Gastrointest Endosc. 1996;44(4):450-455.

26 van der Hul RL, Plaisier PW, Hamming JF, *et al*. Detection and management of common bile duct stones in the era of laparoscopic cholecystectomy. Scand J Gastroenterol. 1993;28(11): 929-933.

27 Hunt DR. Common bile duct stones in non-dilated bile ducts? An ultrasound study. Australas Radiol. 1996;40(3):221-222.

28 Andrews S. Gallstone size related to incidence of post cholecystectomy retained common bile duct stones. Int J Surg. 2013;11(4):319-321.

29 Anciaux ML, Pelletier G, Attali P, *et al*. Prospective study of clinical and biochemical features of symptomatic choledocholithiasis. Dig Dis Sci. 1986;31(5):449-453.

30 Peng WK, Sheikh Z, Paterson-Brown S, Nixon SJ. Role of liver function tests in predicting common bile duct stones in acute calculous cholecystitis. Br J Surg. 2005;92(10):1241-1247.

31 Sheen AJ, Asthana S, Al-Mukhtar A, *et al*. Preoperative determinants of common bile duct stones during laparoscopic cholecystectomy. Int J Clin Pract. 2008;62(11):1715-1719.

32 Barr LL, Frame BC, Coulanjon A. Proposed criteria for preoperative endoscopic retrograde cholangiography in candidates for laparoscopic cholecystectomy. Surg Endosc. 1999;13(8):778-781.

33 Bergamaschi R, Tuech JJ, Braconier L, *et al*. Selective endoscopic retrograde cholangiography prior to laparoscopic cholecystectomy for gallstones. Am J Surg. 1999;178(1):46-49.

34 Prat F, Meduri B, Ducot B, *et al*. Prediction of common bile duct stones by noninvasive tests. Ann Surg. 1999;229(3):362-368.

35 Onken JE, Brazer SR, Eisen GM, *et al*. Predicting the presence of choledocholithiasis in patients

with symptomatic cholelithiasis. Am J Gastroenterol. 1996;91(4):762 – 767.

36　Maple JT, Ben-Menachem T, Anderson MA, et al. The role of endoscopy in the evaluation of suspected choledocholithiasis. Gastrointest Endosc. 2010;71(1):1 – 9.

37　Buscarini E, Tansini P, Vallisa D, et al. EUS for suspected choledocholithiasis: do benefits outweigh costs? A prospective, controlled study. Gastrointest Endosc. 2003;57(4):510 – 518.

38　Petrov MS, Savides TJ. Systematic review of endoscopic ultrasonography versus endoscopic retrograde cholangiopancreatography for suspected choledocholithiasis. Br J Surg. 2009;96(9): 967 – 974.

39　Sahai AV, Mauldin PD, Marsi V, et al. Bile duct stones and laparoscopic cholecystectomy: a decision analysis to assess the roles of intraoperative cholangiography, EUS, and ERCP. Gastrointest Endosc. 1999;49(3 Pt 1):334 – 343.

40　Scheiman JM, Carlos RC, Barnett JL, et al. Can endoscopic ultrasound or magnetic resonance cholangiopancreatography replace ERCP in patients with suspected biliary disease? A prospective trial and cost analysis. Am J Gastroenterol. 2001;96(10):2900 – 2904.

41　Tse F, Barkun JS, Barkun AN. The elective evaluation of patients with suspected choledocholithiasis undergoing laparoscopic cholecystectomy. Gastrointest Endosc. 2004;60(3): 437 – 448.

42　Epelboym I, Winner M, Allendorf JD. MRCP is not a cost-effective strategy in the management of silent common bile duct stones. J Gastrointest Surg. 2013;17(5):863 – 871.

43　Richard F, Boustany M, Britt LD. Accuracy of magnetic resonance cholangiopancreatography for diagnosing stones in the common bile duct in patients with abnormal intraoperative cholangiograms. Am J Surg. 2013;205(4):371 – 373.

44　Massarweh NN, Devlin A, Elrod JA, Symons RG, Flum DR. Surgeon knowledge, behavior, and opinions regarding intraoperative cholangiography. J Am Coll Surg. 2008;207(6):821 – 830.

45　Videhult P, Sandblom G, Rasmussen IC. How reliable is intraoperative cholangiography as a method for detecting common bile duct stones? A prospective population-based study on 1171 patients. Surg Endosc. 2009;23(2):304 – 312.

46　Horwood J, Akbar F, Davis K, Morgan R. Prospective evaluation of a selective approach to cholangiography for suspected common bile duct stones. Ann R Coll Surg Engl. 2010;92(3): 206 – 210.

47　Coppola R, Riccioni ME, Ciletti S, et al. Selective use of endoscopic retrograde cholangiopancreatography to facilitate laparoscopic cholecystectomy without cholangiography. A review of 1139 consecutive cases. Surg Endosc. 2001;15(10):1213 – 1216.

48　Ueno K, Ajiki T, Sawa H, et al. Role of intraoperative cholangiography in patients whose biliary tree was evaluated preoperatively by magnetic resonance cholangiopancreatography. World J Surg. 2012;36(11):2661 – 2665.

49　Pierce RA, Jonnalagadda S, Spitler JA, et al. Incidence of residual choledocholithiasis detected by intraoperative cholangiography at the time of laparoscopic cholecystectomy in patients having undergone preoperative ERCP. Surg Endosc. 2008;22(11):2365 – 2372.

50　Livingston EH, Rege RV. Technical complications are rising as common duct exploration is becoming rare. J Am Coll Surg. 2005;201(3):426 – 433.

51　Grubnik VV, Tkachenko AI, Ilyashenko VV, Vorotyntseva KO. Laparoscopic common bile duct exploration versus open surgery: comparative prospective randomized trial. Surg Endosc. 2012;26(8):2165 – 2671.

52 Buxbaum J. Modern management of common bile duct stones. Gastrointest Endosc Clin N Am. 2013;23(2):251 – 275.

53 Barkun AN, Barkun JS, Fried GM, et al. Useful predictors of bile duct stones in patients undergoing laparoscopic cholecystectomy. McGill Gallstone Treatment Group. Ann Surg. 1994; 220(1):32 – 39.

54 Alkhaffaf B, Parkin E, Flook D. Endoscopic retrograde cholangiopancreatography prior to laparoscopic cholecystectomy: a common and potentially hazardous technique that can be avoided. Arch Surg. 2011;146(3):329 – 333.

55 Clair DG, Carr-Locke DL, Becker JM, Brooks DC. Routine cholangiography is not warranted during laparoscopic cholecystectomy. Arch Surg. 1993;128(5):551 – 4; discussion 4 – 5.

56 O'Neill CJ, Gillies DM, Gani JS. Choledocholithiasis: overdiagnosed endoscopically and undertreated laparoscopically. ANZ J Surg. 2008;78(6):487 – 491.

57 Boerma D, Schwartz MP. Gallstone disease. Management of common bile-duct stones and associated gallbladder stones: Surgical aspects. Best Pract Res Clin Gastroenterol. 2006;20(6): 1103 – 1116.

58 Boerma D, Rauws EA, Keulemans YC, et al. Wait-and-see policy or laparoscopic cholecystectomy after endoscopic sphincterotomy for bile-duct stones: a randomised trial. Lancet. 2002;360(9335):761 – 765.

59 Urbach DR, Khajanchee YS, Jobe BA, et al. Cost-effective management of common bile duct stones: a decision analysis of the use of endoscopic retrograde cholangiopancreatography (ERCP), intraoperative cholangiography, and laparoscopic bile duct exploration. Surg Endosc. 2001;15(1):4 – 13.

60 Brown LM, Rogers SJ, Cello JP, et al. Cost-effective treatment of patients with symptomatic cholelithiasis and possible common bile duct stones. J Am Coll Surg. 2011;212(6):1049 – 60, e1 – 7.

61 Rhodes M, Sussman L, Cohen L, Lewis MP. Randomised trial of laparoscopic exploration of common bile duct versus postoperative endoscopic retrograde cholangiography for common bile duct stones. Lancet. 1998;351(9097):159 – 161.

62 Cuschieri A, Lezoche E, Morino M, et al. E. A. E. S. multicenter prospective randomized trial comparing two-stage vs single-stage management of patients with gallstone disease and ductal calculi. Surg Endosc. 1999;13(10):952 – 957.

63 Koc B, Karahan S, Adas G, et al. Comparison of laparoscopic common bile duct exploration and endoscopic retrograde cholangiopancreatography plus laparoscopic cholecystectomy for choledocholithiasis: a prospective randomized study. Am J Surg. 2013;206(4):457 – 463.

64 Petelin JB. Surgical management of common bile duct stones. Gastrointest Endosc. 2002;56(6 Suppl):S183 – 189.

65 Bansal VK, Misra MC, Garg P, Prabhu M. A prospective randomized trial comparing two-stage versus single-stage management of patients with gallstone disease and common bile duct stones. Surg Endosc. 2010;24(8):1986 – 1989.

66 Thompson MH, Tranter SE. All-comers policy for laparoscopic exploration of the common bile duct. Br J Surg. 2002;89(12):1608 – 1612.

67　Taylor CJ, Kong J, Ghusn M, *et al*. Laparoscopic bile duct exploration: results of 160 consecutive cases with 2-year follow up. ANZ J Surg. 2007;77(6):440 – 445.

68　Fanelli RD, Gersin KS. Laparoscopic endobiliary stenting: a simplified approach to the management of occult common bile duct stones. J Gastrointest Surg. 2001;5(1):74 – 80.

69　Bingener J, Schwesinger WH. Management of common bile duct stones in a rural area of the United States: results of a survey. Surg Endosc. 2006;20(4):577 – 579.

70　Petelin JB. Laparoscopic common bile duct exploration. Surg Endosc. 2003; 17 (11): 1705 – 1715.

71　Sato N, Shibao K, Akiyama Y, *et al*. Routine intraoperative cholangiography during single-incision laparoscopic cholecystectomy: a review of 196 consecutive patients. J Gastrointest Surg. 2013;17(4):668 – 674.

72　Spinoglio G, Priora F, Bianchi PP, *et al*. Real-time near-infrared (NIR) fluorescent cholangiography in single-site robotic cholecystectomy (SSRC): a single-institutional prospective study. Surg Endosc. 2013;27(6):2156 – 2162.

73　Deslandres E, Gagner M, Pomp A, *et al*. Intraoperative endoscopic sphincterotomy for common bile duct stones during laparoscopic cholecystectomy. Gastrointest Endosc. 1993;39(1):54 – 58.

74　Cavina E, Franceschi M, Sidoti F, *et al*. Laparo-endoscopic "rendezvous": a new technique in the choledocholithiasis treatment. Hepatogastroenterology. 1998;45(23):1430 – 1435.

75　Enochsson L, Lindberg B, Swahn F, Arnelo U. Intraoperative endoscopic retrograde cholangiopancreatography (ERCP) to remove common bile duct stones during routine laparoscopic cholecystectomy does not prolong hospitalization: a 2-year experience. Surg Endosc. 2004;18(3):367 – 371.

76　Noel R, Enochsson L, Swahn F, *et al*. A 10-year study of rendezvous intraoperative endoscopic retrograde cholangiography during cholecystectomy and the risk of post-ERCP pancreatitis. Surg Endosc. 2013;27(7):2498 – 2503.

77　Lella F, Bagnolo F, Rebuffat C, *et al*. Use of the laparoscopic-endoscopic approach, the so-called "rendezvous" technique, in cholecystocholedocholithiasis: a valid method in cases with patient-related risk factors for post-ERCP pancreatitis. Surg Endosc. 2006;20(3):419 – 423.

78　Wang B, Guo Z, Liu Z, *et al*. Preoperative versus intraoperative endoscopic sphincterotomy in patients with gallbladder and suspected common bile duct stones: system review and meta-analysis. Surg Endosc. 2013;27(7):2454 – 2465.

79　Sarli L, Sabadini G, Pietra N, *et al*. Laparoscopic cholecystectomy and endoscopic sphincterotomy under a single anesthetic: a case report. Surg Laparosc Endosc. 1995;5(1):68 – 71.

80　Richardson JF, Lee JG, Smith BR, *et al*. Laparoscopic transgastric endoscopy after Roux-en-Y gastric bypass: case series and review of the literature. Am Surg. 2012;78(10):1182 – 1186.

81　Sandha GS, Bourke MJ, Haber GB, Kortan PP. Endoscopic therapy for bile leak based on a new classification: results in 207 patients. Gastrointest Endosc. 2004;60(4):567 – 574.

82　Pioche M, Ponchon T. Management of bile duct leaks. J Visc Surg. 2013;150 (3 Suppl): S33 – 38.

83　Tewani SK, Turner BG, Chuttani R, *et al*. Location of bile leak predicts the success of ERCP performed for postoperative bile leaks. Gastrointest Endosc. 2013;77(4):601 – 608.

84 Baillie J. Endoscopic approach to the patient with bile duct injury. Gastrointest Endosc Clin N Am. 2013;23(2):461 - 472.

85 Joseph M, Phillips MR, Farrell TM, Rupp CC. Single incision laparoscopic cholecystectomy is associated with a higher bile duct injury rate: a review and a word of caution. Ann Surg. 2012; 256(1):1 - 6.

86 Nuzzo G, Giuliante F, Giovannini I, *et al*. Bile duct injury during laparoscopic cholecystectomy: results of an Italian national survey on 56591 cholecystectomies. Arch Surg 2005;140(10):986 - 992.

87 Sheffield KM, Riall TS, Han Y, *et al*. Association between cholecystectomy with vs without intraoperative cholangiography and risk of common duct injury. JAMA. 2013;310(8):812 - 820.

88 Pekolj J, Alvarez FA, Palavecino M, *et al*. Intraoperative management and repair of bile duct injuries sustained during 10,123 laparoscopic cholecystectomies in a high-volume referral center. J Am Coll Surg. 2013;216(5):894 - 901.

89 Lau WY, Lai EC. Classification of iatrogenic bile duct injury. Hepatobiliary Pancreatic Diseases Int. 2007;6(5):459 - 463.

90 Bergman JJGHM, van den Brink GR, Rauws EAJ, *et al*. Treatment of bile duct lesions after laparoscopic cholecystectomy. Gut. 1996;38:141 - 147.

91 Csendes A, Navarrete C, Burdiles P, Yarmuch J. Treatment of common bile duct injuries during laparoscopic cholecystecotmy: endoscopic and surgical management. World J Surg 2001;25(10): 1346 - 1351.

92 Draganov P, Hoffman B, March W, *et al*. Long-term outcome in patients with benign biliary strictures treated endoscopically with multiple stents. Gastrointest Endosc 2002; 55 (6): 680 - 686.

93 Costamagna G, Tringali A, Mutignani M, *et al*. Endotherapy of postoperative biliary strictures with multiple stents: results after more than 10 years of follow-up. Gastrointest Endosc 2010;72 (3):551 - 557.

94 Garcia-Cano J. Endoscopic management of benign biliary strictures. Curr Gastroenterol Rep. 2013;15(8):336.

95 Tarnasky PR, Linder JD, Mejia A, *et al*. Bile duct obstruction after cholecystectomy caused by clips: undo what has been undone, then do what you normally do. Gastrointest Endosc. 2009;69 (4):e19 - 21.

第16章

胆道巨大结石
Large bile duct stones

Julia McNabb-Baltar and Alan Barkun

要点

★ 胆道巨大结石的定义是结石直径大于 1～1.2 cm。

★ 胆道巨大结石操作会面临挑战，并发症发生率更高。

★ 处理方式通常包括扩大胆道在十二指肠的开口，以及缩小结石两方面。

★ 内镜医师必须评估患者临床状况、胆道情况、胆总管结石情况，选择合适方法取出。

★ 胆道管理最好采用多学科协作的方法来处理，按照循证医学权衡利弊，选择最合适的方法。

病例

　　84 岁老年女性患者，既往行胆囊切除术，2 年前心肌梗死病史，目前服用阿司匹林，因中上腹痛 2 天到急诊就诊。否认发热或黄疸。体检有右上腹压痛。化验检查结果示谷丙转氨酶、谷草转氨酶、总胆红素均升高。腹部超声示胆总管内 18 mm 大小结石。何种处理方法最合适。

介绍

　　超过 90％的胆总管结石可以用标准方法取出[1, 2]。大结石定义为直径大于 1～1.2 cm(图 16.1)。这个临床定义是确切的，因为其与更高的取石失败率和并发症发生率相关，需要特殊的处理。其他有些结石被认为难以取出，包括活塞形状的结石，嵌顿的结石，或者胆总管有狭窄，或远端胆管有急剧成角。外科手

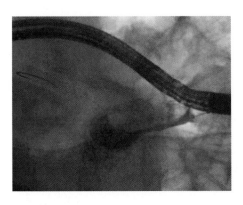

图 16.1　胆总管大结石。

术后解剖结构的扭曲是胆总管结石成功取出的另一个挑战。本章中,我们做系统回顾并总结概括大结石取出的临床策略选择和结果。为取得良好疗效,可能应用不同技术或结合使用各种技术方法。常规方法包括扩大胆总管开口口径,或用各种方法缩小结石尺寸。我们也会简单讨论胆道支架的特殊角色,以及内镜方法以外的选择,同样讨论包括与解剖重建相关的特殊问题、Mirizzi 综合征、嵌顿的结石、肝内胆管结石等。

描述性回顾研究的方法

我们搜索了 Embase、MEDLINE、Cochrane Library 等数据库(1988 至 2013 年 7 月)。我们用 MeSH 主题词搜索标题和文字,包括 Gallstone OR (common AND bile AND duct AND stone*) OR (Mirizzi AND syndrome) OR Choledocholithiase OR (intrahepatic AND stone*) OR (bil* AND lithiasis) AND stent* OR Lithotripsy OR litholapaxy OR lithotrypsy OR Electrohydraulic OR (endoscopic AND sphincterotomy) OR sphincteroplasty OR (balloon AND dilation) OR (naso-biliary AND drain) OR (smart AND laser)。选定文章的参考文献再进行人工审阅确认。所有数据提取摘要并用详细的表格记录,再由两个单独的人员审阅(J. M. B. , A. N. B.)。数据中任何不一致都通过共议达成一致。我们入选 RCTs 作为高水平证据,把结石清除率作为主要结果,并发症发生率作为次要结果。

扩大胆道在十二指肠开口的技术

内镜气囊扩张

扩大胆总管开口的标准技术是内镜括约肌切开(ES)。尽管此技术很有效,但也有即时和延迟的并发症发生[3,4]。理论上讲,因为该方法永久破坏了胆道括约肌,有可能会导致长期并发症,像胆胰系统的返流,胆道系统的慢性炎症,然而,这些实际的临床影响很少有文献报道,因此存在争议。

因此,内镜气囊扩张术(EBD)被广泛应用(图 16.2)。理论上,此种手术方法可以维持括约肌功能,尽管对括约肌切开和气囊扩张后括约肌功能的比较研究得出结论尚不一致[5, 6]。我们选取了 9 项研究,共包括 1 390 患者,随机选择 ES 或 EBD。1997 年,Bergman 的团队随机研究未曾行括约肌切开的患者,进行 ES 或 EBD,101 例患者接受 8 mm 的 EBD,持续时间 45~60 秒。同样数量的患者接受 ES,两组的结石大小接近(分别为直径 10 mm 和直径 9 mm),两组的

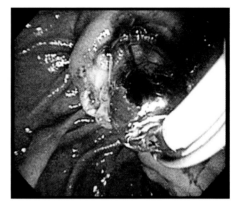

图 16.2　内镜乳头括约肌切开后气囊扩张术。

ERCP 取石成功率相近(分别为 EBD 组 89%,ES 组 91%, $P = 0.81$)。EBD 组应用机械碎石更多(31 例),ES 组 13 例,$P < 0.005$。总体并发症发生率两组无差异。一例患者因 EBD 后腹膜穿孔死亡。ES 组有 7 例术后胆囊炎,多于 EBD 组(1 例),$P < 0.05$。两组急性胰腺炎发病率接近,均为 7% 左右。

　　Arnold 团队用类似的技术,每组随机 30 个患者,发现 EBD 组并发症发生率更高,并且操作时间更长,而结石成功取出率更低(EBD 组和 ES 组结石取出率分别为 77% 和 100%)[7]。此后,多项 RCT 研究,应用不同直径的气囊,从 8 mm 到 18 mm,并且应用不同的扩张时间,从 30 秒到 5 分钟,多数研究显示 ES 和 EBD 相当[8-12]。有一项研究显示 EBD 组有更高的并发症发生率[13]。Watanabe 团队随机入选 180 例患者接受 ES 或 EBD,应用 8 mm 气囊扩张 2 分钟。总体上,ES 组结石清除率高于 EBD 组,而 ES 组胰腺炎发生率也高于 EBD 组(分别为 16.7% 和 6.7%, $P < 0.05$)。DiSario 团队的一项在美国的多中心研究显示,尽管 ES 组和 EBD 组结石取出率近似,EBD 组短期的并发症发生率高于 ES 组,包括胰腺炎的发病率(分别为 15.4% 和 0.8%, $P < 0.001$),其中有两例死亡[14]。他们用 8 mm 气囊扩张 60 秒,尽管他们原计划排除结石直径大于 1 cm 的患者,仍有 3 例这样大小的结石患者纳入了,患者总例数为 237。由于此项多中心研究中有 2 例患者死亡,死于胰腺炎,此方法在北美未被优选。

　　理想的扩张时间也被纳入研究。有两个研究入选 240 例患者,比较 EBD 时间,两个研究结论不同。Bang 团队入选 70 例患者,结石平均直径 8 mm,应用 15 mm 扩张球囊,对比扩张时间为 20 秒或 60 秒[15],他们发现两组的胆道清除率相似,需要机械碎石的概率也相似。60 秒扩张组轻度胰腺炎的发生例数更多,尽管没有统计学意义(分别为 11.4% 和 5.7%)。另一个研究比较 1 分钟或 5 分钟扩张时间[16],5 分钟时间扩张取石失败率更低,胰腺炎发生率更低(分别为

4.8％和15.1％，RR＝0.32，P＝0.038)，此项研究包括最大 2 cm 的结石。综合以上研究，仍不能确定理想的扩张时间。

EBD 和 ES 短期并发症比较存在争议。有一项入选 180 例患者的研究认为两组在胰腺炎发生率上没有差异，但 EBD 组高淀粉酶血症发生率更高[17]。而 DiSario 团队认为 EBD 组胰腺炎发生率更高，与先前的研究一致[14]。有两项共纳入 314 例患者的研究，随访时间最长达 7 年，比较 EBD 和 ES 后长期并发症，与 EBD 相比较，ES 是结石复发和胆道括约肌功能紊乱的危险因素[18, 19]。

括约肌切开与球囊扩张相结合

因为 EBD 对于小结石取石更有利，而不利于大结石的取石。因此 ES 与 EBD 相结合的方法 ESBD 被用于大结石的取石术。我们选取了 4 个研究，共纳入了 411 例患者。Hoe 团队随机入选 200 例患者，分别采用 ES 或 ESBD 方法，切开括约肌不超过 50％，然后用大气囊扩张，气囊大小根据胆道和结石的大小确定，最大达到 20 mm[20]，总体上 15 mm 以上的大结石清除率近似(ES 组和 ESBD 组分别为 96.7％和 94.4％，NS)，并发症发生率近似，胰腺炎发生率为 4％。Kim 等的研究也得出类似结论[21]。2013 年 Teoh 团队对比了两种方法，评估终点指标为胆道清除率、机械碎石应用、住院费用等[22]。随机入选 156 名患者，两组胆道清除率无显著差异(ES 和 ESBD 组分别为 88.5％和 89％，NS)，ES 组机械碎石更多(ES 组和 ESBD 组分别为 46.2％和 28.8％，P＝0.028)，ESBD 组费用更低(P＝0.034)。

一项包括 3 项临床研究(其中一篇研究是摘要形式)和 6 项回顾性研究的荟萃分析显示，在第一阶段结石取出率无明显差异(OR＝1.01，95％ CI 0.92～1.11)，机械碎石率无差异(OR＝0.78，95％ CI 0.49～1.23，P＝0.29)，并发症发生率相当(OR＝0.61，95％ CI 0.17～2.25，P＝0.46)，包括胰腺炎的发生率(OR＝1.11，95％ CI 0.37～3.35，P＝0.86)，但 ESBD 组出血发生率更低点(OR＝0.10，95％ CI 0.03～0.30，P≤0.001)[23]。

还有一个研究比较了气囊扩张与 ESBD。Hwang 等随机入选 131 例 CBD 结石患者，患者结石大于 12 mm，接受 EBD 或 ESBD[24]。胆道清除率、机械碎石的概率以及胰腺炎等并发症发生率均相当(胰腺炎 6.5％ *vs.* 4.3％，P＝0.593)，结石或网篮嵌顿(0％ *vs.* 1.6％，P＝0.341)，穿孔(0％ *vs.* 1.4％，P＝0.341)。

ESBD 气囊扩张时间也有人进行研究评估。一项入选 124 例大结石患者的 RCT，Paspatis 团队评估比较了 ES 后应用 20 mm 大气囊，扩张 30 秒或 60 秒，结果结石取出率和并发症发生率相同[25]。

其他组合的治疗方法也被评估。Stefanidis 团队比较单纯 ESBD 和 ES 后进行机械碎石的患者，入选 90 例患者。重点研究 12～20 mm 以上的大结石，发现 ESBD 组并发症发生率更低，穿孔发生率（ESBD 组与 ES 组，0% *vs.* 2.2%，NS），胆管炎发生率（ESBD 组与 ES 组，0 *vs.* 13.3%，$P = 0.026$）[26]。

结合以上研究综合考虑，多种方法相结合有助于内镜医师成功取出胆道大结石。ESBD 与 ES 一样有效，但可以减少住院费用，并减少机械碎石的应用，而机械碎石更容易导致并发症的发生。

减少结石大小的方法

缩小结石的方法包括机械方法和药物方法。应用药物甲基叔丁基醚或熊去氧胆酸（UDCA）进行溶石治疗，但对于大结石成功率不高，也有并发症发生率。UDCA 被用于与碎石和支架治疗相结合。

减少结石大小的方法

碎石是应用特殊的网篮绞碎结石，或应用震波碎石的方法震碎结石，可以体外或通过导管，在透视引导下或者胆道镜直视下行体内碎石。震波来源于液电（EHL），或脉冲激光（最大限度地避免胆道损伤，比如聪明激光）。

一组包含 346 例患者有关机械碎石的研究（图 16.3），取石成功率 85%～90%。并发症发生率较低，约 3.6%，包括网篮损坏或嵌顿、导丝损坏、手柄损坏，有 3 例患者胆道穿孔或损伤[27]。ES 加其他方法如 EHL、支架、ESWL、激光、外科手术等，94% 的患者可以将胆道清理干净。

笔者共搜集了 4 个 RCT 研究，包括 169 名患者。Adamek 团队比较了体外压电碎石（EPL）与体内液电碎石（EHL），应用于标准方法胆道清理失败的患者，其中有 13 例患者有大结石[28]。评估了 35 例符合入选标准的患者，发现 EHL 与 EPL 相比，碎石时间更短（1.4 *vs.* 2.3），两种方法都需要额外的内镜处理，差不多一半的患者需要三次内镜手术。胆道清除率两组一样。Yasuda 团队研究显示，EBD 加体外震波碎石（ESWL）与 EBD 和机械

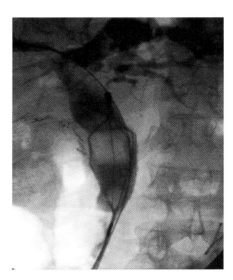

图 16.3　机械碎石。

碎石(ML)比较[29]。他们随机入选40例大结石患者(＞12 mm)，两组所有患者胆道均完全清理干净。多变量分析显示机械碎石与淀粉酶升高相关($P<$0.05)，而ESWL是保护性因素。

有两组研究对比体内激光碎石(ILL)与ESWL，应用聪明激光(Lithognost)，Jakobs团队随机入选34例患者，分别选用一种方法处理残留结石，ESWL组有52.4％一次将结石打碎，ILL组有82.4％一次打碎[30]。总体而言，ILL组需要时间更短，所需费用更少。两组均无重大并发症发生。Neuhaus团队也比较评估了上述两种方法，随机入选的60例患者均为困难结石或解剖改道内镜方法不能到达的结石患者，包括27例结石碎片需要通过PTCD取出的[31]，结果显示ILL胆道清除率更高(97％ *vs.* 73％，$P<$0.05)，比ESWL需要更短的治疗次数(1.2 *vs.* 3.0，$P<$0.001)。因此，对于困难的胆道结石，ILL比ESWL治疗更有效，需要更少的胆道清理次数[31]。

目前，有多种胆道镜检查方法(图16.4)，包括SpyGlass TM技术、子母镜技术以及其他的直接胆道镜技术等(第9章中有详述)。Pohl团队开展的前瞻性RCT研究对胆道子母镜(SAMBA)和超细胃镜进行比较，每组随机入选了30例患者，其中包括8例复杂胆道结石患者，4例患者通过SAMBA或直接胆道镜行ELL(1例应用SAMBA，4例应用DC成功取石)[32]。

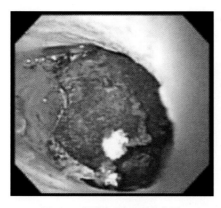
图16.4　胆道镜观察胆总管结石。

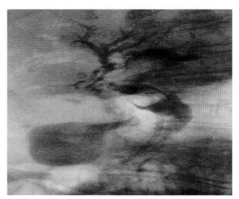
图16.5　胆道支架。

胆道支架的作用

胆道支架(图16.5)被作为胆道临时引流的方法，应用于两次内镜手术间的过渡，或外科手术前过渡，或辅助磨碎结石。支架可选用猪尾形塑料支架，或多根支架、或金属支架均被列入研究。另一个选择是留置鼻胆管，用于引流，或用于 ESWL 定位,鼻胆管可能会导致患者有不适感。

也有人将单纯用支架与支架联合应用 UDCA 进行对比研究。笔者搜集到 4 个 RCT 研究,包括 165 例患者,其中 144 例有较高风险。Chopra 团队随机入选 43 例高危患者,将应用 ES 后置入双猪尾支架与 ES 后机械碎石相比较[33],ES 加支架组有 98％患者一次手术后胆道引流成功,而 ES 后碎石组 56％一次引流成功。支架置入组与传统组相比,3 天后的并发症发生率更低(36％ *vs.* 14％)。另一个研究关注了高危患者长期的支架置入风险[34]。作者对比了聚乙二醇或亲水海德马涂层聚氨酯两种不同材质的支架,中位随访 38 个月,两组支架稳定性相似,有两例患者死于胆道相关的原因。

Katsinelos 团队研究了 41 例困难胆道结石[35]。他们将患者随机分为两组,接受 10 Fr 直径的塑料支架治疗后,一组服用 UDCA,另一组服用安慰剂 6 个月,再次行 ERCP 后两组胆道清理率分别为 77％和 75％,两组结石碎片和结石大小的减少无统计学差异(UDCA 组从 38％降至 33％,安慰剂组从 50％降至 25％,NS)。Lee 的团队也研究了困难结石患者,应用 7 Fr 支架,然后一组给予 UDCA 口服,另一组给安慰剂。在 6 个月的随访时间里,结石尺寸下降显著,药物应用组从 19 mm 降至 13 mm,另一组从 21 mm 下降至 14 mm,但两组结石取出的成功率无明显差异(支架组 73.7％,支架和药物组 86.4％, *P* = 0.826)[36]。

对于金属支架的应用,目前没有高质量的对照研究。因此,在高危患者群中,长期的支架置入应被考虑。支架置入后是否 UDCA 或 terpence 治疗并不能普遍地减少结石的大小,因此内镜医生应针对具体情况具体分析。

其他备选方法

当内镜治疗不成功,应该考虑其他治疗方法。

外科治疗

当内镜治疗不成功时,应考虑外科治疗。有两项关于内镜腹腔镜交汇的方法研究,共包括了 191 例患者。腹腔镜交汇方法具体如下:切开刀经乳头插入胆总管行乳头切开,行胆囊切除术时再将 Dormia 网篮从胆囊管插入胆总管进行取石[37]。Morino 团队 2006 年进行的研究,入选 91 例胆囊结石和胆总管结石患者,随机接受 ERCP + ES,然后腹腔镜胆囊切除术(LC),或者应用交汇的方法,在 LC 术中行 ERCP[38]。CBD 清除率在 ERCP + ES 后 LC 组是 80％,腹腔镜交汇组是 96％(*P* = 0.06)。腹腔镜交汇组住院时间减少 4 天(*P*≤0.000 01),总费用也相应减少(*P*＜0.05)。另一项对照研究也支持上述结论,认为腹腔镜交汇组术后高淀粉酶血症的发生率更低(*P* = 0.02),但并发症的发生率没有差别[39]。

经皮穿刺胆道造影

当无法进行外科手术,胆道插管也不成功时,经皮胆道造影(PTC)可以应用,也是作为交汇技术进入胆道完成胆道碎石取石的一种方法[40]。

特殊情况

其他临床情况,如解剖改道后,或特殊结石位置,或胆道解剖改变后,可能使结石取出困难。

嵌顿的结石

嵌顿的结石也使内镜医师面临挑战(图16.6)。事实上,乳头结石嵌顿时将影响胆道插管,这种情况下需要应用括约肌预切开,目前还没有相关的 RCT 研究数据。

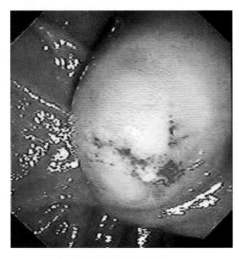

图 16.6　嵌顿的结石。

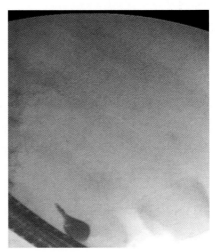

图 16.7　Mirizzi 综合征。

Mirizzi 综合征

Mirizzi 综合征(图 16.7)发生在大约 0.5% 的胆结石患者中,通常在胆囊管走行变异的情况下,即胆囊颈部走行与肝总管平行(CHD)。胆总管或肝总管阻塞可能由胆囊管或胆囊颈部结石引起,也可能由于继发性炎症引起[41]。这种情况下,ERCP 诊断困难,可能需要外科干预。ERCP 提供的影像信息对该种情况的诊断很有价值。ERCP 的价值在于可以在外科手术前明确诊断并完成临时性支架植入以缓解梗阻。近年来,有老年 Mirizzi 综合征患者成功取出结石的报道[42, 43]。

术后解剖改变

毕Ⅱ式或 Roux-en-Y 手术后重建消化道对于内镜医师是另一个挑战。的确,鉴别输入襻很困难。从口腔到达胆肠吻合口的距离比未做过手术者要长很多,因此需要运用各种方法先到达小肠再反转逆行进入胆肠吻合处。

基于以上考虑,一项包含 34 例毕Ⅱ术后患者的研究,比较 ES 和 EBD 两种方法。结果显示胆道成功清除率、机械碎石应用及早期并发症发生率两组间没有差异。ES 组有 3 例患者(17%)发生出血,EBD 组有 1 例患者(6%)发生轻度胰腺炎。EBD 与 ES 组均为毕Ⅱ术后患者安全的 ERCP 方法[44]。

另有一些学者对 Roux-en-Y 术后患者也进行了相关研究。Kawasura 团队研究了 204 例 Roux-en-Y 术后患者,结果显示 91% 的患者应用单气囊小肠镜在盲襻插管成功,而在小肠镜应用之前,成功率仅为 33% ($P = 0.015$)[45]。

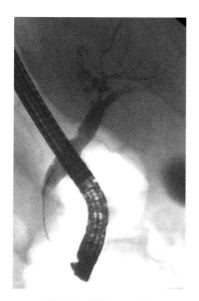

图 16.8 肝内胆管结石。

肝内胆管结石

肝内胆管结石(图 16.8)通常存在于胆树较高位置,难以取出。应用取石气囊将结石带入胆总管,在胆总管中再将结石碎裂取出,这种治疗策略成功率会更高。部分肝内胆管结石可能由于肝内胆汁淤积及局部胆管狭窄所致,这使内镜治疗更复杂化。内镜对于评估潜在恶性胆道狭窄有一定价值。经皮穿刺的方法在这种情况下也常被应用[40]。外科手术经常作为最终的治疗选择。对于这个难题缺少高质量的对照研究。

长期策略

也有一些关于内镜胆道清理后进行胆囊切除的研究。McAlister 团队进行了 Cochrane 系统回顾,并纳入 RCT 进行荟萃分析[46]。他们对比了延期胆囊切除和选择性胆囊切除,共入选 5 个 RCT 研究,包括 662 例患者。与胆囊切除组相比较,延迟胆囊切除组的发病相对危险度为 1.78% ($P = 0.010$)。亚组分析显示患者发病率获益相似,延期胆囊切除组胆道疼痛复发率更高(RR 14.56, $P < 0.0001$),黄疸或胆管炎发生率更高(RR 2.53, $P = 0.03$),需要重复胆道造影率

更高(RR 2.36，$P = 0.005$)。延迟组有 35% 需要被迫胆囊切除。因此，包括老年患者和高危患者在内的所有患者，均可在胆囊预防性切除中获益。

现存的指南和共识意见

美国消化内镜协会(ASGE)[47]、美国胃肠和内镜外科协会(SAGES)[48]、美国胃肠协会(AGA)[49]及美国消化学会(ACG)[50]有该主题的相关指南。

回到最初的病例

该患者进行了标准的乳头括约肌切开，用 15 mm 球囊扩张 3 分钟，渗血自行停止。然后进行机械碎石，胆道清理成功。

结论

总之，大的困难结石对内镜医师是很大的挑战。先进的技术联合应用可能获得更好的结果。需要具体情况具体分析，依据患者的不同情况和特定个体条件，选择不同的处理方法。多学科合作，包括内镜医师、介入放射医师、外科医师共同努力将会获得更理想的结果。

◇ 参 考 文 献 ◇

1 Classen M, Hagenmuller F. Treatment of stones in the bile duct via duodenoscopy. Endoscopy. 1989;21 Suppl 1:375 - 377.

2 Peng C, Nietert PJ, Cotton PB, et al. Predicting native papilla biliary cannulation success using a multinational Endoscopic Retrograde Cholangiopancreatography (ERCP) Quality Network. BMC Gastroenterology. 2013;13(1):147.

3 Cotton PB, Garrow DA, Gallagher J, Romagnuolo J. Risk factors for complications after ERCP: a multivariate analysis of 11,497 procedures over 12 years. Gastrointestinal Endoscopy. 2009;70(1):80 - 88.

4 Freeman ML, Nelson DB, Sherman S, et al. Complications of endoscopic biliary sphincterotomy. The New England Journal of Medicine. 1996;335(13):909 - 918.

5 Yasuda I, Tomita E, Enya M, et al. Can endoscopic papillary balloon dilation really preserve sphincter of Oddi function? Gut. 2001;49(5):686 - 691.

6 Takezawa M, Kida Y, Kida M, Saigenji K. Influence of endoscopic papillary balloon dilation and endoscopic sphincterotomy on sphincter of oddi function: a randomized controlled trial. Endoscopy. 2004;36(7):631 - 637.

7 Arnold JC, Benz C, Martin WR, Adamek HE, Riemann JF. Endoscopic papillary balloon dilation vs. sphincterotomy for removal of common bile duct stones: a prospective randomized pilot study. Endoscopy. 2001;33(7):563 - 567.

8　Oh MJ, Kim TN. Prospective comparative study of endoscopic papillary large balloon dilation and endoscopic sphincterotomy for removal of large bile duct stones in patients above 45 years of age. Scandinavian Journal of Gastroenterology. 2012;47(8 - 9):1071 - 1077.

9　Lin CK, Lai KH, Chan HH, et al. Endoscopic balloon dilatation is a safe method in the management of common bile duct stones. Digestive and Liver Disease: Official Journal of the Italian Society of Gastroenterology and the Italian Association for the Study of the Liver. 2004; 36(1):68 - 72.

10　Fujita N, Maguchi H, Komatsu Y, et al. Endoscopic sphincterotomy and endoscopic papillary balloon dilatation for bile duct stones: a prospective randomized controlled multicenter trial. Gastrointestinal Endoscopy. 2003;57(2):151 - 155.

11　Vlavianos P, Chopra K, Mandalia S, et al. Endoscopic balloon dilatation versus endoscopic sphincterotomy for the removal of bile duct stones: a prospective randomised trial. Gut. 2003;52 (8):1165 - 1169.

12　Natsui M, Narisawa R, Motoyama H, et al. What is an appropriate indication for endoscopic papillary balloon dilation? European Journal of Gastroenterology & Hepatology. 2002;14(6): 635 - 640.

13　Watanabe H, Yoneda M, Tominaga K, et al. Comparison between endoscopic papillary balloon dilatation and endoscopic sphincterotomy for the treatment of common bile duct stones. Journal of Gastroenterology. 2007;42(1):56 - 62.

14　Disario JA, Freeman ML, Bjorkman DJ, et al. Endoscopic balloon dilation compared with sphincterotomy for extraction of bile duct stones. Gastroenterology. 2004;127(5):1291 - 1299.

15　Bang BW, Jeong S, Lee DH, et al. The ballooning time in endoscopic papillary balloon dilation for the treatment of bile duct stones. The Korean Journal of Internal Medicine. 2010;25(3): 239 - 245.

16　Liao WC, Lee CT, Chang CY, et al. Randomized trial of 1-minute versus 5-minute endoscopic balloon dilation for extraction of bile duct stones. Gastrointestinal Endoscopy. 2010;72(6): 1154 - 1162.

17　Bergman JJ, van Berkel AM, Bruno MJ, et al. Is endoscopic balloon dilation for removal of bile duct stones associated with an increased risk for pancreatitis or a higher rate of hyperamylasemia? Endoscopy. 2001;33(5):416 - 420.

18　Yasuda I, Fujita N, Maguchi H, et al. Long-term outcomes after endoscopic sphincterotomy versus endoscopic papillary balloon dilation for bile duct stones. Gastrointestinal Endoscopy. 2010;72(6):1185 - 1191.

19　Tanaka S, Sawayama T, Yoshioka T. Endoscopic papillary balloon dilation and endoscopic sphincterotomy for bile duct stones: long-term outcomes in a prospective randomized controlled trial. Gastrointestinal Endoscopy. 2004;59(6):614 - 618.

20　Heo JH, Kang DH, Jung HJ, et al. Endoscopic sphincterotomy plus large-balloon dilation versus endoscopic sphincterotomy for removal of bile-duct stones. Gastrointestinal Endoscopy. 2007;66(4):720 - 6; quiz 68,71.

21　Kim HG, Cheon YK, Cho YD, et al. Small sphincterotomy combined with endoscopic papillary large balloon dilation versus sphincterotomy. World Journal of Gastroenterology: WJG. 2009;15 (34):4298 - 4304.

22　Teoh AY, Cheung FK, Hu B, et al. Randomized trial of endoscopic sphincterotomy with balloon dilation versus endoscopic sphincterotomy alone for removal of bile duct stones. Gastroenterology. 2013;144(2):341 – 345 e1.

23 Liu Y, Su P, Lin Y, *et al*. Endoscopic sphincterotomy plus balloon dilation versus endoscopic sphincterotomy for choledocholithiasis: a meta-analysis. Journal of Gastroenterology and Hepatology. 2013;28(6):937 – 945.

24 Hwang JC, Kim JH, Lim SG, *et al*. Endoscopic large-balloon dilation alone versus endoscopic sphincterotomy plus large-balloon dilation for the treatment of large bile duct stones. BMC Gastroenterology. 2013;13:15.

25 Paspatis GA, Konstantinidis K, Tribonias G, *et al*. Sixty-versus thirty-seconds papillary balloon dilation after sphincterotomy for the treatment of large bile duct stones: a randomized controlled trial. Digestive and Liver Disease: Official Journal of the Italian Society of Gastroenterology and the Italian Association for the Study of the Liver. 2013;45(4):301 – 304.

26 Stefanidis G, Viazis N, Pleskow D, *et al*. Large balloon dilation vs. mechanical lithotripsy for the management of large bile duct stones: a prospective randomized study. The American Journal of Gastroenterology. 2011;106(2):278 – 285.

27 Thomas M, Howell DA, Carr-Locke D, *et al*. Mechanical lithotripsy of pancreatic and biliary stones: complications and available treatment options collected from expert centers. The American Journal of Gastroenterology. 2007;102(9):1896 – 1902.

28 Adamek HE, Buttmann A, Wessbecher R, *et al*. Clinical comparison of extracorporeal piezoelectric lithotripsy (EPL) and intracorporeal electrohydraulic lithotripsy (EHL) in difficult bile duct stones. A prospective randomized trial. Digestive Diseases and Sciences. 1995;40(6): 1185 – 1192.

29 Yasuda I, Tomita E, Moriwaki H, *et al*. Endoscopic papillary balloon dilatation for common bile duct stones: efficacy of combination with extracorporeal shockwave lithotripsy for large stones. European Journal of Gastroenterology & Hepatology. 1998;10(12):1045 – 1050.

30 Jakobs R, Adamek HE, Maier M, *et al*. Fluoroscopically guided laser lithotripsy versus extracorporeal shock wave lithotripsy for retained bile duct stones: a prospective randomised study. Gut. 1997;40(5):678 – 682.

31 Neuhaus H, Zillinger C, Born P, *et al*. Randomized study of intracorporeal laser lithotripsy versus extracorporeal shock-wave lithotripsy for difficult bile duct stones. Gastrointestinal Endoscopy. 1998;47(5):327 – 334.

32 Pohl J, Meves VC, Mayer G, *et al*. Prospective randomized comparison of short-access mother-baby cholangioscopy versus direct cholangioscopy with ultraslim gastroscopes. Gastrointestinal Endoscopy. 2013;78(4):609 – 616.

33 Chopra KB, Peters RA, O'Toole PA, *et al*. Randomised study of endoscopic biliary endoprosthesis versus duct clearance for bileduct stones in high-risk patients. Lancet. 1996;348 (9030):791 – 793.

34 Pisello F, Geraci G, Li Volsi F, *et al*. Permanent stenting in "unextractable" common bile duct stones in high risk patients. A prospective randomized study comparing two different stents. Langenbeck's archives of surgery/Deutsche Gesellschaft fur Chirurgie. 2008;393(6):857 – 863.

35 Katsinelos P, Kountouras J, Paroutoglou G, *et al*. Combination of endoprostheses and oral ursodeoxycholic acid or placebo in the treatment of difficult to extract common bile duct stones. Digestive and Liver Disease: Official Journal of the Italian Society of Gastroenterology and the Italian Association for the Study of the Liver. 2008;40(6):453 – 459.

36　Lee TH, Han JH, Kim HJ, *et al*. Is the addition of choleretic agents in multiple double-pigtail biliary stents effective for difficult common bile duct stones in elderly patients? A prospective, multicenter study. Gastrointestinal Endoscopy. 2011;74(1):96-102.

37　Cavina E, Franceschi M, Sidoti F, *et al*. Laparo-endoscopic "rendezvous": a new technique in the choledocholithiasis treatment. Hepato-Gastroenterology. 1998;45(23):1430-1435.

38　Morino M, Baracchi F, Miglietta C, *et al*. Preoperative endoscopic sphincterotomy versus laparoendoscopic rendezvous in patients with gallbladder and bile duct stones. Annals of Surgery. 2006;244(6):889-93; discussion 93-96.

39　Tzovaras G, Baloyiannis I, Zachari E, *et al*. Laparoendoscopic rendezvous versus preoperative ERCP and laparoscopic cholecystectomy for the management of cholecystocholedocholithiasis: interim analysis of a controlled randomized trial. Annals of Surgery. 2012;255(3):435-439.

40　Rimon U, Kleinmann N, Bensaid P, *et al*. Percutaneous transhepatic endoscopic holmium laser lithotripsy for intrahepatic and choledochal biliary stones. Cardiovascular and Interventional Radiology. 2011;34(6):1262-1266.

41　Johnson LW, Sehon JK, Lee WC, *et al*. Mirizzi's syndrome: experience from a multi-institutional review. The American Surgeon. 2001;67(1):11-14.

42　Binmoeller KF, Thonke F, Soehendra N. Endoscopic treatment of Mirizzi's syndrome. Gastrointestinal Endoscopy. 1993;39(4):532-536.

43　Tsuyuguchi T, Saisho H, Ishihara T, *et al*. Long-term follow-up after treatment of Mirizzi syndrome by peroral cholangioscopy. Gastrointestinal Endoscopy. 2000;52(5):639-644.

44　Bergman JJ, van Berkel AM, Bruno MJ, *et al*. A randomized trial of endoscopic balloon dilation and endoscopic sphincterotomy for removal of bile duct stones in patients with a prior Billroth II gastrectomy. Gastrointestinal Endoscopy. 2001;53(1):19-26.

45　Kawamura T, Mandai K, Uno K, Yasuda K. Does single-balloon enteroscopy contribute to successful endoscopic retrograde cholangiopancreatography in patients with surgically altered gastrointestinal anatomy? ISRN Gastroenterology. 2013;2013:214958.

46　McAlister VC, Davenport E, Renouf E. Cholecystectomy deferral in patients with endoscopic sphincterotomy. The Cochrane Database of Systematic Reviews. 2007(4):CD006233.

47　Adler DG, Baron TH, Davila RE, *et al*. ASGE guideline: the role of ERCP in diseases of the biliary tract and the pancreas. Gastrointestinal Endoscopy. 2005;62(1):1-8.

48　Overby DW, Apelgren KN, Richardson W, Fanelli R. Society of American G, Endoscopic S. SAGES guidelines for the clinical application of laparoscopic biliary tract surgery. Surgical Endoscopy. 2010;24(10):2368-2386.

49　American Gastroenterological Association (AGA) Institute on "Management of Acute Pancreatits" Clinical Practice and Economics Committee, AGA Institute Governing Board. AGA Institute medical position statement on acute pancreatitis. Gastroenterology. 2007;132(5):2019-2021.

50　Tenner S, Baillie J, DeWitt J, Vege SS. American College of G. American College of Gastroenterology guideline: management of acute pancreatitis. The American Journal of Gastroenterology. 2013;108(9):1400-1415;16.

第17章

可疑胆囊和壶腹部括约肌
功能紊乱的腹痛患者

The patient with pain: suspected gallbladder and sphincter dysfunction

Peter B. Cotton

在影像学技术发展尚未成熟之前,ERCP通常作为有效的方法用于评估胆胰疼痛的患者,并可诊断和排除常见疾病如胆管结石和慢性胰腺炎。如今这种情况已经有很大的差别。

目前大多数上腹痛患者会通过常规实验室检查和上消化道内镜(在仔细询问病史和体格检查之后)明确。如果结果阴性,在某些国家会行腹部超声,而在美国则更多行CT检查。假如结果阴性,但仍有怀疑时,推荐行MRCP。这些影像学检查能对胆管树和胰腺提供很好的诊断信息,对周围脏器病变具有较好的诊断价值,如主动脉瘤和肾肿瘤等。本章主要对这些检查未提示病变的患者而进行回顾。

合理的进一步检查受到临床特征的影响,如年龄、疼痛类型、相关主诉如体重减轻等。

上腹痛,特别是持续存在时,可能为胰腺来源,这时最好的进一步检查为EUS,其能发现小的肿瘤和少数重症胰腺炎患者。EUS对胆囊或胆管小结石也有诊断价值。如果EUS阴性,没必要行ERCP,因为这种情况下ERCP发现病变的机会小于引起胰腺炎的风险。

右上腹[和(或)中上腹]间歇性疼痛可能是胆道疾病特别是胆囊或者是Oddi括约肌功能失调,如果腹痛伴肝酶异常则更支持这一怀疑[1]。

胆囊功能失调 一般认为因为胆囊排空功能障碍而导致上腹痛,可通过胆道闪烁扫描来诊断(在胆囊收缩素刺激后以肝胆亚氨基二乙酸、DISIDA扫描)。然而,这个检查用于预测胆囊切除后的转归仍有争论,越来越多研究者对胆囊功能失调的概念产生怀疑[3]。ERCP对于这种情况并没有诊断价值。一个重要的现象是典型胆绞痛而排泄分数降低的患者较非典型症状患者更容易对检测试验产生反应。由于一些典型胆绞痛和正常排泄分数的患者也可以对手术产生应

答,一些经验丰富的临床医生更依赖于症状而非扫描结果。这种情况下 ERCP
并没有价值。

　　Oddi 括约肌功能紊乱(SOD)　SOD 的概念也是存在争论的[1, 4, 5]。有观点
认为括约肌活动异常通过增加胆胰管压力引起腹痛。ERCP 可以测定括约肌压
力,当压力升高时可以行括约肌切开。尽管 Oddi 括约肌在胆囊完整时也可能发
生功能紊乱,但大多数专家认为 SOD 只在胆囊切除后腹痛的患者出现。

　　1988 年,Hogan 和 Geenen 对怀疑括约肌功能紊乱的患者提出了一个分类
系统[6]。尽管其合乎逻辑,但支持的证据较薄弱且可能证据力度在降低[7]。以
下是之后更新过的定义。

　　Ⅰ型:患者出现腹痛,两次肝酶异常和胆管扩张($>$10 mm)。

　　Ⅱ型:仅存在肝酶异常或胆管扩张。

　　Ⅲ型:无异常发现。

　　多个研究显示Ⅰ型患者存在胆道结构异常(狭窄或小结石),能通过胆道括
约肌切开得到有效治疗,而不需要测压(事实上对于这些患者的早期研究显示测
压通常得到阴性结果)[8]。

　　三个小规模对照研究对Ⅱ型患者进行对比研究并获得了类似的结果。试验
中不管测压的结果如何,对所有的研究对象均行胆道括约肌切开或假切开[8-13]。
结果显示对胆管测压增高的患者行括约肌切开效果较好,但样本量较小。此外,
尽管许多患者存在胰管括约肌压力升高,但单独胆管括约肌切开仍然有效。然
而,这些报道和队列研究导致测压法引导的括约肌切开(胰管括约肌和胆管括约
肌,而无进一步的证据)成为许多转诊中心的标准治疗,这在 2002 年 NIH 一次
科学会议上被抵制。然而,由于对测压数据的怀疑和测压术增加术后胰腺炎的
风险导致许多临床医生对腹痛、肝酶异常或胆管扩张的患者直接行"括约肌切开
试验"。这个方案对于仍然具有胆囊的患者可行性不佳。对于这些患者,当症状
明显时,胆囊切除可能是个更好(更安全)的选择。

　　由于括约肌切开的结果并不令人满意且有明显的风险,对于胆囊切除后的
情况需要谨慎[8, 9, 14, 15]。需要更多研究致力于寻找转归的预测因素和对测压法
(或其他方法如胆道闪烁扫描术)的进一步评估。

　　胆囊切除后仅有腹痛的Ⅲ型患者的处理更具有争议[9]。这些患者 ERCP 术
后胰腺炎的发生率将近 40%[15],即使在支架/NSAID 预防处理后仍有至少
15%[16]。括约肌切开后发生穿孔、无治疗应答的患者在多次 ERCP 最终徒劳的
外科干预后死亡。ERCP 对于最不需要的患者最危险[17],这种情况下不良事件
是引起医疗纠纷的常见原因[18]。

　　由于 ERCP 效果不佳和风险明显,NIH 会议提出在这种情况下谨慎使用

ERCP 并建议转至能行括约测压的三级"专家"中心。尽管这种情况下测压术并没有被认为有价值,但这类患者越来越多,而几个美国的中心每年可以出现数百个这样的患者。这给了专家们仔细研究这个难题的机会。

　　NIH 赞助了一个多中心随机对照研究,称为 EPISOD(Oddi 括约肌功能紊乱的评估预测和干预)。该研究结果显示胆管括约肌切开和胆胰管括约肌同时切开并不优于假切开组[19]。在治疗组和对照组的许多患者都明显得到改善,这可能是由于安慰剂的强效应。此外,作者们并没有发现能影响治疗成功的任何临床指标,且测压组并没有更加受益。毫不意外,这个研究对临床实践有着重要影响,并促进对这些患者疼痛机制和更好的治疗方法的研究。

结论

　　ERCP 对于缺少明显实验室或影像学发现的胆胰疼痛的患者作用不大。患者受益有限而风险较大。在实施 ERCP 治疗方案时,患者和医生需要高度谨慎。

◇ 参考文献 ◇

1　Behar J, Corazziari E, Guelrud M, *et al*. Functional Gallbladder and Sphincter of Oddi Disorders. Gastroenterology 2006;130:1498 - 1509.

2　DiBaise J, Oleynikov D. Does gallbladder ejection fraction predict outcome after cholecy-stectomy for suspected chronic acalculous gallbladder dysfunction? A systematic review. Am J Gastroenterol 2003;98:2605 - 2611.

3　Bielefeldt K, Saligram S, Zickmund SL, Dudekula A, Olyaee M, Yadav D. Cholecystectomy for Biliary Dyskinesia: How Did We Get There? Dig Dis Sci. 2014 Sep 6. [Epub ahead of print]

4　Sherman S, Lehman GA. Sphincter of Oddi dysfunction: diagnosis and treatment. J Pancreas 2001;2:382 - 3400.

5　Varadarajulu S, Hawes RH. Key issues in sphincter of Oddi dysfunction. Gastrointest Endosc Clin North Am 2003;13:671 - 694.

6　Hogan WJ, Geenen JE. Biliary dyskinesia. Endoscopy 1988;20 (Suppl 1):179 - 183.

7　Freeman ML, Gill M, Overby C, Cen YY. Predictors of outcomes after biliary and pancreatic sphincterotomy for sphincter of oddi dysfunction. J Clin Gastroenterol. 2007 Jan; 41 (1): 94 - 102.

8　Petersen BT. An evidence-based review of sphincter of Oddi dysfunction: part 1, presentations with "objective" biliary findings (types I and II). Gastrointest Endosc 2004;59:525 - 534.

9　Petersen BT. Sphincter of Oddi dysfunction, part 2: evidence-based review of the presentations, with "objective" pancreatic findings (types I and II) and of presumptive type III. Gastrointest Endosc 2004;59:670 - 687.

10　Sgouros SN, Periera SP. Systematic Review: sphincter of Oddi dysfunction — non-invasive diagnostic methods and long-term outcome after endoscopic sphincterotomy. Aliment Pharmacol Ther 2006;24:237 - 246.

11 Geenen JE, Hogan WJ, Dodds WJ, et al. The efficacy of endoscopic sphincterotomy after cholecystectomy in patients with sphincter of Oddi dysfunction. N Engl J Med 1989;320:82 - 87.

12 Toouli J, Roberts-Thomson IC, Kellow J, et al. Manometry based randomized trial of endoscopic sphincterotomy for sphincter of Oddi dysfunction. Gut 2000;46:98 - 102.

13 Sherman S, Lehman G, Jamidar P, et al. Efficacy of endoscopic sphincterotomy and surgical sphincteroplasty for patients with sphincter of Oddi dysfunction (SOD): randomized controlled study. Gastrointest Endosc 1994;40:P125.

14 Cohen S, Bacon BR, Berlin JA, et al. National Institutes of Health State-of-the-Science Conference statement: ERCP for diagnosis and therapy, January 14 - 16, 2002. Gastrointest Endosc 2002;56:803 - 809.

15 Freeman ML, Guda NM. Prevention of post-ERCP pancreatitis: a comprehensive review. Gastrointest Endosc 2004; 59:845 - 864.

16 Elmunzer BJ, Scheiman JM, Lehman G, et al. A randomized trial of rectal indomethacinto prevent post-ERCP pancreatitis. N Engl J Med 2012;366:1414 - 1422.

17 Cotton PB. ERCP is most dangerous for people who need it least. Gastrointest Endosc 2001;54 (4):535 - 536.

18 Cotton PB. Analysis of 59 ERCP lawsuits: mainly about indications. GIE 2006;68:378 - 382.

19 Cotton PB, Durkalski V, Romagnuolo J, Pauls Q, Fogel E, Tarnasky P, et al. Effect of endoscopic sphincterotomy for suspected sphincter of Oddi dysfunction on pain-related disability following cholecystectomy: the EPISOD randomized clinical trial. JAMA. 2014 May; 311(20): 2101 - 2109.

第18章

胆道良性狭窄
Benign Biliary Strictures

John T. Cunningham

要点

★ 胆道良性狭窄的常见原因为外科手术后(胆囊切除后和肝移植)、慢性胰腺炎(CP)和原发性硬化性胆管炎(PSC)。

★ MRCP 能准确诊断而避免风险,有助于选择最合适的治疗。

★ 多学科合作对于更好地指导治疗是必要的。

★ ERCP 联合支架(多根塑料支架或金属支架)治疗对术后狭窄通常有效,对慢性胰腺炎有效性不够,而对 PSC 尚未明确。

介绍

胆道塑料支架第一次由 Soehendra 提出,用于减轻恶性胆道梗阻[1]。由于小口径支架易于堵塞,所以又研发了大口径支架用以维持较长时间引流[2]。因为与外科分流手术相比能明显减少并发症发生率,因此这些技术得以迅速推广[3]。然而良性胆道狭窄患者由于生存期较长,因此,面对的问题是如何维持胆道长时间的畅通从而预防胆管炎和胆汁性肝硬化发生[4]。虽然大多数患者可以通过内镜下置入多根塑料支架或自膨式金属支架(SEMS)成功解除梗阻,但不是所用患者都能成功,故外科分流手术也是每例患者所要考虑的方法之一[5]。

慢性胰腺炎(CP)

急性胰腺炎时胆道梗阻导致的胆汁淤积可以通过置入单根 10 Fr 塑料支架得到很好的解决。继发于进展型慢性胰腺炎的严重胆道狭窄发生于高达 11% 的患者[4],这种情况下重复单塑料支架的治疗效果不佳[6]。放置多根 10 Fr 塑料支架可取得更高的长期引流成功率,但对于伴有钙化结石型胰腺炎的患者支架引流成功率降低[7-11]。一个包含 34 例患者的研究显示其中 24% 患者成功置入单根支架,有 7% 患者伴有胰腺钙化结石。该研究小组改变了治疗方案,首先置入一根 10 Fr 塑料支架,随后再置入另一根 10 Fr 支架,最后有 8 例患者置入 4 根支架,4 例患者置入 5 根支架[10],治疗的总共时间为至少 12 个月,只有 1 例患者出现支架向内移位并通过 ERCP 方法得以解决。在平均 3.6 年的随访时间内总的成功率为 92%,包括 6 例胰腺钙化结石患者中的 5 例。其他有关放置多根支架的研究显示其在慢性胰腺炎患者中的成功率小于 50%[8, 9]。有趣的是,在多支架治疗过程中,没有 1 例临床表现为胆管炎。另一个中心报道 22 例支架置入超过 6 个月的患者中只有 1 例发生胆管炎,这支持了上述研究结果[12]。

　　SEMS 被用于恶性胆道梗阻,但也逐渐在慢性胰腺炎导致的良性胆道狭窄中使用[13-15]。一个研究显示在平均 3.3 年的随访过程中 20 例患者无早期并发症,只有两例因内膜增生导致支架堵塞[9]。一个对 8 例患者 50 个月的随访研究显示多数患者需要重复的操作:重复 SEMS(3 例)、SEMS 中置入塑料支架(3 例);13 例接受 30 Fr×10 cm Wallstent 金属支架置入患者中有 1 例出现复发性结石形成[15]。两个更长时间的随访研究(5 年或更长)显示 SEMS 明显的并发症包括 63% 的患者由于结石形成和内膜增生导致支架堵塞[13]、1 例因胆管炎导致支架相关性死亡,在存活 5 年的患者中 2 例再次堵塞[14]。

　　未覆膜 SEMS 置入胆道后难以取出[16, 17],这推动了覆膜 SEMS 的产生。覆膜支架不容易被内膜增生堵塞,可以被取出。第一代支架部分覆膜而近端和远端不覆膜。一个早期研究观察了 14 例慢性胰腺炎患者置入部分覆膜的直径 30 Fr 的Wallstent 支架,其中 2 例发生了支架移位,5 例在支架置入 18 个月后出现内膜过度增生[18]。另一个研究在 20 例患者中(其中 75% 为钙化结石型 CP)置入相同的支架,95% 取得了成功引流,但支架的放置时间依临床医师的考虑而不同,平均为 5 个月(1~31 个月)[19]。所有的支架在第二次 ERCP 时均可以取出,10% 患者因治疗失败而接受外科治疗。这个研究的不足之处在于随访时间只有 6 个月。一个对 19 例 CP 患者置入 10 mm 全覆膜 Viabil 支架的研究初步分析显示 65% 患者胆道狭窄得到解决,1 例患者在狭窄解决后出现移位[20]。多塑料支架的效果可以与金属支架类似,5 根 10 Fr 塑料支架的周长可以达到 31 mm,这与单根直径 10 mm 的金属支架相仿。一根直径 8 mm 的金属支架周长为 25.3 mm,而 4 根 10 Fr 塑料支架周长为 27 mm。

　　鉴于即使防止多根塑料支架或 SEMS 仍有部分患者治疗失败,因此分流手术仍然是一个选择,特别是对于胰腺本身需要手术的患者(如胰空肠吻合术)。一个阿姆斯特丹研究小组研究了 42 例最初考虑支架治疗,但由于厌烦反复支架置入或并发胰腺炎转而考虑外科手术的患者,26 例因缺乏手术适应证或拒绝外科手术而继续以塑料支架或 SEMS 治疗,16 例患者行胆道改道手术,术后 6 例(38%)发生并发症,但 15 例黄疸得到改善,没有长期并发症[21]。支架治疗的患者中 64%发生迟发性并发症。

术后狭窄

胆囊切除或肝移植术后胆道良性狭窄与 CP 导致的胆道狭窄不同。在肝移植术后肝动脉堵塞或外科胆管吻合的患者,狭窄通常在胆管的近段并可能延伸至左右肝管分叉的近侧(图 18.1)。内镜治疗肝移植术后和胆囊切除术后狭窄基本类似,而且是多塑料支架比单塑料支架更好(图 18.2)[22-25]。多塑料支架长期的成功率为 80%~90%[24-27]。

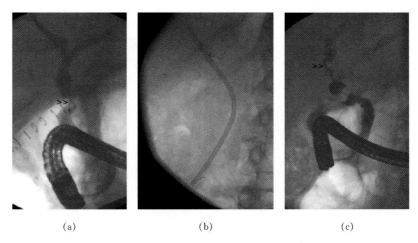

| (a) | (b) | (c) |

图 18.1 (a)患者肝移植术后 1 个月出现胆红素升高,ERCP 显示明显吻合口狭窄(箭头)。(b)扩张并置入单根 10 Fr 胆道支架。(c)支架取出后第一次随访 ERCP 显示狭窄仍然存在。

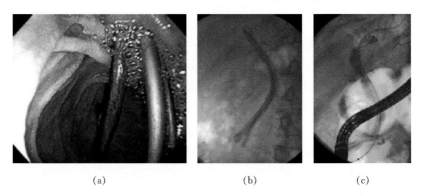

| (a) | (b) | (c) |

图 18.2 (a)放置多塑料支架,内镜下可以看到 4 根支架。(b)X 线显示 4 根支架位于胆道。(c)支架取出后吻合口通畅。

由于塑料支架需要多次操作并增加相应的费用,这导致部分覆膜的金属支架(pcSEMS, Wallstent, Boston Scientific, Natik, MA)在临床上得以应用。一个研究显示 pcSEMS 支架移位导致 13.6% 患者治疗失败,狭窄复发率为 47%[28]。另一个研究显示 pcSEMS 在胆囊切除术后狭窄和肝移植术后胆道狭窄的治疗成功率分别为 100% 和 47%。然而,由于支架向近端移位导致取出困难,一例患者在以扩张球囊取支架的时候发生胆管破裂,这通过塑料支架置入得到解决[29]。鉴于上述问题,临床中又尝试着应用全覆膜 SEMS(fcSEMS)进行治疗[20, 30-32]。有两个研究,分别采用了 Nit-S ComVi(Taewoong Medical Seoul, Korea)治疗 16 例患者[30]和使用 Wallflex(Boston Scientific, Natik, MA)治疗 11 例患者,两个研究中所有的患者均在扩张和塑料支架治疗失败之后。支架向外移位发生率为 11/27(41%),但大多数患者狭窄被解除。4 例患者由于治疗失败和复发最终接受外科短路手术。另一个研究报道了以 Nit-S ComVi ® 支架治疗 62 例良性胆道狭窄患者,其中 51 例患者为再次内镜治疗,而 11 例患者为第一次内镜治疗。支架移位率为 24%,治疗失败率为 9.6%,复发率为 7.1%。初次和第二次治疗的患者之间无明显差异[31]。

不同设计的金属支架存在不同的机械力学特点,有着高轴向支撑力的支架在放置之后易于横向伸展,而不是顺应胆管树的形状,因此易于嵌入胆管壁[33]。有两个研究使用锚片固定来减少支架移位发生[34, 35]。一个研究将近端带锚片的支架(M. I. Tech, Seoul, Korea)和近端广口的支架各放置于 22 例良性胆道狭窄患者中[34],前者无一例向外移位,后者移位发生率为 33%。所有的支架可以轻易取出,两种支架对狭窄改善程度相似。另一个研究报道,37 例支架均能轻易取出,但 3 例良性胆道狭窄患者发生继发性胆道狭窄,其中两例支架被放置于胆管内而不是跨乳头,新的狭窄发生于支架的远端[35]。

还没有完全被证实的技术问题是塑料支架有着不同的直径和长度,然而金属支架只有 8 mm 和 10 mm 直径,最长 10 cm 的长度。对一些最高位置的良性狭窄,支架只能放置在胆管内,因此支架取出的安全和能否成功取出是主要的问题。一个尚有争论的问题是如何才算狭窄缓解。一些研究认为多根支架放置后使狭窄消失就是解决了狭窄问题[26],但并没有更多数据支持这一观点。一个较合理的狭窄缓解的定义是通过一个充气球囊可在狭窄段自如向上推动,这相对于向下拉通过狭窄更准确。

手术治疗胆囊切除后胆道狭窄的结果也不错。一个早期的随机研究比较了手术和 1 个或 2 个 10 Fr 支架治疗胆囊切除术后胆道狭窄的长期效果,结果相似,手术组早期并发症更高而支架组发生更多的迟发性并发症[6]。梅奥诊所报道了 47 例患者手术治疗后 5 年无狭窄发生率为 95%[36]。而对于肝移植术后狭

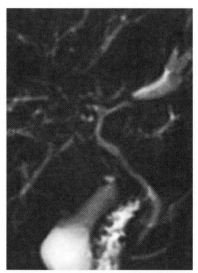

图 18.3　MRCP 提示胆总管正常而左肝管明显狭窄。

窄患者,外科修复带来更多的问题,因此优先选择内镜治疗[22, 26, 37, 38]。经皮经肝胆管引流和支架置入对于一些病例也有价值。

原发性硬化性胆管炎(PSC)

由于 MRCP 具有较高的敏感性和特异性并能显示肝内外胆管明显的狭窄(图 18.3),ERCP 对于 PSC 的诊断价值在最近几年明显降低(图 18. 4a、b),MRCP 较 ERCP 价格更低且无风险[39]。一个最近包括 456 例患者的荟萃分析(其中 4 个中心比较了 MRCP 和 ERCP, 2 个中心比较了 ERCP 和 PTC)结果显示 MRCP 总的敏感性为 86%,特异性为 91%[40]。

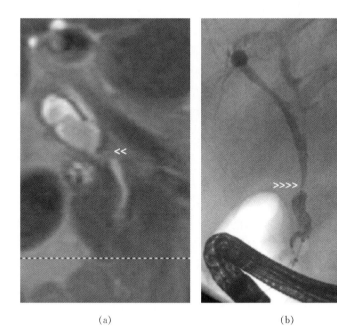

(a)　　　　　　　　　　(b)

图 18.4　(a)MRCP 显示 CBD 狭窄(箭头)。(b)ERCP 显示胆管狭窄和假憩室形成,典型的 PSC。

内镜治疗胆管狭窄是可行的,其能改善胆汁淤积,但长期价值尚需进一步证实,并且支架会带来并发胆管炎的风险[41, 42]。阿姆斯特丹的研究小组提示支架放置 1~2 周,症状改善率为 83%,2 个月后 14 例患者中 12 例胆红素水平恢复正常[43]。梅奥诊所研究显示气囊扩张而不放置支架带来更少的并发症[44]。

一个对 171 例接受 ERCP 治疗的 PSC 患者进行 20 年的前瞻性研究[45] 显示,如果碱性磷酸酶高于 2 倍正常值,以柱状球囊扩张狭窄胆管(胆总管狭窄≤1.5 mm,或左右肝管分叉 2 cm 以内的肝内胆管狭窄≤1.0 mm),行乳头小切开并将 CBD 扩张至 24 Fr(图 18.5a 和 b)或将肝内胆管扩张至 18～24 Fr,每 4 周重复扩张直到再次胆管造影提示狭窄被扩开而达到治疗成功。一共 97 例患者接受总共 500 次的扩张。另外 5 个患者由于严重胆汁淤积和临床表现胆管炎而置入支架 1～2 周。操作相关的并发症为胰腺炎 2.2%、细菌性胆管炎 1.4% 和 1 例胆总管穿孔(0.2%)[45]。

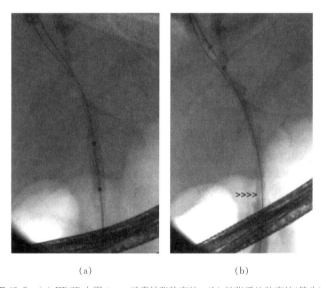

(a)　　　　　　　　　　(b)

图 18.5　(a) ERCP 中用 6 mm 球囊扩张狭窄处。(b) 扩张后的狭窄处(箭头)。

PSC 内镜治疗的目标是减轻症状性胆汁淤积、延缓肝移植的需要,但其价值并未得到完全证实,同时治疗也带来风险。尽管气囊扩张比放置支架更安全,问题是何时去干预及其是否改变病程,这需要前瞻性随机研究才能得到答案。目前的建议是内镜治疗对于明显狭窄应该首先是气囊扩张(术后使用抗生素至少 5 天)。只有在扩张不能维持胆道通畅时,才考虑放置支架(即使短期放置)[46]。

结论

治疗性 ERCP 在良性胆道狭窄的使用目前已被认可,并逐渐从单支架应用到多支架、到不同类型的 SEMS 应用。术后胆道狭窄(包括肝移植术后)的患者的疗效最好,其次为 CP 患者(特别是钙化型),在 PSC 的患者则未被完全证实,尽管有较多临床经验报道和多个队列研究，但尚无针对不同支架方式的比较以及内镜和外科手术的比较。随机试验虽是比较理想的研究方式，但患者的病变严重程度和相关症状相差较大。

缺少明确的研究结论使得决定最佳的治疗方案变得困难。多塑料支架放置虽存在多次操作的缺点，但可延长胆道引流时间，支架放置的并发症低，支架也能容易拔除。SEMS的优势是减少操作的次数，而效果类似，但存在支架本身引起的并发症风险。

目前术后胆道狭窄的患者最谨慎的方法是放置塑料支架，因为许多良性狭窄可以很快被解决。问题是当3个月后再次ERCP时狭窄仍然存在应该怎么做？放置多塑料支架或考虑置入金属支架，到底选择哪个？一个最近的综合分析显示在良性胆道狭窄的成本效益分析需要进一步研究[47]。在PSC，在没有确切的对照试验的结果前，不建议放置fcSEMS，以减少胆道侵入性损伤。

在决定是否对特定的患者提供内镜或外科治疗的时候，还要考虑其他相关问题，如一些患者（特别是CP患者）对于延长的支架治疗是否有较好的依从性（否则导致胆管炎的风险明显增加），以及重复支架的昂贵费用等。

许多问题仍然存在，这个领域也在不断的发展。MRCP的广泛应用意味着患者的病情可以容易安全地被诊断，在任何侵入性的干预开始之前应该多学科仔细的讨论。这应该和其他相关专家讨论并对患者详细解释其选择的治疗方案。甚至有些复杂病例需要转诊至三级医院。

◇ 参考文献 ◇

1　Soehendra N, Reynders-Frederix V. Palliative bile duct drainage-a new endoscopic method of introducing a transpapillary drain. Endoscopy 1980;8:8 - 11.

2　Speer AG, Cotton PD, MacRae KD. Endoscopic management of malignant biliary obstruction: stents of 10 French gauge are preferable to stents of 8 French gauge. Gastrointest Endosc 1988; 34:412 - 417.

3　Smith AC, Dowsett JF, Russell RCG, et al. Randomised trial of endoscopic stenting versus surgical bypass in malignant low bile duct obstruction. Lancet 1994;344:1655 - 1660.

4　Warshaw AL, Schapiro RH, Ferrucci JT Jr, Galdabini JJ. Persistent obstructive jaundice, cholangitis and biliary cirrhosis due to common bile duct stenosis in chronic pancreatitis. Gastroenterology 1976;70:562 - 567.

5　Deviere J, Devaere S, Baize M, et al. Endoscopic biliary drainage in chronic pancreatitis. Gastrointest Endsoc 1990;36:96 - 100.

6　Davids PHP, Tanka AKF, Rauws EAJ, et al. Benign biliary strictures: surgery or endoscopy? Ann Surg 1993;207:237 - 243.

7　Catalano MF, Linder JD, George S, et al. Treatment of symptomatic distal common bile duct stenosis secondary to chronic pancreatitis: comparison of single vs. multiple simultaneous stents. Gastrointest Endosc 2004;60:945 - 952.

8　Cahen DL, van Berkel AMM, Oskam D, et al. Long-term results of endoscopic drainage of common bile duct strictures in chronic pancreatitis. Eur J Gastro Hepatol 2005;17:103 - 108.

9　Draganov P, HoffmanB, Marsh W, et al. Long term outcome in patients with benign biliary strictures treated endoscopically with multiple stents. Gastrointest Endosc 2002;55:680 - 686.

10　Pozsar J, Sahin P, Laszlo F, et al. Medium-term results of endoscopic treatment of common bile duct strictures in chronic calcifying pancreatitis with increasing numbers of stents. J Clin Gastroenterol 2004;38:118 - 123.

11　Kahl S, Zimmermann S, Genz I, et al. Risk factors for failure of endoscopic stenting of chronic pancreatitis: a prospective follow-up study. Am J Gastroent 2003;98:2448 - 2453.

12　Lawrence C, Romagnuolo J, Payne M, et al. Low symptomatic premature stent occlusion of multiple plastic stents for benign biliary strictures: comparing standard and prolonged stent change intervals. Gastrointest Endosc 2010;72:558 - 563.

13　Deviere J, Cremer M, Baize M, et al. Management of common bile duct stricture caused by chronic pancreatitis with metal mesh self expandable stents. Gut 1994;35:122 - 126.

14　Yamaguchi T, Ishihara T, Seza K, et al. Long-term outcome of endoscopic metallic stenting for benign biliary stenosis associated with chronic pancreatitis. World J Gastroent 2006; 12: 426 - 430.

15　van Berkel, Cahen DL, van Westerloo DJ, et al. Self-expanding metal stents in benign biliary strictures due to chronic pancreatitis. Endoscopy 2004;36:381 - 384.

16　Kahaleh M, Toka J, Le T, et al. Removal of self-expanding metallic Wallstents. Gastrointest Endosc 2004;60:640 - 644.

17　Familiari P, Bulajic M, Mutignani M, et al. Endoscopic removal of malfunctioning biliary self-expandable metallic stents. Gastrointest Endosc 2005;62:903 - 910.

18　Cantu P, Hookey LC, Morales A, et al. The treatment of patients with symptomatic common bile duct stenosis secondary to chronic pancreatitis using partially covered metal stents: a pilot study. Endoscopy 2005;37:735 - 739.

19　Behm B, Brock A, Clarke BW, et al. Partially covered self-expandable metallic stents for benign biliary strictures due to chronic pancreatitis. Endoscopy 2009;41:547 - 551.

20　Mahajan A, Ho H, Sauer B, et al. Temporary placement of fully covered self-expandable metal stents in benign biliary strictures: midterm evaluation. Gastrointest Endosc 2009;70:303 - 309.

21　Smits ME, Rauws EAJ, van Gulik TM, et al. Long-term results of endoscopic stenting and surgical drainage for biliary stricture due to chronic pancreatitis. Br J Surg 1996;83:764 - 768.

22　Pfau P, Kochman ML, Lewis J, et al. Endoscopic management of postoperative biliary complications in orthotopic liver transplantation. Gastrointest Endosc 2000;52:55 - 63.

23　Morelli J, Mulcahy HE, Willner IR, et al. Long-term outcomes for patients with post-liver transplant anastomotic biliary strictures treated by endoscopic stent placement. Gastrointest Endosc 2003;58:374 - 379.

24　Tuvignon N, Liguory C, Ponchon T, et al. Long-term follow-up after biliary stent placement for postcholecystectomy bile duct strictures: a multicenter study. Endoscopy 2011;43:208 - 216.

25 Costamagna G, Tringali A, Mutignani M, et al. Endotherapy of postoperative biliary stricture with multiple stents: results after more than 10 years follow-up. Gastrointest Endosc 2010;72: 551 – 557.

26 Tabibian JH, Asham EH, Han S, et al. Endoscopic treatment of postorthotopic liver transplantation anastomotic biliary strictures with maximal stent therapy. Gastrointest Endosc 2010;71:505 – 512.

27 Costamagna G, Pandolfi M, Mutignani M, et al. Long-term results of endoscopic management of postoperative bile duct strictures with increasing numbers of stents. Gastrointest Endosc 2001; 54:162 – 168.

28 Chaput U, Scatton O, Bichard P, et al. Temporary placement of partially covered self-expandable metal stents for anastomotic biliary strictures after liver transplantation: a prospective, multicenter study. Gastointest Endosc 2010;72:1167 – 1174.

29 Kahaleh M, Behn B, Clarke BW, et al. Temporary placement of covered self-expandable metal stents in benign biliary strictures: a new paradigm? Gastrointest Endosc 2008;67:446 – 454.

30 Triana M, Tarantino I, Barresi L, et al. Efficacy and safety of fully covered self-expanding metallic stents in biliary complications after liver transplantation: a preliminary study. Liver Transplant 2009;15:1493 – 1498.

31 Marin-Gomez LM, Sobrino-Rodriguez S, Alamo-Martinez JM, et al. Use of fully covered self-expandable stent in biliary complications after liver transplantation: a case series. Transplant Proceed 2010;42:2975 – 2977.

32 Tarantino I, Mangiavilliano B, Di Mitri R, et al. Fully covered self-expandable metallic stents in benign biliary strictures: a multicenter study on efficacy and safety. Endoscopy 2012; 44: 923 – 927.

33 Isayama H, Nakai Y, Toyokawa Y, et al. Measurement of radial and axial forces of biliary self-expandable metallic stents. Gastrointest Endosc 2009;70:37 – 44.

34 Park DH, Lee SS, Lee TH, et al. Anchoring flap versus flared end, fully covered self-expandable metal stents to prevent migration in patients with benign biliary strictures: a multicenter, prospective comparative pilot study. Gastrointest Endosc 2011;73:64 – 70.

35 Kasher JA, Corasanti JG, Tarnasky PR, et al. A multicenter analysis of safety and outcome of removal of a fully covered self-expandable metal stent during ERCP. Gastrointest Endosc 2011; 73:1292 – 1297.

36 Fatima J, Barton JG, Grotz TE, et al. Is there a role for endoscopic therapy as a definitive treatment for post-laparoscopic bile duct injuries? J Am Coll Surg 2010;211:495 – 502.

37 Shah JN, Ahmad NA, Shetty K, et al. Endoscopic management of biliary complications after adult living donor transplantation. Am J Gastroent 2004;99:1291 – 1295.

38 Rerknimitr R, Sherman S, Fogel EL, et al. Biliary tract complication after orthotopic liver transplantation with choledochocholedochostomy anastomosis: endoscopic findings and results of therapy. Gastrointest Endosc 2002;55:224 – 231.

39 Talwalkar JA, Angulo P, Johnson CD, et al. Cost-minimization analysis of MRC versus ERCP for the diagnosis of primary sclerosing cholangitis. Hepatology 2004;40:39 – 45.

40 Dave M, Elmunzer BJ, Dwamena BA, et al. Primary sclerosing cholangitis: meta-analysis of diagnostic performance of MR cholangiography. Radiology 2010;256:387 – 396.

41　Lee JG, Schutz SM, England RE, *et al*. Endoscopic therapy of sclerosing cholangitis. Hepatology 1995;21:661－667.

42　van Milligen AWM, van Bracht J, Rauws EA, *et al*. Endoscopic stent therapy for dominant extrahepatic bile duct strictures in primary sclerosing cholangitis. Gastrointest Endosc 1996;44: 293－299.

43　Ponsioen CY, Lam K, van Milligen AWM, *et al*. Four years experience with short term stenting in primary sclerosing cholangitis. Am J Gastroenterol 1999;94:2403－2407.

44　Kaya M, Peterson BT, Angulo P, *et al*. Balloon dilation compared to stenting of dominant strictures in primary sclerosing cholangitis. Am J Gastroenterol 2001;96:1059－1066.

45　Gotthardt DN, Rudolph G, Kloters-Plachky P, *et al*. Endoscopic dilation of dominant stenosis in primary sclerosing cholangitis: outcome after long-term treatment. Gastrointest Endosc 2010; 71:527－534.

46　Eaton JE, Talwalkar JA, Lazaridis KN, *et al*. Pathogenesis of primary sclerosing cholangitis and advances in diagnosis and management. Gastroenterology 2013;145:521－536.

47　Kaffres AJ, Liu K. Fully covered self-expandable metal stents for treatment of benign biliary strictures. Gastrointest Endosc 2013;78:13－20.

第19章

ERCP 在胆胰恶性肿瘤中的作用

The Role of ERCP in Pancreatico-Biliary Malignancies

John G. Lee

要点

★ 除了尚有外科手术指征并在诊断明确后 1 周内拟行手术切除的患者,ERCP 及支架治疗适用于大多数胰腺癌致梗阻性黄疸的患者。

★ ERCP 和支架治疗适用于大多数肝门部梗阻患者,无论其能否外科手术切除。

★ 对于肝门部梗阻,放置支架的数量和位置应该基于 MRCP 和 CT 的结果,目标是引流至少 50% 的肝脏。

★ 各种不同类型的金属支架治疗效果相似。

★ 现有的研究结果表明没有明显证据显示内镜下放置覆膜 SEM 比非覆膜 SEM 更有优势。

★ SEM 对于不能手术切除而预测生存期大于 4 个月的具有成本效益比。

ERCP 对胆胰恶性肿瘤的诊断价值

放射学诊断——"双管征"

ERCP 的影像学特征不是区分良恶性疾病的可靠依据,尽管表现为胆总管和胰管同时狭窄的"双管征"传统上被认为是胰腺癌的特征性表现,但其特异性较低[1,2]。胆管显影图是非特异的,因为呈良性表现的狭窄通常在随访过程中被发现恶性改变[3]。自身免疫性胰腺炎(AIP)可出现与胰腺癌类似的症状,如黄疸、体重降低、CT 显示的胰腺占位和胆胰管狭窄等。但 AIP 胰管造影往往显示多处狭窄、狭窄长度大于主胰管长度的 1/3 且无大于 5 mm 的扩张胰管、分支胰管不扩张,这些有助于鉴别 AIP 和胰腺癌[4]。

组织学诊断——细胞刷检、活检和细针穿刺

内镜下导丝引导的细胞刷检、细胞穿刺活检或活检钳活检均可在 ERCP 过程中顺利实施,从而用于细胞学诊断。相关细胞刷检的研究(通常来自胆道)显示其诊断恶性疾病的敏感性约为 40%、特异性为 100%[5,6];对胆胰管同时取样可将敏感性增加至 50%~70%[7,8]。将细胞刷检、FNA 和(或)活检钳活检结合能将敏感度增加至 70%~85%[9-11]。尽管直接胆管镜下活检较常规活检更加准确[12],但也有研究显示了相反的结果[13]。因此我们通常将胆管镜下活检作为最后的选择,建议至少行两种不同的组织取样来提高诊断率。最后,对于怀疑 AIP 的患者应该行内镜下壶腹部活检和 IgG IV 染色,因为其具有高度特异性,且和有创性的胰腺实质活检结果一致[14]。

胆汁或胰液的生物标志物

由于 EUS 对于诊断胰腺癌的准确性将近 100%,笔者并不建议在临床实践中使用这些标志物检测,除非临床研究能够证实其诊断价值。

胆胰恶性肿瘤的直接内镜检查——经口胆道镜和胰管镜

胆道镜通过子母镜系统用于观察胆道、取样和治疗肿瘤。然而,与电子胆道镜相比,纤维镜(包括 Boston Scientific 公司生产的单人操作 SpyGlass)图像质量欠佳、视野较小、耗时长且操作困难。不幸的是,电子胆道镜仍处于研发阶段且在美国尚未商业化运行。另外,对于通过胆道镜观察确认异常的病变仍需要组织活检来确切诊断(这通常不容易)。从笔者来看,大多数处于胆管远端病变行胆道镜和胰管镜检查的患者均可以通过 EUS 而得到更容易和更准确的评估。因此,诊断性胆道镜更多应用于近端胆管病变的检查和肿瘤消融术如光动力治疗(PDT)等[15]。

直接检查胆胰管的另一个选择是使用超细或成人电子胃镜[16]。如果没有锚定球囊,操作相当困难,而美国市场没有锚定球囊。但在一些病例可以通过"J"形翻转法完成,即内镜在十二指肠反转并后退从而完成插管[17]。

近期影像学诊断一个新技术是使用激光共聚焦显微内镜探头探查。Cholangio Flex 探头直径为 0.94 mm,因此可以通过 ERCP 导管或通过胆道镜使用。导管的尖端不透 X 线。在肿瘤病变中,共聚焦显微内镜可观察到厚白带(>20 μm)、厚黑带(>40 μm)、黑团状带或上皮结构等表现[18]。这个研究还显

示共聚焦显微内镜可提高组织取样的准确率(81% *vs.* 75%)[19]。尽管该项技术有广泛前景，但其仍需进一步通过完善的临床研究来证实是否这些非盲法的研究结果能够被重复。最后，在肿瘤科医生和外科医生接受显微内镜对肿瘤的诊断价值之前，我们仍然需要组织病理来诊断肿瘤。

胆胰恶性肿瘤的姑息治疗

对于恶性梗阻性黄疸患者的姑息治疗，ERCP 是首选方法。内镜下胆汁引流在超过 90% 的患者中获得成功，且致病率和致死率较低[20, 21]。尽管只有外科手术才能达到肿瘤根除，但大约 85%～90% 的患者由于疾病进展阶段或自身基础条件差等影响而无法实施手术切除，因此，内镜姑息治疗仍然是大多数患者的治疗方法。多个随机试验比较了外科短路和内镜支架引流对于胆道减压的成功率和总生存率，结果显示两者类似，但支架组致病率和 30 天的死亡率更低[20-22]。ERCP 也降低治疗费用和住院天数($P<0.001$)[23]并改善生活质量[24]。另一个研究显示 ERCP 治疗生活质量的改善甚至可持续到 180 天以后[25]。尽管 PTC 是 ERCP 的一个替代选择，但其较 ERCP 成功率低且易引发更多的并发症[26]。由于胆道解剖结构异常而不能成功放置支架的患者(如十二指肠梗阻)也可以通过 EUS 对接技术或胆管十二指肠吻合术得到有效治疗[27]。总而言之，胆胰恶性肿瘤内镜姑息治疗与其他姑息治疗相比，其成功率高而致病率及致死率低且成本较低。

可切除胰腺癌患者术前胆道支架放置

对于可切除肿瘤的患者行新辅助化疗时，需要行胆道减压[28]，例如使用吉西他滨通常需要胆红素<34.2～42.8 $\mu mol/L$。新辅助化疗的优点为：①降低病变分期。②鉴别分选出外科手术不能治愈的肿瘤。③由于许多患者术后身体状况较差而不能够接受化疗，而术前化疗能够允许更多的患者接受化疗。外科手术可能由于胆管炎、伴发疾病、经济条件或个人原因被延期。然而一个最近的随机对照研究显示，对于能在诊断后一周内行手术治疗且术前胆红素在 39.3～249.7 $\mu mol/L$ 范围的患者，ERCP 下支架引流后手术与早期手术但不放置支架相比，前者并发症更高(74% *vs.* 39%)[29]。其中支架的并发症为 46%，包括胰腺炎(7%)、胆管炎(26%)、穿孔(2%)、出血(2%)。15% 的患者在平均 5.2 周支架放置期间出现支架堵塞，而 30% 需要更换支架。尽管我们不知道放置支架的类型和大小，但根据较高的胆管炎发生率和支架更换率，可以推测一些患者可能放置了 7 Fr 支架。支架治疗初始成功率约为 75%。然而有趣的是，同一个研究小组对研究数据进一步的分析显示早期手术有着较高的死亡率(78% *vs.*

66％)、术后更短的平均存活时间(17.8 个月 *vs.* 21.6 个月)和更少的总存活时间(12.2 个月 *vs.* 12.7 个月)[30]。多变量分析显示支架放置与术后死亡率明显降低有关(风险系数 0.85, 95％ CI 0.75~0.95)。尽管如此,大多数外科研究者得出的结论是早期手术而不放置支架更好。

总而言之,对于胆红素水平在 39.3~249.7 μmol/L 范围并且在诊断明确后 1 周内可行外科手术切除的胰腺癌患者,可不行内镜下胆道支架置入,特别是当支架成功率低于 75％而并发症发生率高于 46％时。事实上,胰腺癌的确切诊断、是否可切除、新辅助化疗是否需要以及患者的意愿等在拟行 ERCP 时大多无法明确,这些因素影响了是否可以在一周内完成早期手术的评估。笔者认为,对于大多数出现可疑胰腺癌导致的阻塞性黄疸患者都应该考虑胆管支架置入。

恶性胆道梗阻的内镜支架治疗

支架类型

不同类型的 SEMS 只要直径相同,其效果就类似,目前发表的唯一一篇随机对照研究显示直径 6 mm 未覆膜 Zilver 支架(Cook Medical, Bloomington, IN)与直径 10 mm Zilver 支架或 10 mm Wallstent 支架(Boston Scientific, Natick, MA)相比,堵塞率明显升高(39.1％ *vs.* 23.9％及 21.4％),而两种直径 10 mm 支架保持畅通率类似[31]。当 SEMS 最终堵塞后,对内生组织的清理或消融只能达到暂时的效果,因此大多数需要放置另一个 SEM 或塑料支架,但目前的研究并没有明确显示哪种方法更好[32]。

金属支架 *vs.* 塑料支架

一组包括 7 个临床试验共 724 例患者的荟萃分析比较了塑料支架和未覆膜 Wallstent 支架,其结果显示,放置 4 个月后 SEMS 支架堵塞率明显低(RR 0.44, 95％CI 0.3~0.63, $P<0.01$)、复发性胆道梗阻的风险低(RR 0.52; 95％CI 0.39~0.69)[33]。该分析结果提示如果再次行 ERCP 每个患者的花费＞ \$1 820 时,使用 SEM 具有成本效益比,在治疗成功率、30 天死亡率或并发症方面两者无明显差异。另一个研究显示部分覆膜的 Wallstent 支架与双根塑料支架(Olympus, Tokyo, Japan)相比畅通时间更长(419 天 *vs.* 133 天),堵塞率更低(23.6％ *vs.* 53.5％)[34]。尽管没有专门的研究比较其他类型的 SEMS 和塑料支架,笔者认为结果将是类似的,因此建议对预期生存时间超过 4 个月的患者使用 SEM。

覆膜和未覆膜金属支架

三个随机试验比较了覆膜 SEMS[35-37]。第一个发现覆膜和未覆膜镍合金支架无明显差异；第二个发现覆膜和未覆膜 Wallstents 支架无明显差异；第三个发现部分覆膜 Diamond 支架(Boston Scientific, Natick, MA)的堵塞率更低而通畅时间更长。一个放射介入研究显示在远端胆管癌患者中，经皮置入全覆膜 SEM (Gore Viabil, Conmen, Utica, NY)较未覆膜 SEM(Luninexx Bard Peripheral Vascular, Tempe, AZ)畅通时间明显延长[38]。总之，内镜结果并没有显示覆膜 SEMS 更好。尽管该研究显示经皮放置全覆膜 SEMS 可能效果更好，是否内镜下放置有同样的结果尚不确定。

肝门部狭窄的内镜支架放置

可切除肝门部胆管癌患者的术前胆道引流

许多外科医生认为术前胆道引流通过对保留肝脏的早期减压、改善肝功能、治疗/预防胆管炎来改善肝门部肿瘤患者的转归。因胆管癌行门脉栓塞和扩大肝切的患者不能马上接受外科手术，在栓塞之后 4 周需要重新评估肝脏萎缩程度。这些患者需要未来残存肝的引流。肿瘤通过导管通道转移的风险虽然小但确实存在，而内镜引流较经皮引流更易被选择。因此，对于可切除胆管癌伴胆管炎或行门静脉栓塞术的患者有指征行术前内镜下胆道引流。而对于其他患者，胆道引流则有争议。大约一半的研究支持引流，然而，并没有相关随机或对照试验报道。Iacono 等在最近的一篇综述中建议大多数患者行胆道引流，而亚太共识建议在部分患者行胆道引流(II-3 级证据)[41]。

肝门部梗阻单侧还是双侧引流

对于肝门部狭窄单侧引流是否足够仍存在争论。然而，争论的并不是支架的数量，而是单个或多个支架能否达到肝脏引流 50% 以上的目标[42]。因此，Bismuth I型狭窄可以通过单个支架得到充分引流，而 Bismuth IV型需要多支架引流多个肝段。理论上讲，引流左肝会更好，因为其近肝门部的侧枝更少，但在临床上尚未得到证实[43]。笔者认为，对肝门部肿瘤支架引流最合适最有生理学意义的方法是首先通过 MRCP 确定病变范围并通过 CT 评估肝脏萎缩程度从而决定哪些胆管需要支架引流而不造成无功能的胆管感染。最后，因为大多数研究对成功引流的定义为胆红素较术前降低 30%～50%，成功引流的患者可能仍存在黄疸。对于在一次或多次支架置入后仍然未改善的患者仍需要考虑再放置支架(图 19.1)。

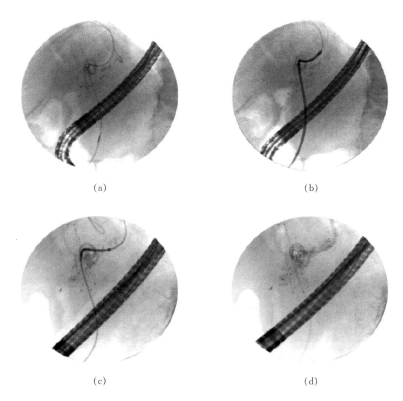

(a)　　　　　　　　　　　　(b)

(c)　　　　　　　　　　　　(d)

图 19.1　一个 64 岁女性胆管癌患者出现黄疸进行性加重。由于 Bismusth Ⅳ 型狭窄,在左右肝内胆管分别置入金属支架,黄疸得到缓解。4 个月后由于黄疸再次入院,遂又放置一根金属支架至右侧肝内胆管,黄疸得到缓解。3 个月后再次因黄疸加重就诊。(a)导丝通过左侧肝内胆管的支架,过程中为降低胆管炎的风险未使用造影剂。(b)支架的侧孔和狭窄通过 10 Fr Soehendra 金属支架回收器(Cook Endoscopy, Bloomington, IN)进行扩张。(c)第四个金属支架通过左肝内胆管支架的侧孔放置(d)胆管造影显示额外的左侧胆管得到引流,随后黄疸得到缓解。

塑料支架 *vs.* 金属支架

　　未覆膜 SEM 的网眼结构设计能引流多根胆管,因此其和塑料支架相比,可以导致更高的成功引流率(70.4% *vs.* 46.3%, $P = 0.011$)和更长的平均畅通时间(103 天 *vs.* 35 天,$P = 0.000$)[44]。Mukai 等对 60 例患者随机双侧放置 7 Fr塑料支架或 10 mm SEMS[45]。SEM 组 6 个月的通畅率明显高于对照组(81% *vs.* 20%, $P = 0.0012$)且 60%的患者在死亡时只行了一次 SEM 放置。SEM 组也有明显低的花费、更长时间的支架畅通率和更少的干预次数。因此,笔者建议金属支架用于不能外科手术切除的肝门部狭窄患者的姑息治疗(图 19.2)。

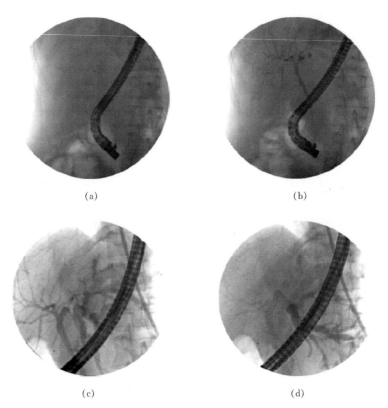

(a)　　　　　　　　　　　　　　(b)

(c)　　　　　　　　　　　　　　(d)

图 19.2　一个 79 岁的老年女性表现为转移性胆管癌,影像学提示左侧肝内胆管扩张。(a)导丝放置至左侧肝内胆管但未注射造影剂。(b)胆管造影图显示右侧肝内胆管系统正常而左侧肝内胆管明显狭窄。(c)进一步超选至左侧二级肝内胆管显示狭窄近侧胆管明显扩张。(d)一个金属支架被放置至左侧肝内胆管从而使左侧得到引流。

内镜姑息治疗的其他技术

胆管内光动力治疗

两个关于 PDT 的随机对照试验已经被发表。第一个试验比较 39 例患者 PDT 联合支架和单支架治疗,结果显示 PDT 组生存时间明显延长(493 天 *vs.* 98 天,$P<0.000\,1$)[46]。第二个研究报道 PDT 后平均生存时间明显延长(21 个月 *vs.* 7 个月,$P<0.010\,9$)[46]。一个对 6 个临床试验的荟萃分析显示 PDT 治疗有着延长 265 天生存期的优势[47]。然而,PDT 如何延长进展期胆管癌生存期的机制尚不完全明确,因为其不能完全消除肿瘤也不能治疗任何胆管外疾病。即使在食管癌 PDT 能完全消除肿瘤,也不能延长生存期。一个对包括 342 例患者的 20 个关于 PDT 的试验显示胆管炎(27.5%)和光毒性(10.2%)是 PDT 治

疗最常见的并发症[48]。

其他治疗

近距离放疗、射频消融和高强度腔内超声在一些小样本的研究中被报道[49-51]。所有的这些技术目前尚被认为是试验性的。

乳头癌

尽管 ERCP 通常被认为用于乳头癌的姑息治疗,但不适合或不愿意行外科手术治疗的患者满足以下条件时可能通过内镜切除和支架置入得到治愈:①隆起性腺瘤。②病理显示乳头状或高分化。③EUS 显示十二指肠未侵犯。④无胰管侵犯。⑤胰管直径<3 mm[52]。乳头必须被切除并完整地收集以评估其侧缘和下缘是否残留从而完成"R0"切除。

突出的问题和未来的趋势

胆胰恶性肿瘤的治疗需要多学科处理,包括胃肠内科医生、放射医生、肿瘤医生和外科医生。ERCP 是一个重要的诊断和治疗方法,在这些患者的治疗中起了关键作用。新的诊断方法有助于确定 ERCP 在胆胰恶性肿瘤中的作用。ERCP 结合 EUS 和 FNA 对于组织取样是有效的方法。

目前 ERCP 对于胆胰肿瘤能提供安全有效且具成本效益比的姑息治疗。尽管内镜下放置塑料支架作为恶性梗阻性黄疸的姑息治疗已经被认可,但其并发症(包括塑料支架被细菌生物膜和胆泥堵塞)仍然限制了其临床效果。SEMS 能延长黄疸缓解的时间,但也因组织和肿瘤向支架内生长而受到限制。更好的技术革新和未来的研究将在该方法治疗胆胰恶性肿瘤方面进一步拓宽视野。

◇ 参考文献 ◇

1　Menges M, Lerch MM, Zeitz M. The double duct in patients with malignant and benign pancreatic lesions. *Gastrointest Endosc* 2000;52:74 - 77.

2　Ralls PW, Halls J, Renner I, Juttner H. Endoscopic retrograde cholangiopancreatography (ERCP) in pancreatic disease: a reassessment of the specificity of ductal abnormalities in differentiating benign from malignant disease. *Radiology* 1980;134:347 - 352.

3　Bain VG, Abraham N, Jhangri GS, *et al*. Prospective study of biliary strictures to determine the predictors of malignancy. *Can J Gastroenterol* 2000;14:397 - 402.

4　Sugumar A, Levy MJ, Kamisawa T, *et al*. Endoscopic retrograde pancreatography criteria to diagnose autoimmune pancreatitis: an international multicentre study. *Gut* 2011;60:666 - 670.

5 Shah SA, Movson J, Ransil BJ, Waxman I. pancreatic duct stricture length at ERCP predicts tumor size and pathological stage of pancreatic cancer. *Am J Gastroenterol* 1997; 92 (6): 964 – 967.

6 Scudera PL, Koizumi J, Jacobson IM. Brush cytology evaluation of lesions encountered during ERCP. *Gastrointest Endosc* 1990;36;281 – 284.

7 Ryan ME. Cytologic brushings of ductal lesions during ERCP. *Gastrointest Endosc* 1991;37; 139 – 142.

8 McGuire DE, Venu RP, Brown RD, *et al*. Brush cytology for pancreatic carcinoma: an analysis of factors influencing results. *Gastrointest Endosc* 1996;44;300 – 304.

9 Vandervoort J, Soetikno RM, Montes H, *et al*. Accuracy and complication rate of brush cytology from bile duct versus pancreatic duct. *Gastrointest Endosc* 1999;49;322 – 327.

10 Jailwala J, Fogel EL, Sherman S, *et al*. Triple-tissue sampling at ERCP in malignant biliary obstruction. *Gastrointest Endosc* 2000;51;283 – 290.

11 Farrell RJ, Jain AK, Brandwein SL, *et al*. The combination of stricture dilation, endoscopic needle aspiration and biliary brushings significantly improves diagnostic yield from malignant bile duct strictures. *Gastrointest Endosc* 2001;54;587 – 594.

12 Hartman DJ, Slivka A, Giusto DA, Krasinskas AM. Tissue yield and diagnostic efficacy of fluoroscopic and cholangioscopic techniques to assess indeterminate biliary strictures. *Clin Gastroenterol Hepatol* 2012;10;1042 – 1046.

13 Draganov PV, Chauhan S, Wagh MS, *et al*. Diagnostic accuracy of conventional and cholangioscopy-guided sampling of indeterminate biliary lesions at the time of ERCP: a prospective, long-term follow-up study. *Gastrointest Endosc* 2012;75;347 – 353.

14 Moon SH, Kim MH, Park do H, *et al*. IgG4 immunostaining of duodenal papillary biopsy specimens may be useful for supporting a diagnosis of autoimmune pancreatitis. *Gastrointest Endosc* 2010;71;960 – 966.

15 Choi HJ, Moon JH, Ko BM, *et al*. Clinical feasibility of direct peroralcholangioscopy-guided photodynamic therapy for inoperable cholangiocarcinoma performed by using an ultra-slim upper endoscope (with videos). *Gastrointest Endosc* 2011;73;808 – 813.

16 Itoi T, Moon JH, Waxman I. Current status of direct peroralcholangioscopy. *Dig Endosc* 2011; 23 Suppl 1;154 – 157.

17 Brauer BC, Chen YK, Shah RJ. Single-step direct cholangioscopy by freehand intubation using standard endoscopes for diagnosis and therapy of biliary diseases. *Am J Gastroenterol* 2012;107; 1030 – 1035.

18 Meining A, Shah RJ, Slivka A, *et al*. Classification of probe-based confocal laser endomicroscopy findings in pancreaticobiliary strictures. *Endoscopy* 2012;44;251 – 257.

19 Meining A, Chen YK, Pleskow D, *et al*. Direct visualization of indeterminate pancreaticobiliary strictures with probe-based confocal laser endomicroscopy: a multicenter experience. *Gastrointest Endosc* 2011;74;961 – 968.

20 Andersen JR, Sorensen SM, Kruse A, *et al*. Randomized trial of endoprosthesis versus operative bypass and malignant obstructive jaundice. *Gut* 1989;30;1132 – 1135.

21 Shepherd HA, Diba A, Ross AP, *et al*. Endoscopic biliary prosthesis and the palliation of malignant biliary obstruction: a randomized trial. *Br J Surg* 1988;75;1166 – 1168.

22　Smith AC, Dowset JF, Russell RCG, *et al*. Randomized trial of endoscopic stenting versus surgical bypass in malignant low bile duct obstruction. *Lancet* 1994;344:1655 – 1660.

23　Raikar G, Melin M, Ress A, *et al*. Cost-effective analysis of surgical palliation versus endoscopic stenting in the management of unresectable pancreatic cancer. *Ann Surg Oncol* 1996; 3: 470 – 475.

24　Luman W, Cull A, Palmer K. Quality of life in patient's stented malignant biliary obstruction. *Eur J Gastroenterol Hepatol* 1997;9:481 – 484.

25　Barkay O, Mosler P, Schmitt CM, *et al*. Effect of endoscopic stenting of malignant bile duct obstruction on quality of life. *J Clin Gastroenterol* 2013;47:526 – 531.

26　Speer AG, Cotton PB, Russell RCG, *et al*. Randomized trial of endoscopic versus percutaneous stent insertion in malignant obstructive jaundice. *Lancet* 1987;2:57 – 62.

27　Iwashita T, Lee JG, Shinoura S, *et al*. Endoscopic ultrasound-guided rendezvous for biliary access after failed cannulation. *Endoscopy* 2012;44:60 – 65.

28　Lim KH, Chung E, Khan A, *et al*. Neoadjuvant therapy of pancreatic cancer: the emerging paradigm? *Oncologist* 2012;17:192 – 200.

29　van der Gaag NA, Rauws EA, van Eijck CH, *et al*. Preoperative biliary drainage for cancer of the head of the pancreas. *N Engl J Med* 2010;362:129 – 137.

30　Eshuis WJ, van der Gaag NA, Rauws EA, *et al*. Therapeutic delay and survival after surgery for cancer of the pancreatic head with or without preoperative biliary drainage. *Ann Surg* 2010;252: 840 – 848.

31　Loew BJ, Howell DA, Sanders MK, *et al*. Comparative performance of uncoated, self-expanding metal biliary stents of different designs in 2 diameters: final results of an international multicenter, randomized, controlled trial. *Gastrointest Endosc* 2009;70:445 – 453.

32　Shah T, Desai S, Haque M, *et al*. Management of occluded metal stents in malignant biliary obstruction: similar outcomes with second metal stents compared to plastic stents. *Dig Dis Sci* 2012;57:2765 – 2773.

33　Moss AC, Morris E, Leyden J, MacMathuna P. Do the benefits of metal stents justify the costs? A systematic review and meta-analysis of trials comparing endoscopic stents for malignant biliary obstruction. *Eur J Gastroenterol Hepatol* 2007;19:1119 – 1124.

34　Isayama H, Yasuda I, Ryozawa S, *et al*. Results of a Japanese multicenter, randomized trial of endoscopic stenting for non-resectable pancreatic head cancer: covered Wallstent versus DoubleLayer stent. *Dig Endosc* 2011;23:310 – 315.

35　Kullman E, Frozanpor F, Soderlund C, *et al*. Covered versus uncovered self-expandable nitinol stents in the palliative treatment of malignant distal biliary obstruction: results from a randomized, multicenter study. *Gastrointest Endosc* 2010;72:915 – 923.

36　Telford JJ, Carr-Locke DL, Baron TH, *et al*. A randomized controlled trial comparing uncovered and partially covered self-expandable metal stents in the palliation of distal malignant biliary obstruction. *Gastrointest Endosc* 2010;72:907 – 914.

37　Isayama H, Komatsu Y, Tsujino T, *et al*. A prospective randomised study of "covered" versus "uncovered" diamond stents for the management of distal malignant biliary obstruction. *Gut* 2004;53:729 – 734.

38　Krokidis M, Fanelli F, Orgera G, *et al*. Percutaneous palliation of pancreatic head cancer:

randomized comparison of ePTFE/FEP-covered versus uncovered nitinol biliary stents. *Cardiovasc Intervent Radiol* 2011;34:352 – 361.

39 Krokidis M, Fanelli F, Orgera G, *et al*. Percutaneous treatment of malignant jaundice due to extrahepaticcholangiocarcinoma: covered Viabil stent versus uncovered Wallstents. *Cardiovasc Intervent Radiol* 2010;33:97 – 106.

40 Iacono C, Ruzzenente A, Campagnaro T, *et al*. Role of preoperative biliary drainage in jaundiced patients who are candidates for pancreatoduodenectomy or hepatic resection: highlights and drawbacks. *Ann Surg* 2013;257:191 – 204.

41 Rerknimitr R, Angsuwatcharakon P, Ratanachu-ek T, *et al*. Asia-Pacific consensus recommendations for endoscopic and interventional management of hilar cholangiocarcinoma. *J Gastroenterol Hepatol* 2013;28:593 – 607.

42 Vienne A, Hobeika E, Gouya H, *et al*. Prediction of drainage effectiveness during endoscopic stenting of malignant hilar strictures: the role of liver volume assessment. *Gastrointest Endosc* 2010;72:728 – 735.

43 Polydorou AA, Chisholm EM, Romanos AA, *et al*. A comparison of right versus left hepatic duct endoprosthesis insertion in malignant hilar biliary obstruction. *Endoscopy* 1989; 21: 266 – 271.

44 Sangchan A, Kongkasame W, Pugkhem A, *et al*. Efficacy of metal and plastic stents in unresectable complex hilar cholangiocarcinoma: a randomized controlled trial. *Gastrointest Endosc* 2012;76:93 – 99.

45 Mukai T, Yasuda I, Nakashima M, *et al*. Metallic stents are more efficacious than plastic stents in unresectable malignant hilar biliary strictures: a randomized controlled trial. *J Hepatobiliary Pancreat Sci* 2013;20:214 – 222.

46 Ortner ME, Caca K, Berr F, *et al*. Successful photodynamic therapy for nonresectable cholangiocarcinoma: a randomized prospective study. *Gastroenterology* 2003;125:1355 – 1363.

47 Zoepf T, Jakobs R, Arnold JC, *et al*. Palliation of nonresectable bile duct cancer: improved survival after photodynamic therapy. *Am J Gastroenterol* 2005;100:2426 – 2430.

48 Leggett CL, Gorospe EC, Murad MH, *et al*. Photodynamic therapy for unresectable cholangio-carcinoma: a comparative effectiveness systematic review and meta-analyses. *Photodiagnosis Photodyn Ther* 2012;9:189 – 195

49 Válek V, Kysela P, Kala Z, *et al*. Brachytherapy and percutaneous stenting in the treatment of cholangiocarcinoma: a prospective randomised study. *Eur J Radiol* 2007;62:175 – 179.

50 Steel AW, Postgate AJ, Khorsandi S, *et al*. Endoscopically applied radiofrequency ablation appears to be safe in the treatment of malignant biliary obstruction. *Gastrointest Endosc* 2011; 73:149 – 153.

51 Prat F, Lafon C, De Lima DM, *et al*. Endoscopic treatment of cholangiocarcinoma and carcinoma of the duodenal papilla by intraductal high-intensity US: results of a pilot study. *Gastrointest Endosc* 2002;56:909 – 915.

52 Aiura K, Hibi T, Fujisaki H, *et al*. Proposed indications for limited resection of early ampulla of Vater carcinoma: clinico-histopathological criteria to confirm cure. *J Hepatobiliary Pancreat Sci* 2012;19:707 – 716.

第20章

ERCP 在急性胰腺炎及复发性急性胰腺炎中的应用

ERCP in acute and recurrent acute pancreatitis

Gregory A. Coté

要点

★ 在罹患过 1 次急性胰腺炎（acute pancreatitis，AP）的个体中，出现 2 次或更多次复发事件（recurrent acute pancreatitis，RAP）的比例高达 20%。

★ RAP 患者进展为慢性胰腺炎的风险极大。

★ 诊断 AP 的首选方案包括详尽的病史（饮酒史、吸烟史、家族史、用药史、外伤/手术史），实验室检查（钙离子，三酰甘油），横断面图像（经腹壁超声联合或不联合 CT 扫描）。

★ 胆源性胰腺炎的患者通常无胆囊切除病史，伴有肝外胆管扩张和（或）在发病期间一过性的肝化学指标升高。

★ AP 患者若伴有以下任意一项，即符合行早期 ERCP 干预（发病 72 小时内）指征：①伴有急性胆管炎；②重症 AP 伴有胆道梗阻。

★ 以下胆源性胰腺炎患者可常规行经验性胆管括约肌切开术：①不宜行胆囊切除术者；②胆囊切除术后，高度怀疑是隐匿性胆总管结石/淤泥为潜在病因者。

★ 作为一种影像学检查，ERCP 有其风险，RAP 患者行 ERCP 之前应该先行二线诊断性影像学检查（MRI/MRCP/EUS）提前评估有无慢性胰腺炎、先天性畸形及梗阻性病因。

★ 部分 RAP 患者行一线及二线诊断性影像学检查结果为
阴性,可诊断为特发性 RAP,此时应排查自身免疫性胰
腺炎或遗传畸形。

★ 特发性 RAP 患者行 ERCP,内镜医师需准备在操作的同
时进行 Oddi 括约肌测压。

★ 特发性 RAP 患者行 ERCP 后,胰括约肌功能紊乱与再
次复发有很大关系。

引言

急性胰腺炎(AP)是胰腺的急性炎症过程,通常因胆结石、酗酒、吸烟或几种
因素同时存在而发病。多达 20％的病例是自发性,这些个体存在罹患 2 次甚至
多次 AP 并进展为慢性胰腺炎的风险。AP 病程的长短因个体而异,死亡率至少
达 1％[1-5]。连同慢性胰腺炎一起,AP 是最常见的消化系统住院病种,在美国年
均达 25 万次入院[1, 6, 7]。

随着断层成像的发展,ERCP 在 AP 及 RAP 患者处理中的诊断和治疗角色也在
演变。ERCP 发展初期,其描绘胰胆系解剖的能力无与伦比,可协助诊断胆总管结
石、胰腺分裂、导管内乳头状黏液性肿瘤、慢性胰腺炎及其他疾病。如今,ERCP 在成
像功能的地位已很大程度上被 MRCP 和内镜超声(EUS)所取代。那 ERCP 的用途仅
限于治疗手段了吗? 本章将讨论 ERCP 在 AP 和 RAP 诊断和治疗上的应用。

急性胆源性胰腺炎

在西方国家,胆结石是 AP 最常见的一种病因[8]。AP 病程各异,其病死率
近 5％,而有些患者却可无需卧床治疗[9, 10]。胆源性胰腺炎的病理生理过程仍
存在争议,目前认为可能是由于胰液流出道的部分或完全梗阻,或胆汁反流入胰
管,抑或两者均存在[11]。众多临床试验和荟萃分析已证实胆源性胰腺炎患者可
得益于早期 ERCP 干预(图 20.1)。

若 AP 患者未作胆囊切除或谷丙转氨酶升高大于 3 倍正常值,则高度怀疑
胆源性胰腺炎,后者的阳性预测值达 95％[12]。然而,不管什么原因导致的 AP
都会对肝外胆管产生外压,导致肝化学指标轻度升高甚至是胆总管扩张。因此
肝化学指标在胆源性胰腺炎可呈非特异性轻度升高。经腹超声、CT 或其他影
像学检查发现胆总管扩张或胆结石,可协助诊断。

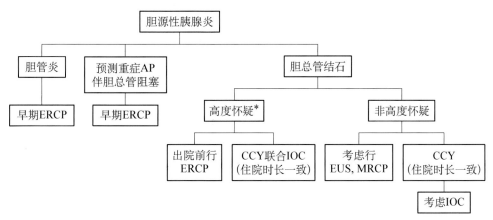

图 20.1　ERCP 在胆源性胰腺炎中的应用。胆源性胰腺炎的推荐处理流程如下。早期 ERCP(发病 72 小时内)对伴有胆管炎或有重症胰腺炎倾向及胆道梗阻的患者有明显益处;在其他亚组并未发现早期 ERCP 的优势。ERCP 及胆囊切除术(住院天数相同)可减少再入院或复发的可能性。＊胆囊切除术及术中胆管造影和 ERCP 的选择取决于当地在这两种处理方式上的经验。AP,急性胰腺炎;CCY,胆囊切除术;EUS,内镜超声;IOC,术中胆管造影;MRCP,磁共振胰胆成像。

早期 ERCP 在胆源性胰腺炎中的应用

早期 ERCP(发病 72 小时内)在以下两种情况下占有优势。第一种,胆源性胰腺炎伴急性胆管炎(详情见本书其他章节)。此类患者通常表现为黄疸,且有全身感染征象如高热、寒战、类败血症等生理症状。相较于保守治疗,早期 ERCP 可显著减少死亡数(RR 0.20, 95％CI[0.06, 0.68])、局部并发症(RR 0.45,[0.20, 0.99])及全身并发症(RR 0.37,[0.18, 0.78])[13]。

有重症胆源性胰腺炎倾向并伴胆道梗阻的患者是另一类早期 ERCP 的受益群体。诊断重症 AP 的客观指标包括全身炎症反应综合征(SIRS)、Ranson 评分、Apache Ⅱ 评分 (急性生理评分)、Balthazar CT 严重分级及 BISAP 评分等[14-18]。入院时伴高尿素氮血症,高红细胞比容,且在最初 24～48 小时内居高不降,是临床医生床旁诊断 SIRS 的简易依据。

胆囊切除术与胆源性胰腺炎

早期 ERCP 应有选择地进行,有些情况会增加操作难度,尤其是壶腹周围严重水肿时(图 20.2)。轻中度 AP 患者,胆囊健存,且没有胆道梗阻或胆管炎,不建议行 ERCP,因为此类患者中的绝大部分会在胆管造影实施前胆总管结石自行排出。除非术前影像资料明确显示有胆总管结石,那么在首次入院时应尽可能行胆囊切除术[19, 20]。同等住院时间的胆囊切除术可减小因病情迁延或 RAP 而再入院的可能性。术前未经 MRCP、EUS 或 ERCP 排除胆总管结石的病例应

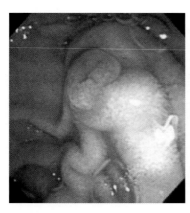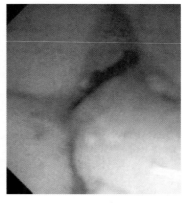

图20.2　AP时大乳头的形态。正常情况下，在一定距离内可通过十二指肠镜轻易地观察到（左图）。但是在 AP 病例，可能会有严重的壶腹周水肿，致十二指肠压迫及大乳头明显变形（右图）。因此，对 AP 患者应选择性地进行早期 ERCP。

进行术中胆管造影。术中发现胆总管结石，其处理方式取决于当地在胆总管探查及 ERCP 上的经验水平[21-24]。在同一次手术中完成胆囊切除术联合胆总管探查及取石比分开两次做能节省手术费用，缩短住院时间。一般很少进行术中胆管造影及腹腔镜下胆总管探查，主要受限于操作是否顺手及经验是否丰富[25]。因此，胆总管内若有残留结石，可在胆囊切除术前或后行 ERCP 清除。

经验性胆道括约肌切开术

对于不能耐受胆囊切除术的胆源性胰腺炎患者，行 ERCP 及胆道括约肌切开术是理想选择。在一项回顾性队列研究中，研究队列由 1 119 例未行胆囊切除术的胆源性胰腺炎患者组成，其中经 ERCP 治疗患者的 1 年、2 年及 5 年胰腺炎复发率（分别是 5. 2％、7. 4％和 11. 1％）低于未行 ERCP 的患者（11. 3％、16. 1％和22. 7％；风险比 0. 45，[0. 30，0. 69]）[26]。因此，不能耐受胆囊切除术的胆源性胰腺炎患者应常规行 ERCP 及胆道括约肌切开术。经十二指肠乳头置入双猪尾支架至胆囊可进一步减轻胆结石的症状，但仍需进一步的研究证明[27]。

胆囊切除术后可疑胆源性胰腺炎

对于已行胆囊切除的患者发生急性胰腺炎，应排除胆源性病因，在行 ERCP 之前需彻底明确病因。肝化学指标的升高并不等同于胆源性胰腺炎，因为任何病因引起的 AP 都可导致肝外胆管受压。此外，一些可引起肝化学指标升高的无关因素，如酒精、药物、脂肪性肝病及病毒性肝炎，亦需考虑。行 ERCP 之前需进行二线影像学检查如 MRCP 或 EUS，除非已有常规影像学检查如经腹超声或 CT 证实胆总管结石的存在。谨慎应用 ERCP 的标准是双重的：第一，无胆道梗阻的患者发生 ERCP 术后胰腺炎的风险较大,这类患者中多数符合 Oddi 括约肌功能紊乱的诊断标准[28, 29];第二,ERCP 的诊断成功率以及 ERCP 联合经验性胆管括约肌切开术的治疗效果在非胆源性胰腺炎患者中是未知的[30]。

若断层影像学已证实胆总管结石的存在,ERCP 联合胆管括约肌切开术并取石是合适的治疗手段。住院期间行 ERCP 可降低因胆源性胰腺炎再入院的可能性。

急性复发性胰腺炎

由于 AP 病因多变,许多病例首次发病后病因也并不能明确,再发或多次发病的概率在 5％～30％之间[1, 8, 26]。胰腺炎再次发病可能在首次发病若干年以后,如若潜在病因未经治疗或未知,二次复发的患者极有可能反复多次复发[31]。区分复发性胰腺炎及胰腺炎首次发病症状迁延十分重要。因单次发病引起局部并发症,如胰瘘、假性囊肿等,导致症状反复发作或持续者,归类为合并并发症的迁延性急性胰腺炎较为妥当。

致成人 RAP 的高风险病因包括反复饮酒、胆结石未治(如之前总结)、胰管梗阻、代谢紊乱如高甘油三酯血症、高钙血症,以及遗传畸形等(图 20.3)。之前

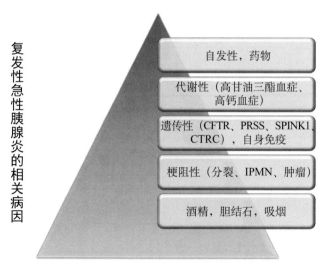

图 20.3　急性、急性复发性胰腺炎的病因。此图为 AP 潜在病因的缩略表,还包括了 RAP 发生的相关因素。吸烟、酒精、胆结石未治为最常见病因,然而对药物引起的胰腺炎的认知还不足。此表一经列出,RAP 患者即被归类至自发性。该群体 AP 复发并进展为慢性胰腺炎的可能性为 15％～30％。AP,急性胰腺炎;CFTR,囊性纤维化跨膜转运调节子;CTRC,糜蛋白酶 C;IPMN,导管内乳头状黏液性肿瘤;PRSS1,丝氨酸蛋白酶 1;RAP,复发性急性胰腺炎;SPINK1,丝氨酸蛋白酶抑制物,Kazal,分型 1。

认为基因突变主要发生在儿童及青年人群体,经全基因测序发现老年人更有可能发生基因突变[32]。虽然是随机发生,但有相关家族史的个体,有慢性胰腺炎病史及胰腺分裂者基因突变的可能性最高[33, 34]。对其他病因进行综合地评估后,ERCP 仍在 RAP 的诊断流程之中(图 20.4)。

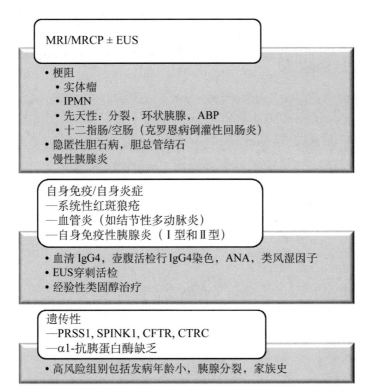

图 20.4 病因未明的急性及急性复发性胰腺炎行 ERCP 前的二线诊断方式推荐。在合适的群体,所有这些检测都应在行 ERCP 之前完成。ANA,抗核抗体;CFTR,囊性纤维化跨膜转运调节物;CTRC,糜蛋白酶 C;EUS,内镜超声;IPMN,导管内乳头状黏液性肿瘤;MRI/MRCP,磁共振成像/磁共振胰胆管造影;PRSS1,丝氨酸蛋白酶 1;SPINK1,丝氨酸蛋白酶抑制物,Kazal 分型 1。

ERCP 对 RAP 的诊断价值

　　如果二线影像学手段[MRI/MRCP 和(或)EUS]及图 20.4 中从特定人群归纳出的先进诊断方法未能明确 RAP 的病因,那么这类患者称为特发性胰腺炎[35]。早期有研究报道 ERCP 对这部分患者的诊断率在 38%～80%之间[36-43],但是对特发性界定的不一致以及 ERCP 术前所做检查的多寡影响了数据的准确性。此外,通过 ERCP 诊断的引起 RAP 最常见的"病因"往往是 Oddi 括约肌功能素乱,此概念仍饱受争议,将在本章后面讨论。然而,有些病变在之前的检查中被遗漏,却可通过 ERCP 发现,如隐匿性胆总管结石、伴或不伴胰管结石和狭窄的慢性胰腺炎、胰腺完全分裂、壶腹部肿瘤等[36, 38, 39, 41-43]。结构异常如肿瘤阻塞或胰腺分裂更常见于老年人(＞60 岁)[40]。自身免疫性胰腺炎,其表现与恶性病变相似,最常见于年龄较大者(＞50 岁),有时还会伴有因胰腺内存在假性囊肿而引起的梗阻性黄疸[44, 45]。理想的情况是自身免疫性胰腺炎的诊断可以不依赖 ERCP,但鉴于其与胰腺癌的相似之处,ERCP 往往不可避免。提示

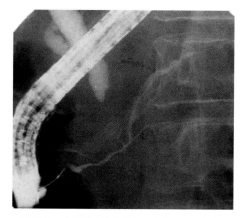

图 20.5　自身免疫性胰腺炎。患者,58 岁,男性,表现为无痛性黄疸。ERCP 显示胆总管远端狭窄,胰管长节段狭窄且不伴狭窄上端扩张。还伴有血清 IgG4 升高,经 3 个月全身类固醇治疗后 2 处狭窄均解除。其最终诊断为 I 型自身免疫性胰腺炎,又名淋巴浆细胞性硬化性胰腺炎。

自身免疫性胰腺炎的特征性表现有长节段的狭窄且不伴狭窄上端扩张,无胰腺钙化,肝内胆管狭窄及其他胰外表现(图 20.5)。

隐匿性胆总管结石及小结石(胆管结晶)最常发生于胆囊完整的患者[38, 43]。总体来说,因小结石引起发病从而导致特发性 RAP 有点言过其实,近期一项队列研究发现 75 例 RAP 中只有 10 例(13％)有小结石病[46]。行 ERCP 时可通过负压吸引胆汁送检,在偏光显微镜下对结晶进行分析。有学者批评此举无益,认为没有证据表明可以通过胆汁结晶来反应胆囊切除术、胆道括约肌切开术或熊去氧胆酸的疗效[47]。曾有研究评估经验性胆囊切除术在治疗病因未明 AP 中的价值,但绝大多数研究认为在 EUS 及 MRCP 广泛应用之前,在肝化学指标正常或近似正常,且经腹超声未发现胆囊结石的患者中,胆囊切除术的疗效明显降低[48],这类患者在胆囊切除术后胰腺炎复发的概率显著高于有胆囊结石伴肝化学指标异常的患者(61％ *vs.* 9％)。

ERCP 在已行 MRCP、EUS、自身免疫及基因学检查的特发性 RAP(iRAP)群体中的诊断价值仍需进一步的队列研究来衡量。由于 ERCP 的诊断率可能＜20％,对未行 Oddi 括约肌测压的患者已不建议行诊断性 ERCP[38, 49, 50]。促胰液素增强 MRCP、EUS 及其他非侵入性功能检查与 Oddi 括约肌测压的结果并非完全一致,因此,这些检查在特发性 RAP 的诊断流程中的地位仍需进一步探究[51-55]。也就是说,对 Oddi 括约肌功能素乱的患者来说,仍缺乏诊断 RAP 的标准。

Oddi 括约肌功能失调与 RAP 的因果关系

有关在动物和人体的相关研究证据间接表明胰管梗阻可导致 AP。

（1）制造动物胰管梗阻可促发 AP，早期胰管减压可减缓胰腺坏死的进程[56, 57]。

（2）对动物局部应用胆碱能激动剂诱发 Oddi 括约肌痉挛可使胰管内压增高，导致 AP[58]。

（3）预防性应用胰管支架可减少 ERCP 术后胰腺炎的发生概率[59]。

（4）在动物胰管内灌注胆汁或其他液体可致 AP，且疾病的严重程度与灌注量和灌注力度有关[60, 61]。

（5）多次胰管内注射，造影剂延伸至胰尾及胰腺腺泡内提高了 ERCP 术后胰腺炎的发生风险[28]。

除了上述研究，经历过 ERCP 及 Oddi 括约肌测压的 iRAP 患者，有 30％～65％被诊断为 Oddi 括约肌功能紊乱（SOD）。SOD 通常指胆管、胰管或两者的基础内压均升高＞40 mmHg[36, 62-65]。研究发现在胆总管结石患者中，伴有 RAP 患者括约肌的基础内压明显增高，共同通道和十二指肠之间的压力梯度亦较高[66]。这提示胰腺炎与 SOD 之间存在因果关系，而非胆总管结石病。

虽然 SOD 与 RAP 之间存在联系，但是仍不清楚 SOD 是 RAP 的潜在病因，还是 RAP 引起乳头内及乳头周围发生纤维炎性反应从而导致狭窄。一项研究显示，446 例因 SOD 行外科括约肌成形术且未行内镜治疗的患者（22％患有 RAP），其壶腹周围活检标本显示 29％存在炎症，10％存在纤维化；经壶腹中隔活检显示 15％存在炎症，27％存在纤维化[67]。这表明 RAP 及慢性胰腺炎患者的纤维炎性反应特定发生在 Oddi 括约肌；然而，Oddi 括约肌的纤维炎性反应是累及整个胰腺纤维化的诱发因素，还是全身纤维炎性过程的一小部分，并不清楚。观察发现慢性胰腺炎多伴有 SOD[68]；与括约肌压力正常的 RAP 患者相比，RAP 伴 SOD 患者具有更严重的表型[30]，这些依据提示 SOD 是 RAP 的结果。在一项随机研究中，以 89 名 iRAP 患者为研究对象，其中 69 名（78％）伴有胰括约肌功能紊乱，在长期随访（中位数 78 个月）中发现，iRAP 伴 SOD 者中至少有 1 次 AP 发作的概率是 iRAP 不伴 SOD 者的 4 倍。

特发性 RAP 胆管括约肌切开术、胰管括约肌切开术和十二指肠乳头括约肌切开术的选择

对于不能耐受外科手术的胆源性胰腺炎（首发或复发）患者来说，经验性胆管括约肌切开是胆囊切除术的合理替代手段。除了这个群体，胆管括约肌切

开术、胰管括约肌切开术及十二指肠乳头括约肌切开术在 RAP 治疗中的优势还未体现。有研究评价外科括约肌成形术及内镜下括约肌切开术治疗 SOD 的疗效,其在每次复发的缓解方式、随访期间 AP 的发作次数及疼痛程度等方面的研究结果不一致,原因可能由于样本量小、研究的回顾性设计、随访时间短[69-74]等因素。此外,迄今为止,最大规模的特发性 RAP 临床试验比较了胆管括约肌切开术和十二指肠乳头括约肌切开术对 RAP 伴胰管 SOD 患者的疗效($n = 69$),以及胆管括约肌切开术和假手术对壶腹括约肌测压正常的 RAP 的疗效($n = 20$)[30]。在 RAP 伴胰 SOD 患者中,随访期间随机对照组 RAP 的发作频率与胆管括约肌切开术组(49%)及十二指肠乳头括约肌切开术组(47%)相同;首次 ERCP 时行十二指肠乳头括约肌切开术组第一年复发率较高。同样的,在壶腹括约肌测压正常的 RAP 患者中,与假手术组(复发率 11%)相比经验性胆管括约肌切开术并未显示优势(复发率 27%)。该研究的局限性在于壶腹括约肌测压正常的 RAP 患者例数过少,单中心研究,持续性/复发性胰 SOD 患者中在随访期间行 ERCP 的比例过高(>75%)。结果提示对胰管 SOD 患者来说,仅行内镜下胰管括约肌切开术不足以解决问题。然而,与内镜下括约肌切开术相比,外科括约肌成形术疗效同样不如人意,失败率高,再狭窄或者括约肌持续高压(30%)比例相当,在慢性胰腺炎患者中的疗效更差[67, 75, 76]。对上述研究持乐观态度者认为 50%RAP 伴胰 SOD 患者在随访中没有复发;不幸的是,RAP 太过复杂,我们并不清楚不再复发是否胜过其自然病程。

如今,尚不提倡将内镜下胰管括约肌切开术作为 RAP 的治疗手段。但是,其对控制 RAP 的复发频率和减轻严重程度方面可能存在着潜在影响[77]。关于 ERCP 在治疗 RAP 更进一步的纵向研究必须满足以下要求:严格定义特发性、长期随访(至少 3~5 年)、要有 AP 发生率、复发频率、严重程度、是否进展为慢性胰腺炎等客观指标,以及生活品质的主观体会。

胰腺分裂症

胰腺分裂是指大部分胰液通过副胰管经十二指肠副乳头引流(图 20.6)。这是最常见的胰腺先天性异常,发病率为 5%~10%[34, 78, 79]。胰腺分裂症分为完全性分裂(主、副胰管之间完全不融合)和不全分裂(主、副胰管部分融合),但两者区别不大。理论上,胰腺分裂容易发生胰液流出梗阻而导致 AP 及慢性胰腺炎。然而,与 SOD 一样,胰腺分裂作为 AP 的潜在病因或风险因素仍存在争议。另一种假说认为胰腺分裂是基因突变的其中一种表型,是除了胰管梗阻之外,胰腺炎的另一发病机制[34, 80-82]。

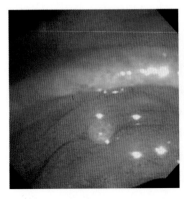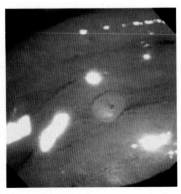

图 20.6　十二指肠副乳头。通过内镜检查十二指肠副乳头需要耐心。其开口一般并不明显(左图)。如果分裂存在，经过仔细及反复视观察，可观察到开口变得明显，有时持续数分钟(右图)。应用促胰液素或缩胆囊素类似物可增加胰液外流，从而降低鉴别副乳头及插管的难度。

　　在胰腺分裂的诊断上，MRCP 及 EUS 已基本取代 ERCP[55, 83-86]。但是，在ERCP 手术中仍可偶尔发现胰腺分裂，这种情况往往发生在对主胰管发生误插管及注射，或者主胰管插管失败时。与假性分裂(主胰管因肿瘤或慢性胰腺炎完全阻塞)相反，在完全分裂的病例，主胰管的造影图像示末端呈树枝状(图 20.7)。对并发慢性胰腺炎需行胰管治疗的患者，只能对副胰管进行插管；对并发 RAP 的患者只能行副乳头切开术。对胰腺分裂的患者，若能避开副胰管，可降低行 ERCP 的风险。然而，一旦尝试了副乳头插管，其风险相当于正常解剖下的高风险 ERCP[87]。

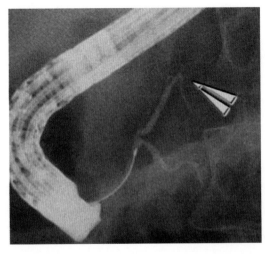

图 20.7　胰腺分裂：主胰管末端呈树枝状。误插主胰管发现主胰管截断，末端呈树枝状(箭头所指处)。主胰管末端呈树枝状高度提示胰腺完全分裂，主、副胰管完全不相通。

副乳头切开术在胰腺分裂并发 RAP 中的应用

迄今为止,只有一项关于胰腺分裂并发 RAP 的前瞻性研究,试验分为副胰管支架置入组(*n* = 10)和对照组(*n* = 9)[88],前者 RAP 的发病率和复发频率、住院时间、急诊就诊次数明显较低。其他回顾性队列研究的结果较为混杂[89-91]。不适合做副乳头切开术的患者包括非梗阻性慢性胰腺炎(例如主胰管通畅者)和有慢性或复发性腹痛但缺乏诊断 RAP 证据的患者。

各种导致 AP 的梗阻性病因及 ERCP 的作用

除了胰腺分裂,与 AP 相关的先天性解剖异常还包括环状胰腺和胰胆管汇合异常。患有环状胰腺的儿童常伴有 AP,而成人则常表现为十二指肠梗阻[92]。胰胆管汇合异常(图 20.8)的患者有的伴有胆总管囊肿,有的不伴;儿童不明原因的胰腺炎需考虑此诊断。内镜下乳头切开术可减缓以后的 AP 发作,鉴于罹患胆管癌的长期风险,还是鼓励早期行胆囊切除术和胆道切除术[93, 94]。

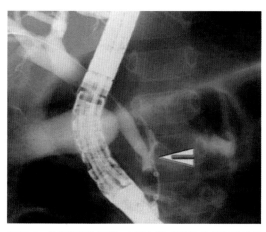

图 20.8　胰胆管汇合异常。3 岁女孩,表现为急性胰腺炎及肝化学指标一过性升高。MRCP 提示胆总管远端充盈缺损,ERCP 证实存在胰胆管汇合异常,胰管于距乳头开口 1 cm 处开口于共同通道。

继发于胰管内乳头状黏液性肿瘤(IPMN)、胰管腺癌或胰腺转移瘤的胰管梗阻也可导致 AP。在此类病例中,可通过 ERCP 取出胰管内黏液栓或肿瘤栓子及置入支架,作为姑息治疗手段。有限的数据表明放置较大管径(10 Fr)的胰管支架可改善胰腺癌导致的疼痛和外分泌不足[95]。

发展趋势

未来 ERCP 治疗 AP 的研究重点应放在大规模前瞻性队列研究以及对特发性 AP 和 RAP 患者进行长期随访的临床试验上。需要参加者不知情，结果测量公正的对照试验来说明胰腺分裂及 SOD 的临床意义。此外，ERCP 与增强超声、腔内分子超声、光学断层成像术等相比，也是一种较方便的成像技术，其可帮助识别部分 RAP、慢性胰腺炎及胰腺癌的高风险患者。

总结

ERCP 是急性胆源性胰腺炎的既定治疗手段。对伴有急性胆管炎及有重症胆源性胰腺炎倾向并伴胆道梗阻的患者最好行早期 ERCP。住院时长相同的胆囊切除术、ERCP 或者两者同时进行可减小胆源性胰腺炎患者再入院及复发的概率。

考虑到 ERCP 的风险，不推荐 ERCP 作为评估胆总管结石或其他 AP/RAP 病因的诊断方式。但是对于特发性 RAP 患者，即发生 2 次或多次独立的 AP，但是经全面检查后未找到病因者，ERCP 仍是重要的诊断方法。为明确胰 SOD 和胰腺分裂的临床意义以及内镜治疗是否会影响这些复杂疾病的自然病程，需对 RAP 患者进行进一步的研究。

◇ 参考文献 ◇

1 Yadav D, Lowenfels AB. The epidemiology of pancreatitis and pancreatic cancer. Gastroenterology. 2013 Jun; 144(6):1252－1261.

2 Appelros S, Borgstrom A. Incidence, aetiology and mortality rate of acute pancreatitis over 10 years in a defined urban population in Sweden. The British Journal of Surgery. 1999 Apr; 86(4):465－470.

3 Goldacre MJ, Roberts SE. Hospital admission for acute pancreatitis in an English population, 1963－98:database study of incidence and mortality. BMJ. 2004 Jun 19;328(7454):1466－1469.

4 Satoh K, Shimosegawa T, Masamune A, et al. Nationwide epidemiological survey of acute pancreatitis in Japan. Pancreas. 2011 May;40(4):503－507.

5 Shen HN, Lu CL, Li CY. Epidemiology of first-attack acute Pancreatitis in Taiwan from 2000 through 2009: a nationwide population-based study. Pancreas. 2012 Jul; 41(5):696－702.

6 Whitcomb DC. Clinical practice. Acute pancreatitis. The New England Journal of Medicine. 2006 May 18;354(20):2142－2150.

7 Peery AF, Dellon ES, Lund J, et al. Burden of gastrointestinal disease in the United States: 2012 update. Gastroenterology. 2012 Nov; 143(5):1179－1187.

8　Yadav D, O'Connell M, Papachristou GI. Natural history following the first attack of acute pancreatitis. The American Journal of Gastroenterology. 2012 Jul; 107(7):1096 – 1103.

9　Roberts SE, Akbari A, Thorne K, et al. The incidence of acute pancreatitis: impact of social deprivation, alcohol consumption, seasonal and demographic factors. Alimentary Pharmacology & Therapeutics. 2013 Sep; 38(5):539 – 548.

10　Lankisch PG, Breuer N, Bruns A, et al. Natural history of acute pancreatitis: a long-term population-based study. The American Journal of Gastroenterology. 2009 Nov; 104(11):2797 – 805; quiz 806.

11　Lerch MM, Gorelick FS. Models of acute and chronic pancreatitis. Gastroenterology. 2013 Jun; 144(6):1180 – 1193.

12　Wilcox CM, Kilgore M. Cost minimization analysis comparing diagnostic strategies in unexplained pancreatitis. Pancreas. 2009 Mar; 38(2):117 – 121.

13　Tse F, Yuan Y. Early routine endoscopic retrograde cholangiopancreatography strategy versus early conservative management strategy in acute gallstone pancreatitis. The Cochrane Database of Systematic Reviews. 2012;5: CD009779.

14　Mounzer R, Langmead CJ, Wu BU, et al. Comparison of existing clinical scoring systems to predict persistent organ failure in patients with acute pancreatitis. Gastroenterology. 2012 Jun; 142(7):1476 – 82; quiz e15 – 16.

15　Wu BU, Bakker OJ, Papachristou GI, et al. Blood urea nitrogen in the early assessment of acute pancreatitis: an international validation study. Archives of Internal Medicine. 2011 Apr 11;171 (7):669 – 676.

16　Wu BU, Johannes RS, Sun X, et al. Early changes in blood urea nitrogen predict mortality in acute pancreatitis. Gastroenterology. 2009 Jul; 137(1):129 – 135.

17　Wu BU, Johannes RS, Sun X, et al. The early prediction of mortality in acute pancreatitis: a large population-based study. Gut. 2008 Dec; 57(12):1698 – 1703.

18　Brown A, Orav J, Banks PA. Hemoconcentration is an early marker for organ failure and necrotizing pancreatitis. Pancreas. 2000 May; 20(4):367 – 372.

19　Gurusamy KS, Nagendran M, Davidson BR. Early versus delayed laparoscopic cholecystectomy for acute gallstone pancreatitis. The Cochrane Database of Systematic Reviews. 2013 Sep 2; 9:CD010326.

20　van Baal MC, Besselink MG, Bakker OJ, et al. Timing of cholecystectomy after mild biliary pancreatitis: a systematic review. Annals of Surgery. 2012 May;255(5):860 – 866.

21　Dasari BV, Tan CJ, Gurusamy KS, et al. Surgical versus endoscopic treatment of bile duct stones. The Cochrane Database of Systematic Reviews. 2013;9;CD003327.

22　Lu J, Cheng Y, Xiong XZ, et al. Two-stage vs single-stage management for concomitant gallstones and common bile duct stones. World Journal of Gastroenterology. 2012 Jun 28; 18 (24):3156 – 3166.

23　Brown LM, Rogers SJ, Cello JP, et al. Cost-effective treatment of patients with symptomatic cholelithiasis and possible common bile duct stones. Journal of the American College of Surgeons. 2011 Jun; 212(6):1049 – 60, e1 – 7.

24　Rogers SJ, Cello JP, Horn JK, et al. Prospective randomized trial of LC + LCBDE vs ERCP/S + LC for common bile duct stone disease. Archives of Surgery. 2010 Jan; 145(1):28 – 33.

25 Sheffield KM, Han Y, Kuo YF, et al. Variation in the use of intraoperative cholangiography during cholecystectomy. Journal of the American College of Surgeons. 2012 Apr; 214(4):668 - 79; discussion 79 - 81.

26 Hwang SS, Li BH, Haigh PI. Gallstone pancreatitis without cholecystectomy. JAMA Surgery. 2013 Sep 1;148(9):867 - 872.

27 Elmunzer BJ, Novelli PM, Taylor JR, et al. Percutaneous cholecystostomy as a bridge to definitive endoscopic gallbladder stent placement. Clinical Gastroenterology and Hepatology. 2011 Jan; 9(1):18 - 20.

28 Freeman ML, DiSario JA, Nelson DB, et al. Risk factors for post-ERCP pancreatitis: a prospective, multicenter study. Gastrointestinal Endoscopy. 2001 Oct; 54(4):425 - 434.

29 Freeman ML, Nelson DB, Sherman S, et al. Complications of endoscopic biliary sphincterotomy. The New England Journal of Medicine. 1996 Sep 26;335(13):909 - 918.

30 Cote GA, Imperiale TF, Schmidt SE, et al. Similar efficacies of biliary, with or without pancreatic, sphincterotomy in treatment of idiopathic recurrent acute pancreatitis. Gastroenterology. 2012 Dec; 143(6):1502 - 1509, e1.

31 Trapnell JE, Duncan EH. Patterns of incidence in acute pancreatitis. British Medical Journal. 1975 Apr 26;2(5964):179 - 183.

32 Ballard DD, Flueckiger JR, Fogel EL, et al. Testing adults with pancreatic disease for genetic abnormalities: Factors associated with having a positive genetic test [Abstract]. Gastroenterology. 2013;144(5(S1)):S460.

33 Montagnani M, Cazzato S, Mutignani M, et al. A patient with pancreas divisum, recurrent acute pancreatitis, and homozygosity for the cystic fibrosis transmembrane regulator-associated protein 5T allele. Clinical Gastroenterology and Hepatology. 2013 May; 11(5):579 - 581.

34 Bertin C, Pelletier AL, Vullierme MP, et al. Pancreas divisum is not a cause of pancreatitis by itself but acts as a partner of genetic mutations. The American Journal of Gastroenterology. 2012 Feb;107(2):311 - 317.

35 Somogyi L, Martin SP, Venkatesan T, Ulrich CD, 2nd. Recurrent acute pancreatitis: an algorithmic approach to identification and elimination of inciting factors. Gastroenterology. 2001 Feb; 120(3):708 - 717.

36 Coyle WJ, Pineau BC, Tarnasky PR, et al. Evaluation of unexplained acute and acute recurrent pancreatitis using endoscopic retrograde cholangiopancreatography, sphincter of Oddi manometry and endoscopic ultrasound. Endoscopy. 2002 Aug; 34(8):617 - 623.

37 Hamilton I, Bradley P, Lintott DJ, et al. Endoscopic retrograde cholangiopancreatography in the investigation and management of patients after acute pancreatitis. The British Journal of Surgery. 1982 Sep;69(9):504 - 506.

38 Wilcox CM, Varadarajulu S, Eloubeidi M. Role of endoscopic evaluation in idiopathic pancreatitis: a systematic review. Gastrointestinal Endoscopy. 2006 Jun;63(7):1037 - 1045.

39 Kaw M, Brodmerkel GJ, Jr. ERCP, biliary crystal analysis, and sphincter of Oddi manometry in idiopathic recurrent pancreatitis. Gastrointestinal Endoscopy. 2002 Feb; 55(2):157 - 162.

40 Testoni PA, Caporuscio S, Bagnolo F, Lella F. Idiopathic recurrent pancreatitis: long-term results after ERCP, endoscopic sphincterotomy, or ursodeoxycholic acid treatment. The American Journal of Gastroenterology. 2000 Jul; 95(7):1702 - 1707.

41 Feller ER. Endoscopic retrograde cholangiopancreatography in the diagnosis of unexplained pancreatitis. Archives of Internal Medicine. 1984 Sep; 144(9):1797 – 1799.

42 Lee MJ, Choi TK, Lai EC, et al. Endoscopic retrograde cholangiopancreatography after acute pancreatitis. Surgery, Gynecology & Obstetrics. 1986 Oct; 163(4):354 – 358.

43 Venu RP, Geenen JE, Hogan W, et al. Idiopathic recurrent pancreatitis. An approach to diagnosis and treatment. Digestive Diseases and Sciences. 1989 Jan;34(1):56 – 60.

44 Hart PA, Kamisawa T, Brugge WR, et al. Long-term outcomes of autoimmune pancreatitis: a multicentre, international analysis. Gut. 2012 Dec; 62(12):1771 – 1776.

45 Kamisawa T, Chari ST, Lerch MM, et al. Recent advances in autoimmune pancreatitis: type 1 and type 2. Gut. 2013 Sep; 62(9):1373 – 1380.

46 Garg PK, Tandon RK, Madan K. Is biliary microlithiasis a significant cause of idiopathic recurrent acute pancreatitis? A long-term follow-up study. Clinical Gastroenterology and Hepatology. 2007 Jan; 5(1):75 – 79.

47 Rubin M, Pakula R, Konikoff FM. Microstructural analysis of bile: relevance to cholesterol gallstone pathogenesis. Histology and Histopathology. 2000 Jul; 15(3):761 – 770.

48 Trna J, Vege SS, Pribramska V, et al. Lack of significant liver enzyme elevation and gallstones and/or sludge on ultrasound on day 1 of acute pancreatitis is associated with recurrence after cholecystectomy: a population-based study. Surgery. 2012 Feb;151(2):199 – 205.

49 Freeman ML. Adverse outcomes of ERCP. Gastrointestinal Endoscopy. 2002 Dec;56(6 Suppl): S273 – 282.

50 Ong TZ, Khor JL, Selamat DS, et al. Complications of endoscopic retrograde cholangiography in the post-MRCP era: a tertiary center experience. World Journal of Gastroenterology. 2005 Sep 7;11(33):5209 – 5212.

51 Cicala M, Habib FI, Vavassori P, et al. Outcome of endoscopic sphincterotomy in post cholecystectomy patients with sphincter of Oddi dysfunction as predicted by manometry and quantitative choledochoscintigraphy. Gut. 2002 May; 50(5):665 – 668.

52 Young SB, Arregui M, Singh K. HIDA scan ejection fraction does not predict sphincter of Oddi hypertension or clinical outcome in patients with suspected chronic acalculous cholecystitis. Surgical Endoscopy. 2006 Dec;20(12):1872 – 1878.

53 Baillie J, Kimberly J. Prospective comparison of secretin-stimulated MRCP with manometry in the diagnosis of sphincter of Oddi dysfunction types II and III. Gut. 2007 Jun;56(6):742 – 744.

54 Chowdhury AH, Humes DJ, Pritchard SE, et al. The effects of morphine-neostigmine and secretin provocation on pancreaticobiliary morphology in healthy subjects: a randomized, double-blind crossover study using serial MRCP. World Journal of Surgery. 2011 Sep; 35(9): 2102 – 2109.

55 Mariani A, Arcidiacono PG, Curioni S, et al. Diagnostic yield of ERCP and secretin-enhanced MRCP and EUS in patients with acute recurrent pancreatitis of unknown aetiology. Digestive and Liver Disease. 2009 Oct; 41(10):753 – 758.

56 Lerch MM, Saluja AK, Runzi M, et al. Pancreatic duct obstruction triggers acute necrotizing pancreatitis in the opossum. Gastroenterology. 1993 Mar; 104(3):853 – 861.

57 Runzi M, Saluja A, Lerch MM, et al. Early ductal decompression prevents the progression of biliary pancreatitis: an experimental study in the opossum. Gastroenterology. 1993 Jul; 105(1):

157－164.

58 Chen JW, Thomas A, Woods CM, *et al*. Sphincter of Oddi dysfunction produces acute pancreatitis in the possum. Gut. 2000 Oct; 47(4):539－545.

59 Sofuni A, Maguchi H, Mukai T, *et al*. Endoscopic pancreatic duct stents reduce the incidence of post-endoscopic retrograde cholangiopancreatography pancreatitis in high-risk patients. Clinical Gastroenterology and Hepatology. 2011 Oct; 9(10):851－8; quiz e110.

60 Arendt T, Hansler M, Stoffregen C, Folsch UR. Does high pancreatic duct pressure compromise the duct mucosal barrier function to pancreatic exocrine proteins? acta pathologica, microbiologica, et immunologica Scandinavica. 1996 Sep; 104(9):615－622.

61 Haciahmetoglu T, Ertekin C, Dolay K, *et al*. The effects of contrast agent and intraductal pressure changes on the development of pancreatitis in an ERCP model in rats. Langenbeck's archives of surgery/Deutsche Gesellschaft fur Chirurgie. 2008 May; 393(3):367－372.

62 Fazel A, Geenen JE, MoezArdalan K, Catalano MF. Intrapancreatic ductal pressure in sphincter of Oddi dysfunction. Pancreas. 2005 May;30(4):359－362.

63 Fischer M, Hassan A, Sipe BW, *et al*. Endoscopic retrograde cholangiopancreatography and manometry findings in 1,241 idiopathic pancreatitis patients. Pancreatology. 2010; 10 (4): 444－452.

64 Elta GH. Sphincter of Oddi dysfunction and bile duct microlithiasis in acute idiopathic pancreatitis. World Journal of Gastroenterology. 2008 Feb 21;14(7):1023－1026.

65 Toouli J, Roberts-Thomson IC, Dent J, Lee J. Sphincter of Oddi motility disorders in patients with idiopathic recurrent pancreatitis. The British Journal of Surgery. 1985 Nov; 72(11): 859－863.

66 Guelrud M, Mendoza S, Vicent S, *et al*. Pressures in the sphincter of Oddi in patients with gallstones, common duct stones, and recurrent pancreatitis. Journal of Clinical Gastroenterology. 1983 Feb; 5(1):37－41.

67 Madura JA, Madura JA, 2nd, Sherman S, Lehman GA. Surgical sphincteroplasty in 446 patients. Archives of Surgery. 2005 May; 140(5):504－11; discussion 11－13.

68 Okazaki K, Yamamoto Y, Ito K. Endoscopic measurement of papillary sphincter zone and pancreatic main ductal pressure in patients with chronic pancreatitis. Gastroenterology. 1986 Aug; 91(2):409－418.

69 Jacob L, Geenen JE, Catalano MF, Geenen DJ. Prevention of pancreatitis in patients with idiopathic recurrent pancreatitis: a prospective nonblinded randomized study using endoscopic stents. Endoscopy. 2001 Jul; 33(7):559－562.

70 Jathal A, Sherman S, Fogel EL, *et al*. Long-term clinical outcome of endoscopic pancreatobiliary sphincterotomy (PBES) versus biliary sphincterotomy (BES) alone in sphincter of Oddi dysfunction associated with idiopathic recurrent pancreatitis. Gastrointestinal Endoscopy. 2001 Apr; 53(5):AB93.

71 Samavedy R, Schmidt S, Fogel EL, *et al*. Long term outcomes of endoscopic therapy for idiopathic acute recurrent pancreatitis (IARP) [Abstract]. Gastrointestinal Endoscopy. 2007 Apr; 65(5):AB248.

72 Guelrud M, Plaz J, Mendoza S, Beker B, *et al*. Endoscopic treatment in type-II pancreatic sphincter dysfunction [Abstract]. Gastrointestinal Endoscopy. 1995 Apr; 41(4):398.

73 Catalano MF, Sivak MV, Falk GW, *et al*. Idiopathic pancreatitis (IP): Diagnostic role of sphincter of Oddi manometry (SOM) and response to endoscopic sphincterotomy (ES) [Abstract]. Gastrointestinal Endoscopy. 1993 Mar-Apr; 39(2):310.

74 Wehrmann T. Long-term results (≥10 years) of endoscopic therapy for sphincter of Oddi dysfunction in patients with acute recurrent pancreatitis. Endoscopy. 2011 Mar; 43(3): 202 – 207.

75 Tzovaras G, Rowlands BJ. Transduodenal sphincteroplasty and transampullary septectomy for sphincter of Oddi dysfunction. Annals of the Royal College of Surgeons of England. 2002 Jan; 84 (1):14 – 19.

76 Morgan KA, Romagnuolo J, Adams DB. Transduodenal sphincteroplasty in the management of sphincter of Oddi dysfunction and pancreas divisum in the modern era. Journal of the American College of Surgeons. 2008 May; 206(5):908 – 14; discussion 14 – 17.

77 Toouli J. The sphincter of Oddi and acute pancreatitis — revisited. HPB. 2003;5(3):142 – 145.

78 Burtin P, Person B, Charneau J, Boyer J. Pancreas divisum and pancreatitis: a coincidental association? Endoscopy. 1991 Mar; 23(2):55 – 58.

79 Gonoi W, Akai H, Hagiwara K, *et al*. Pancreas divisum as a predisposing factor for chronic and recurrent idiopathic pancreatitis: initial in vivo survey. Gut. 2011 Aug; 60(8):1103 – 1108.

80 Cohn JA, Friedman KJ, Noone PG, *et al*. Relation between mutations of the cystic fibrosis gene and idiopathic pancreatitis. The New England Journal of Medicine. 1998 Sep 3; 339(10): 653 – 658.

81 DiMagno MJ, Dimagno EP. Pancreas divisum does not cause pancreatitis, but associates with CFTR mutations. The American Journal of Gastroenterology. 2012 Feb; 107(2):318 – 320.

82 Fogel EL, Toth TG, Lehman GA, *et al*. Does endoscopic therapy favorably affect the outcome of patients who have recurrent acute pancreatitis and pancreas divisum? Pancreas. 2007 Jan; 34 (1):21 – 45.

83 Manfredi R, Costamagna G, Brizi MG, *et al*. Pancreas divisum and "santorinicele": diagnosis with dynamic MR cholangiopancreatography with secretin stimulation. Radiology. 2000 Nov; 217(2):403 – 408.

84 Carnes ML, Romagnuolo J, Cotton PB. Miss rate of pancreas divisum by magnetic resonance cholangiopancreatography in clinical practice. Pancreas. 2008 Aug; 37(2):151 – 153.

85 Mosler P, Akisik F, Sandrasegaran K, *et al*. Accuracy of magnetic resonance cholangiopancreatography in the diagnosis of pancreas divisum. Digestive Diseases and Sciences. 2012 Jan; 57 (1):170 – 174.

86 Kushnir VM, Wani SB, Fowler K, *et al*. Sensitivity of endoscopic ultrasound, multidetector computed tomography, and magnetic resonance cholangiopancreatography in the diagnosis of pancreas divisum: a tertiary center experience. Pancreas. 2013 Apr; 42(3):436 – 441.

87 Moffatt DC, Cote GA, Avula H, *et al*. Risk factors for ERCP-related complications in patients with pancreas divisum: a retrospective study. Gastrointestinal endoscopy. 2011 May; 73(5): 963 – 970.

88 Lans JI, Geenen JE, Johanson JF, Hogan WJ. Endoscopic therapy in patients with pancreas divisum and acute pancreatitis: a prospective, randomized, controlled clinical trial. Gastrointestinal Endoscopy. 1992 Jul-Aug; 38(4):430 – 434.

89 Ertan A. Long-term results after endoscopic pancreatic stent placement without pancreatic papillotomy in acute recurrent pancreatitis due to pancreas divisum. Gastrointestinal Endoscopy. 2000 Jul; 52(1):9 - 14.

90 Gerke H, Byrne MF, Stiffler HL, et al. Outcome of endoscopic minor papillotomy in patients with symptomatic pancreas divisum. Journal of the Pancreas. 2004 May; 5(3):122 - 131.

91 Chacko LN, Chen YK, Shah RJ. Clinical outcomes and nonendoscopic interventions after minor papilla endotherapy in patients with symptomatic pancreas divisum. Gastrointestinal Endoscopy. 2008 Oct; 68(4):667 - 673.

92 Zyromski NJ, Sandoval JA, Pitt HA, et al. Annular pancreas: dramatic differences between children and adults. Journal of the American College of Surgeons. 2008 May; 206(5):1019 - 25; discussion 25 - 27.

93 Samavedy R, Sherman S, Lehman GA. Endoscopic therapy in anomalous pancreatobiliary duct junction. Gastrointestinal Endoscopy. 1999 Nov; 50(5):623 - 627.

94 Todani T, Watanabe Y, Fujii T, et al. Cylindrical dilatation of the choledochus: a special type of congenital bile duct dilatation. Surgery. 1985 Nov; 98(5):964 - 969.

95 Costamagna G, Alevras P, Palladino F, et al. Endoscopic pancreatic stenting in pancreatic cancer. Can J Gastroenterol. 1999 Jul-Aug; 13(6):481 - 487.

第21章

慢性胰腺炎
Chronic pancreatitis

Wiriyaporn Ridtitid，Evan L. Fogel，Stuart Sherman

要点

★ 胰导管狭窄应排除恶性狭窄。

★ 内镜下支架置入最佳适应证为单纯胰头部主胰管狭窄伴体尾部胰管扩张的有症状患者。

★ 单个塑料支架能使患者得到短期的缓解，同时放置多个塑料支架可能远期效果更佳，但尚需要进一步随机对照试验来证实。

★ 不能使用非覆膜自膨式金属支架治疗良性胰导管狭窄。目前尚无数据支持在慢性胰腺炎并发胰导管狭窄的患者中使用全覆膜自膨式金属支架。

简介

慢性胰腺炎(CP)是胰腺的进行性炎症性疾病，以胰腺实质不可逆性损坏并伴有导管狭窄及纤维化为特征。慢性胰腺炎最主要的症状为慢性腹痛，腹痛的原因是多方面的，包括主胰导管压力升高造成的实质内/间质内高压，以及胰周/腹腔神经炎症。导管内高压的原因主要是导管狭窄引起的胰液流出受阻，导管内结石，主胰管顺应性降低以及主/副乳头狭窄。慢性胰腺炎的并发症如胰周囊肿，胰导管瘘/腹腔积液，胆管或十二指肠梗阻都会导致腹痛。药物、内镜、手术治疗的目的是减轻症状，减缓疾病的进展以及处理并发症。内镜手段包括内镜下逆行胰胆管造影(ERCP)及内镜超声(EUS)诊疗术，二者均能够实施诊断及治疗目的。本章节展示了 ERCP 在处理慢性胰腺炎的主要并发症如胰导管狭窄、胰导管结石、胰周囊肿中的作用。

慢性胰腺炎何时实施 ERCP

慢性胰腺炎的诊断

ERCP 能够评估胰管病变,包括胰管(PD)扩张、狭窄、结石、胰瘘、交通性胰周假性囊肿、侧支病变,并且能够通过胰管内促胰液素激发试验(IDST)评估胰腺功能。IDST 诊断慢性胰腺炎的敏感性为 50%～95%,特异性为 89%～100%[1,2]。按照剑桥分类系统,ERCP 能基于胰管的病变特征确定 CP 的严重程度[3]。然而,ERCP 获取不到关于胰腺实质的信息,其对严重的 CP 诊断灵敏度很高,但对于轻度 CP 的灵敏度相对较低(50%～65%)[2]。鉴于 ERCP 术后并发症的高风险性(轻度 CP 较高,重度 CP 相对较低),并且有其他灵敏度更高的诊断方法如 EUS,ERCP 很少用于诊断 CP[4]。对于怀疑有胰腺疾病,而其他非侵袭性、低侵袭性的方法无法诊断的患者,可以考虑使用 ERCP[1,5]。对于已确诊的 CP 患者,ERCP 应限制用于计划进行内镜或外科手术的患者[6]。

慢性胰腺炎的治疗

对于有胰管梗阻伴有腹痛症状的患者,内镜和手术治疗都能够充分引流胰液,从而缓解 PD 高压。近来,两项随机对照研究对比了内镜干预和手术干预在治疗伴有腹痛症状的梗阻性 CP 患者中的作用[7,8]。Dite 等的研究表明,随访时间为一年(92%)时,手术和内镜在疼痛控制中治疗效果相当[7]。然而,当随访时间为 5 年时,手术治疗在缓解疼痛方面的效果要比内镜治疗好(86% vs. 65%；$P=0.009$)。Cahen 等发现治疗 2 年后,手术治疗的疼痛控制效果远较内镜治疗要好(75% vs. 32%；$P=0.007$)[8]。接着随访这些患者至治疗后 5 年,研究者发现手术治疗的患者较于内镜治疗的患者更易通过较少的治疗次数获得部分或完全疼痛缓解(80% vs. 38%；$P=0.042$)[9]。但两组之间的发病率和死亡率并无差别[7,8]。而且,这项研究存在一些局限因素可能会导致结果的偏差,例如病例样本少,手术操作不同,疾病特征(胰腺结石数目,胰腺狭窄部位)不明确。尽管很多研究支持手术治疗,但是对于经恰当筛选的有腹痛症状,对药物治疗不敏感,或不适合手术治疗的患者,多数专家更推荐内镜治疗作为一线方案,因为内镜治疗侵袭性更小[10-13]。此外,对 CP 患者进行内镜治疗可以预测其对手术治疗的反应,因此可以作为手术前的探查[1,12,14]。

胰管狭窄

胰管狭窄的患者何时选用 ERCP

主胰导管周围反复的炎症刺激和纤维化导致胰管良性狭窄是慢性胰腺炎最

常见的并发症[15, 16]。在一项 355 名患者的回顾性研究中,胰管狭窄并发恶性肿瘤的发生率为 12%[15]。胰头或胰颈处的狭窄与癌变呈正相关关系(OR = 42),而分支胰管不规则狭窄以及伴有胰腺炎病史的患者与胰腺癌的发生呈负相关[15]。当发现胰管狭窄时,应通过对照增强 CT 和(或)EUS 排除恶性肿瘤。鉴于胰管狭窄位置和其他特征,当未发现肿块时,ERCP 可用于治疗。患者有疑似恶性疾病的症状并且没有其他慢性胰腺炎证据时,可以通过 ERCP 获取组织样本以及进一步其他影像学检查进行诊断[17]。内镜治疗良性胰导管狭窄的方法包括:放置支架(扩张或不扩张胰管)以及胰腺括约肌切开(图 21.1a～d)[17-19]。放置支架最佳适应证为有症状的胰头部孤立的主胰导管狭窄并伴有狭窄上段扩张[16-19]。

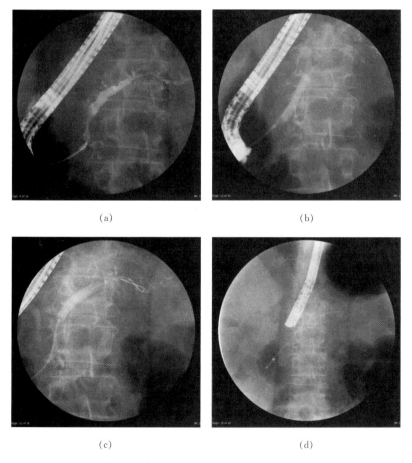

(a)　　　　　　　　　　(b)

(c)　　　　　　　　　　(d)

图 21.1　(a)胰头及胰体部的主胰管狭窄。(b, c)胰头、胰体部胰管狭窄球囊扩张术。(d)胰管支架置入术。

ERCP 在胰管狭窄治疗中的效果

表格中总结了一些关于内镜技术对 CP 和 PD 狭窄患者治疗效果的研究(表21.1)[16, 20-29]。早期研究发现单个塑料支架(PS) ± 狭窄处扩张术短期缓解疼痛疗效较好(70%~94%)。然而,需要进行多次支架更换。一项包含 19 例难治性PD 狭窄患者的研究显示,放置多根 8.5~11.5 Fr 的胰管塑料支架是安全可行的,其放置支架的数量仅受限于狭窄的程度和胰管直径[26]。放置支架数量和时间的中位数分别是 3 根(2~4)和 6~12 个月。在平均随访 38 个月中,84%的患者支架取出后腹痛消失。有研究报道自膨式金属支架(SEMS)能够长时间维持PD 良性狭窄的开放时间并减少所需治疗次数[27-30]。一项在布鲁塞尔进行的研究中,20 名 PD 良性狭窄的患者接受了非覆膜 SEMS (USEMS)治疗,腹痛得到了立即缓解[30]。但是,6 个月后,由于上皮细胞增生支架出现了很高比例的堵塞。由于 USEMS 通常不可取出,此方法不提倡作为长期治疗的选择。16 例放置了部分覆膜 SEMS(PCSEMS)或全覆膜 SEMS (FCSEMS)的患者腹痛同样得到了立即缓解[30]。然而,支架移位(共 8 例)是此类 PCSEMS 或 FCSEMS 置入的主要并发症。近来有研究报道短期放置 FCSEMS 可使 90%~100%患者的腹痛缓解以及 67%~90%患者 PD 狭窄解除[27-29]。然而,尚且缺乏长期随访数据。

表21.1　内镜治疗慢性胰腺炎和胰腺导管狭窄的一些研究

研究(年份)	病例数	支架类型	短期内疼痛缓解(%)	长期疼痛缓解(%)	平均随访时间(月)	并发症(%)
Cremer et al.[16]	75	单个 PS(10 Fr)	94	NA	37	16
Binmoeller et al.[20, 59]	93	单个 PS(5、7、10 Fr)	74	65	58	6.5
Rosch et al.[21]	478	单个 PS	NA	63	58.8	NA
Vitale et al.[22]	89	单个 PS(5、7、10 Fr)	83	68	43	19
Eleftherladis et al.[23]	100	单个 PS(8.5、10 Fr)	70	62	69	23
Weber et al.[24]	17	Single PS(7~11.5 Fr)	89	NA	24	19

续　表

研究（年份）	病例数	支架类型	短期内疼痛缓解（%）	长期疼痛缓解（%）	平均随访时间（月）	并发症（%）
Weber et al.[25]	14	单个 PS（7~11.5 Fr）	NA	57	60	NA
Costamagna et al.[26]	19	多个 PS（8.5~11.5 Fr）	100	84	38	0
Sauer et al.[27]	6	FCSEMS（8~10 mm）	67	NA	1~8	0
Moon et al.[28]	32	改良的 FCSEMS（6~10 mm）	90.6	NA	5	0
Giacino et al.[29]	10	FCSEMS（8~10 mm）	90	NA	19.8	20

就目前所能获得的研究信息，关于胰管支架放置时间、更换支架的时机、支架放置数目和规格等问题，尚无确切推荐数据。既往一项研究表明，相较于小口径的支架（8.5 Fr 或更小），10 Fr 支架能减少腹痛患者的住院治疗次数[31]。大多数研究中，PS 放置到最终取出的周期约为 12~23 个月不等[16, 20, 23, 24]。PD 支架梗阻发生率与胆管支架相近。最新发布的欧洲消化内镜协会（ESGE）指南推荐使用单个 10 Fr PS 治疗主胰管狭窄，并且定期（例如 3 个月）置换一次支架，治疗周期一年，甚至可用于亚症状的患者以防止胰管支架阻塞而导致的并发症[10]。

胰管结石

要点

★ 对于慢性胰腺炎钙化结石（CCP），结石小、数量少（<3 个）、为非嵌入式、位于胰头或胰体部且没有下游狭窄的患者，内镜治疗效果可能更好。

★ 体外震波碎石术（ESWL）可作为 PD 较大结石、质密结石以及狭窄上游结石的首选治疗方法。碎石后再根据需要选择其他 PD 结石清除方法。

★ 无需 ERCP 而单独行 ESWL 以清除胰管结石，尚且需要进一步研究证实其可行性。

> ★ 单人操作胰管镜可视下激光碎石或液电碎石术是治疗
> PD 结石的新方法。

胰管结石何时行 ERCP

对于 CCP 伴有主胰管结石的患者,通常用内镜治疗取代手术治疗。内镜治疗常常需要行碎石术使结石碎成小块以利于取出,最常用的是 ESWL[32]。简单的小结石只需要内镜技术就能取出,如通过取石气囊或取石网篮取石(图 21.2a～c)。适用于内镜取石的因素包括:胰头和(或)胰体部的结石,结石下游无狭窄,结石大小为 10 mm 或以下,结石数目≤3,无坚硬致密结石等[33]。相对于胆管结石,胰管结石更经常需要碎石以帮助结石取出。尽管机械碎石也是一种方法,但极少遇到需要使用这种方法的坚硬致密的结石。随着单人操作胰管镜的出现,胰管镜下直接液电碎石或激光碎石更经常使用[2, 17, 34-38]。目前,ESWL 被认为是治疗大 PD 结石、坚硬结石、狭窄段上游结石的一线治疗方法[10, 39](图 21.3a～c)。胰头部 PD 结石、单个结石有利于 ESWL 后胰管结石成功清除[40, 41]。此外,在 ESWL 术中,静脉注射促胰液素有助于胰管结石碎片的清除[42]。

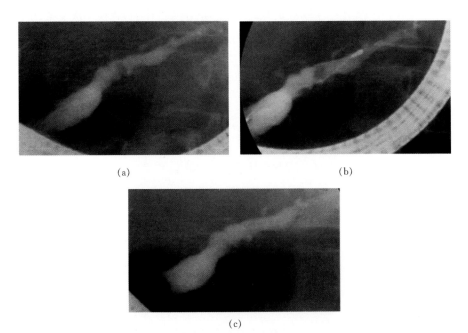

(a) (b)

(c)

图 21.2 (a)胰管造影显示胰管充盈缺损。(b)网篮取出胰管结石。(c)取石后胰管造影显示胰管内结石消失。

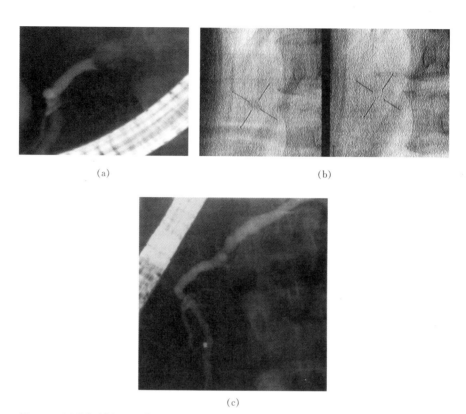

图 21.3　(a)胰管造影显示一个大结石阻塞在胰管内。(b)体外震波碎石(ESWL)前 X 线透视证实结
石存在(左)。(c)随访胰管造影证实胰管内结石消失。

ERCP 治疗 PD 结石的结果

对于 PD 结石的患者,无论是否伴随 PD 狭窄,内镜治疗在缓解疼痛方面都
有较好的效果[21, 33]。表 21.2 中总结了使用或不使用 ESWL 内镜取石的治疗效
果[33, 40, 41, 43-50]。在行 ERCP 取结石的患者中,结石完全清除率和临床症状改善
率(通过腹痛改善、胰腺炎改善及止痛药应用需求等因素来评判)分别达到 60%
和 68%[33]。有研究报道,ESWL 后再行 ERCP 的患者在 6～52 个月的随访期
内,结石完全清除率达 44%～76%,腹痛缓解率达 45%～91%[40, 41, 43-49]。一项
随机对照研究显示,将只进行 ESWL 治疗患者($n = 26$)与联合 ERCP 治疗患者
($n = 29$)进行对比,在 2 年随访时间内两组的腹痛改善情况相似[50],但联合治疗
组的治疗费用是 ESWL 组的 3 倍[50]。最近有一项针对 636 例慢性胰腺炎伴较
大胰管结石患者的研究,这些患者 ESWL 后均接受内镜下取石术[39]。其中 364
例患者随访 24～60 个月,77.5% 的患者结石完全清除,69% 的患者腹痛完全缓
解。272 例患者随访时间超过 5 年,76% 的患者胰管完全清除了结石,60% 的患

者腹痛完全缓解,这项研究中 CCP 的病因主要是热带性和非酒精性胰腺炎,其对 ESWL 后再行内镜治疗的反应较好[39]。

表 21.2　慢性胰腺炎胰管结石患者单纯内镜治疗与内镜结合 ESWL 治疗的对比研究

研究	病例数	治疗操作	随访时间(月)	完全清除结石(%)	疼痛缓解(%)
Sherman et al.[33]	32	ERCP	25.2	59.4	67.7
Delhaye et al.[43]	123	ESWL + ERCP	14.4	59	45
Schneider et al.[44]	50	ESWL + ERCP	20	60	62
Dumonceau et al.[40]	41	ESWL + ERCP	24	50	54
Adamek et al.[41]	83	ESWL + ERCP	40	NA	76
Brand et al.[45]	48	ESWL + ERCP	7	44	82
Farnbacher et al.[46]	125	ESWL + ERCP	29	64	48
Tandan et al.[47]	1 006	ESWL + ERCP	6	76	84
Inui et al.[49]	555	ESWL318/ESWL + ERCP237	44.3	70/73	91
Dumonceau et al.[50]	50	ESWL26/ESWL + ERCP29	52	NA	58/55
Seven et al.[48]	120	ESWL + ERCP	51.6	NA	50
Tandan et al.[39]	636	ESWL + ERCP	24~60(364 病例)	77.5	68.7
			>60(272 病例)	76	60.3

胰腺假性囊肿

要点

★ 内镜下胰腺假性囊肿引流与开放手术治疗效果相当,但治疗费用低,住院时间短。

★ 内镜下胰腺假性囊肿引流途径需要依据假性囊肿与 PD 间的交通情况,病变与胃、十二指肠壁的距离,以及积液的体积等。

★ 当假性囊肿凸入消化管腔内且没有并行的大血管时,可进行常规透壁引流。当上述条件不满足时,需行 EUS 引导引流。

胰腺假性囊肿何时行 ERCP

胰腺假性囊肿是 CP 的一种并发症,在 CP 病程中发生率约 20% ～ 40%[1, 51, 52]。美国消化内镜协会(ASGE)指南推荐对有症状的(腹痛或早饱)、出现并发症的(如胃排出梗阻,十二指肠或胆道梗阻或感染)或积液进行性增多的假性囊肿进行引流[53]。手术引流是传统治疗方法,相比之下,内镜治疗侵袭性更小。近期一项包含 40 例假性囊肿患者的随机对照研究显示,内镜技术和外科手术进行囊肿胃引流的治疗效果相当[54]。在 24 个月的随访时间内,内镜引流组无复发,手术治疗组有一例复发。并且,内镜治疗住院时间更短,对患者身心更好,治疗费用更低。

内镜引流路径包括经乳头引流、经消化管壁引流或二者联合引流,这要取决于假性囊肿与胰管之间的交通情况,病变与胃、十二指肠壁的距离,以及积液的体积[17, 53]。当假性囊肿体积相对较小(<5 cm)且与胰管之间相交通时,推荐经乳头引流(图 21.4a～c)。目前,可以在传统十二指肠镜或 EUS 引导下进行透

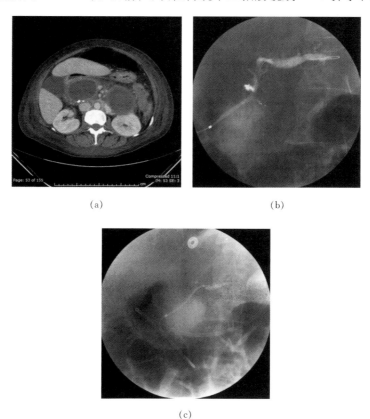

(a)   (b)

(c)

图 21.4　(a)CT 证实胰头、胰尾部假性囊肿。(b)胰头部胰管漏伴胰体部胰管完全梗阻。(c)放置胰管支架越过胰头部漏的位置。注意:同时放置鼻十二指肠引流管。

壁引流。无 EUS 引导时，只有当囊肿明显向腔内凸起，无并行血管，并且囊肿与胃肠腔的间距小于 1 cm 才使用透壁引流[17]。当胃肠腔内未出现囊肿压迹或有并行的血管存在时，推荐在 EUS 引导下进行引流[10]。为了获得最好的疗效，治疗相关胰管原发病变非常关键。

胰腺假性囊肿 ERCP 治疗结果

内镜下胰腺假性囊肿引流的操作成功率为 73%～100%[55-64]，如表 21.3 所示。在 5～37 个月的随访时间内，假性囊肿长久缓解率可达 61%～90%，5%～36% 的患者出现并发症。在 ESGE 临床指南中[10]，有 3 项共包含 173 例病例的研究对比分析了经乳头引流和经透壁引流的治疗效果，相较于经透壁引流，经乳头引流远期成功率与之相近（94.6% *vs.* 89.7%；*P* = 0.391），但操作相关并发症较低（1.8% *vs.* 15.4%；*P* = 0.008）。然而，经乳头引流更多应用于胰腺假性囊肿体积较小的患者。最近一个包含 4 项研究（2 项随机对照试验、2 项前瞻性非随机化研究）共 229 例患者的荟萃分析对比了 EUS 引导下假性囊肿引流和传统引流的治疗效果，结果发现 EUS 引导下假性囊肿引流成功率远远高于传统引流，主要是因为传统引流对于无囊肿压迹的病例治疗失败率很高[66]。传统引流失败的 18 例患者，随后转入 EUS 引导下引流治疗，均取得成功。然而，采用意向性分析法，在短期成功率方面（症状缓解，治疗后 4～6 周囊肿体积至少减小 30%）以及远期成功率方面（症状完全缓解，治疗后最短 6 个月的时间内假性囊肿在影像学上完全消失），EUS 引导下引流并不高于传统引流治疗。

表 21.3　内镜假性囊肿引流的相关研究

参考文献	CP* (%)	技术成功 (%)	经十二指肠乳头(n)	经壁(n)		长期成功率 (%)	随访时间 (月)	并发症 (%)
				囊肿胃引流	囊肿十二指肠引流			
Grimm *et al.* [55]	100	87.5	5	1	8	NA	NA	31.2
Kozarek et al. [56]	44	85.7	12	0	0	61	16	35.7
Catalano et al. [57]	57	100	17	0	0	76	37	5
Smits et al. [58] †	100	73	12	10	7	65	32	21
Binmoeller et al. [20, 59] ‡	92	94	31	6	10	70	22	9
Baron et al. [60]	46	82	NA	NA	NA	66	26	24
Kahaleh et al. [61] §	NA	94	0	74（常规 53 *vs.* EUS 46)		88	14	19

续　表

参考文献	CP* (%)	技术成功 (%)	经十二指肠乳头(n)	经壁(n) 囊肿胃引流	囊肿十二指肠引流	长期成功率 (%)	随访时间 (月)	并发症 (%)
Hookey et al. [64]¶	57	93	15	60 (常规 65 vs. EUS 51)		88	21	11
Varadarajulu et al. [63]**	NA	97	0	17(常规 15 vs. EUS 15)		90	5	7
Park et al. [62]††	47	97	25	60(常规 29 vs. EUS 31)		85	6	8

注：* 假性囊肿引流患者中慢性胰腺炎患者比例。
这些患者中 8*、4‡、25§、41¶、13** 和 25** 患者联合了经十二指肠乳头和经透壁引流(这些患者包含在经十二指肠乳头列或者经透壁列中)

总结

　　理论上讲,对有症状的慢性胰腺炎患者的治疗需要多学科联合治疗,包括药物治疗、内镜治疗、外科手术治疗和放射科治疗。至目前为止,长期随访研究表明对于胰管梗阻的 CP 患者,手术治疗和内镜治疗在改善疼痛的持久疗效方面效果相当。但因内镜治疗侵袭性更小,因此是可选择的一线治疗方法。慢性胰腺炎患者需要经过个体化评估以决定最适当的治疗方案。内镜治疗和手术治疗在处理 CP 患者中的作用还需要进一步的随机对照研究来证实。

致谢

　　Ridtitid 医生的 ERCP 经费一部分是由美国胃肠病学会的国际胃肠培训基金赞助。

◇ 参考文献 ◇

1　Adler DG, Lichtenstein D, Baron TH, et al. The role of endoscopy in patients with chronic pancreatitis. Gastrointest Endosc 2006;63;933 - 937.

2　Lehman GA. Role of ERCP and other endoscopic modalities in chronic pancreatitis. Gastrointest Endosc 2002;56;S237 - 240.

3　Sarner M, Cotton PB. Classification of pancreatitis. Gut 1984;25;756 - 759.

4　Testoni PA. Preventing post-ERCP pancreatitis; where are we? JOP 2003;4;22 - 32.

5　Schofl R. Diagnostic endoscopic retrograde cholangiopancreatography. Endoscopy 2001 Feb; 33; 147 - 157.

6 Cohen SA, Siegel JH. Endoscopic retrograde cholangiopancreatography and the pancreas: when and why? *Surg Clin North Am* 2001;81:321 – 328.

7 Dite P, Ruzicka M, Zboril V, Novotny I. A prospective, randomized trial comparing endoscopic and surgical therapy for chronic pancreatitis. *Endoscopy* 2003;35:553 – 558.

8 Cahen DL, Gouma DJ, Nio Y, *et al*. Endoscopic versus surgical drainage of the pancreatic duct in chronic pancreatitis. *N Engl J Med* 2007;356:676 – 684.

9 Cahen DL, Gouma DJ, Laramee P, *et al*. Long-term outcomes of endoscopic vs surgical drainage of the pancreatic duct in patients with chronic pancreatitis. *Gastroenterology* 2011; 141: 1690 – 1695.

10 Dumonceau JM, Delhaye M, Tringali A, *et al*. Endoscopic treatment of chronic pancreatitis: European Society of Gastrointestinal Endoscopy (ESGE) Clinical Guideline. *Endoscopy* 2012;44 (8):784 – 800.

11 Reddy DN, Ramchandani MJ, Talukdar R. Individualizing therapy for chronic pancreatitis. *Clin Gastroenterol Hepatol* 2012;10:803 – 804.

12 Clarke B, Slivka A, Tomizawa Y, *et al*. Endoscopic therapy is effective for patients with chronic pancreatitis. *Clin Gastroenterol Hepatol* 2012;10(7):795 – 802.

13 Forsmark CE. Management of chronic pancreatitis. *Gastroenterology* 2013;144:1282 – 1291 e3.

14 Delhaye M, Arvanitakis M, Bali M, *et al*. Endoscopic therapy for chronic pancreatitis. *Scand J Surg* 2005;94:143 – 153.

15 Kalady MF, Peterson B, Baillie J, *et al*. Pancreatic duct strictures: identifying risk of malignancy. *Ann Surg Oncol* 2004;11:581 – 588.

16 Cremer M, Deviere J, Delhaye M, *et al*. Stenting in severe chronic pancreatitis: results of medium-term follow-up in seventy-six patients. *Endoscopy* 1991;23:171 – 176.

17 Avula H, Sherman S. What is the role of endotherapy in chronic pancreatitis? *Therap Adv Gastroenterol* 2010;3:367 – 382.

18 Oza VM, Kahaleh M. Endoscopic management of chronic pancreatitis. *World J Gastrointest Endosc* 2013;5:19 – 28.

19 Attasaranya S, Abdel Aziz AM, Lehman GA. Endoscopic management of acute and chronic pancreatitis. *Surg Clin North Am* 2007;87:1379 – 1402.

20 Binmoeller KF, Jue P, Seifert H, *et al*. Endoscopic pancreatic stent drainage in chronic pancreatitis and a dominant stricture: long-term results. *Endoscopy* 1995;27:638 – 644.

21 Rosch T, Daniel S, Scholz M, *et al*. Endoscopic treatment of chronic pancreatitis: a multicenter study of 1000 patients with long-term follow-up. *Endoscopy* 2002;34:765 – 771.

22 Vitale GC, Cothron K, Vitale EA, *et al*. Role of pancreatic duct stenting in the treatment of chronic pancreatitis. *Surg Endosc* 2004;18:1431 – 1434.

23 Eleftherladis N, Dinu F, Delhaye M, *et al*. Long-term outcome after pancreatic stenting in severe chronic pancreatitis. *Endoscopy* 2005 Mar; 37:223 – 230.

24 Weber A, Schneider J, Neu B, *et al*. Endoscopic stent therapy for patients with chronic pancreatitis: results from a prospective follow-up study. *Pancreas* 2007;34:287 – 294.

25 Weber A, Schneider J, Neu B, *et al*. Endoscopic stent therapy in patients with chronic

pancreatitis: a 5-year follow-up study. *World J Gastroenterol* 2013;19:715 – 720.

26　Costamagna G, Bulajic M, Tringali A, *et al*. Multiple stenting of refractory pancreatic duct strictures in severe chronic pancreatitis: long-term results. *Endoscopy* 2006;38:254 – 259.

27　Sauer B, Talreja J, Ellen K, *et al*. Temporary placement of a fully covered self-expandable metal stent in the pancreatic duct for management of symptomatic refractory chronic pancreatitis: preliminary data (with videos). *Gastrointest Endosc* 2008;68:1173 – 1178.

28　Moon SH, Kim MH, Park do H, *et al*. Modified fully covered self-expandable metal stents with antimigration features for benign pancreatic-duct strictures in advanced chronic pancreatitis, with a focus on the safety profile and reducing migration. *Gastrointest Endosc* 2010;72:86 – 91.

29　Giacino C, Grandval P, Laugier R. Fully covered self-expanding metal stents for refractory pancreatic duct strictures in chronic pancreatitis. *Endoscopy* 2012;44:874 – 877.

30　Eisendrath P, Deviere J. Expandable metal stents for benign pancreatic duct obstruction. *Gastrointest Endosc Clin N Am* 1999;9:547 – 554.

31　Sauer BG, Gurka MJ, Ellen K, *et al*. Effect of pancreatic duct stent diameter on hospitalization in chronic pancreatitis: does size matter? *Pancreas* 2009;38:728 – 731.

32　Costamagna G, Boskoski I. Stonebreakers: the era of pancreatic stones treatment. *Expert Rev Gastroenterol Hepatol* 2012;6:521 – 523.

33　Sherman S, Lehman GA, Hawes RH, *et al*. Pancreatic ductal stones: frequency of successful endoscopic removal and improvement in symptoms. *Gastrointest Endosc* 1991;37:511 – 517.

34　Howell DA, Dy RM, Hanson BL, *et al*. Endoscopic treatment of pancreatic duct stones using a 10F pancreatoscope and electrohydraulic lithotripsy. *Gastrointest Endosc* 1999;50:829 – 833.

35　Hirai T, Goto H, Hirooka Y, *et al*. Pilot study of pancreatoscopic lithotripsy using a 5-fr instrument: selected patients may benefit. *Endoscopy* 2004;36:212 – 216.

36　Kozarek RA, Brandabur JJ, Ball TJ, *et al*. Clinical outcomes in patients who undergo extracorporeal shock wave lithotripsy for chronic calcific pancreatitis. *Gastrointest Endosc* 2002;56:496 – 500.

37　Maydeo A, Kwek BE, Bhandari S, *et al*. Single-operator cholangioscopy-guided laser lithotripsy in patients with difficult biliary and pancreatic ductal stones (with videos). *Gastrointest Endosc* 2011;74:1308 – 1314.

38　Choi EK, Lehman GA. Update on endoscopic management of main pancreatic duct stones in chronic calcific pancreatitis. *Korean J Intern Med* 2012;27:20 – 29.

39　Tandan M, Reddy DN, Talukdar R, *et al*. Long-term clinical outcomes of extracorporeal shockwave lithotripsy in painful chronic calcific pancreatitis. *Gastrointest Endosc* 2013; 78: 726 – 733.

40　Dumonceau JM, Deviere J, Le Moine O, *et al*. Endoscopic pancreatic drainage in chronic pancreatitis associated with ductal stones: long-term results. *Gastrointest Endosc* 1996;43:547 – 555.

41　Adamek HE, Jakobs R, Buttmann A, *et al*. Long term follow up of patients with chronic pancreatitis and pancreatic stones treated with extracorporeal shock wave lithotripsy. *Gut* 1999; 45:402 – 405.

42　Choi EK, McHenry L, Watkins JL, *et al*. Use of intravenous secretin during extracorporeal shock wave lithotripsy to facilitate endoscopic clearance of pancreatic duct stones. *Pancreatology*

2012;12:272 - 275.

43 Delhaye M, Vandermeeren A, Baize M, Cremer M. Extracorporeal shock-wave lithotripsy of pancreatic calculi. *Gastroenterology* 1992;102:610 - 620.

44 Schneider HT, May A, Benninger J, *et al*. Piezoelectric shock wave lithotripsy of pancreatic duct stones. *Am J Gastroenterol* 1994;89:2042 - 2048.

45 Brand B, Kahl M, Sidhu S, *et al*. Prospective evaluation of morphology, function, and quality of life after extracorporeal shockwave lithotripsy and endoscopic treatment of chronic calcific pancreatitis. *Am J Gastroenterol* 2000;95:3428 - 3438.

46 Farnbacher MJ, Schoen C, Rabenstein T, *et al*. Pancreatic duct stones in chronic pancreatitis: criteria for treatment intensity and success. *Gastrointest Endosc* 2002;56(4):501 - 506.

47 Tandan M, Reddy DN, Santosh D, *et al*. Extracorporeal shock wave lithotripsy and endotherapy for pancreatic calculi — a large single center experience. *Indian J Gastroenterol* 2010; 29: 143 - 148.

48 Seven G, Schreiner MA, Ross AS, *et al*. Long-term outcomes associated with pancreatic extracorporeal shock wave lithotripsy for chronic calcific pancreatitis. *Gastrointest Endosc* 2012; 75:997 - 1004.

49 Inui K, Tazuma S, Yamaguchi T, *et al*. Treatment of pancreatic stones with extracorporeal shock wave lithotripsy: results of a multicenter survey. *Pancreas* 2005;30:26 - 30.

50 Dumonceau JM, Costamagna G, Tringali A, *et al*. Treatment for painful calcified chronic pancreatitis: extracorporeal shock wave lithotripsy versus endoscopic treatment: a randomised controlled trial. *Gut* 2007;56:545 - 552.

51 Grace PA, Williamson RC. Modern management of pancreatic pseudocysts. *Br J Surg* 1993;80: 573 - 581.

52 Andren-Sandberg A, Dervenis C. Pancreatic pseudocysts in the 21st century. Part I: Classification, pathophysiology, anatomic considerations and treatment. *JOP* 2004;5:8 - 24.

53 Jacobson BC, Baron TH, Adler DG, *et al*. ASGE guideline: The role of endoscopy in the diagnosis and the management of cystic lesions and inflammatory fluid collections of the pancreas. *Gastrointest Endosc* 2005;61:363 - 370.

54 Varadarajulu S, Bang JY, Sutton BS, *et al*. Equal efficacy of endoscopic and surgical cystogastrostomy for pancreatic pseudocyst drainage in a randomized trial. *Gastroenterology* 2013;145:583 - 590.

55 Grimm H, Meyer WH, Nam VC, Soehendra N. New modalities for treating chronic pancreatitis. *Endoscopy* 1989;21:70 - 74.

56 Kozarek RA, Ball TJ, Patterson DJ, *et al*. Endoscopic transpapillary therapy for disrupted pancreatic duct and peripancreatic fluid collections. *Gastroenterology* 1991;100:1362 - 1370.

57 Catalano MF, Geenen JE, Schmalz MJ, *et al*. Treatment of pancreatic pseudocysts with ductal communication by transpapillary pancreatic duct endoprosthesis. *Gastrointest Endosc* 1995;42: 214 - 218.

58 Smits ME, Rauws EA, Tytgat GN, Huibregtse K. The efficacy of endoscopic treatment of pancreatic pseudocysts. *Gastrointest Endosc* 1995;42:202 - 207.

59 Binmoeller KF, Seifert H, Walter A, Soehendra N. Transpapillary and transmural drainage of pancreatic pseudocysts. *Gastrointest Endosc* 1995;42:219 - 224.

60 Baron TH, Harewood GC, Morgan DE, Yates MR. Outcome differences after endoscopic drainage of pancreatic necrosis, acute pancreatic pseudocysts, and chronic pancreatic pseudocysts. *Gastrointest Endosc* 2002;56:7 - 17.

61 Kahaleh M, Shami VM, Conaway MR, *et al*. Endoscopic ultrasound drainage of pancreatic pseudocyst: a prospective comparison with conventional endoscopic drainage. *Endoscopy* 2006; 38:355 - 359.

62 Park DH, Lee SS, Moon SH, *et al*. Endoscopic ultrasound-guided versus conventional transmural drainage for pancreatic pseudocysts: a prospective randomized trial. *Endoscopy* 2009; 41:842 - 848.

63 Varadarajulu S, Christein JD, Tamhane A, *et al*. Prospective randomized trial comparing EUS and EGD for transmural drainage of pancreatic pseudocysts (with videos). *Gastrointest Endosc* 2008;68:1102 - 1111.

64 Hookey LC, Debroux S, Delhaye M, *et al*. Endoscopic drainage of pancreatic-fluid collections in 116 patients: a comparison of etiologies, drainage techniques, and outcomes. *Gastrointest Endosc* 2006;63:635 - 643.

65 Barthet M, Lamblin G, Gasmi M, *et al*. Clinical usefulness of a treatment algorithm for pancreatic pseudocysts. *Gastrointest Endosc* 2008;67:245 - 252.

66 Panamonta N, Ngamruengphong S, Kijsirichareanchai K, *et al*. Endoscopic ultrasoundguided versus conventional transmural techniques have comparable treatment outcomes in draining pancreatic pseudocysts. *Eur J Gastroenterol Hepatol* 2012;24:1355 - 1362.

第22章

ERCP 在治疗复杂胰腺炎中的作用

Role of ERCP in complicated pancreatitis

Todd H. Baron

要点

★ 早期行 ERCP 及结石取出术对急性重症胆源性胰腺炎的治疗是有益的。

★ 由于十二指肠壁水肿,急性胰腺炎早期实施 ERCP 具有挑战性。

★ 治疗的目的是延缓局部并发症的发生,包括胰腺假性囊肿、胰腺脓肿,以及胰周包裹性坏死。

★ 对复杂性胰腺炎患者进行内镜干预,最好在三级诊疗中心进行。

简介

急性胰腺炎(AP)有两种类型:间质水肿性 AP 和坏死性 AP。两种胰腺炎的病因可能相同,但所导致的临床结果却有所不同。临床上,急性重症胰腺炎(SAP)几乎都是由于胰腺实质坏死或胰腺周围脂肪坏死而导致的[1]。早期对 SAP 的处理主要是特级护理支持。早期内镜逆行胰胆管造影术(ERCP)对严重的、急性胆石性胰腺炎患者有益,大多数早期全身炎症反应综合征(SIRS)和多器官功能障碍的患者能够存活下来。大多数患者会转为持久病程的无菌性坏死,而有些患者则发展为延迟性感染。AP 后可形成积液,包括急性胰周积液、胰腺假性囊肿、急性坏死性积液以及包裹性坏死,这些情况可以通过内镜治疗来处理[2, 3]。

急性间质性胰腺炎

急性间质性胰腺炎(IAP)患者的发病率和死亡率较低,治疗以对症支持为主。并发急性 SIRS 罕见,胰腺实质不受累。主要目标是确定病因。当存在胆石病的症状以及血清转氨酶升高,并缺乏其他的胰腺炎危险因素时(如重型酒精滥用、高甘油三酯血症和药物),应疑诊断为胆源性胰腺炎。当肝功能持续升高(尤其是血清胆红素升高)、胆道系统扩张,提示很可能存在胆管结石,这时应进行 ERCP 和胆道括约肌切开术(EST)。对于绝大多数的患者,腹腔镜下行胆囊切除术是最重要的治疗方法,术中胆管造影术可以确定胆管结石的存在,对此类结石可行腹腔镜手术或者术后 ERCP。ERCP 和胆道括约肌切开术适用于胆囊切除术后的急性胆源性胰腺炎患者的二级预防,以及因年龄和其他共存疾病有手术禁忌的患者。此外,还可以作为一些患者腹腔镜胆囊切除术的前期处理。

重症急性胰腺炎

SAP 几乎都是由坏死性胰腺炎引起的,一般胰腺实质坏死达 30% 以上伴或不伴有胰周脂肪坏死,严重的临床表现和 SIRS 症状可作为 SAP 患者的早期诊断提示。这些患者一般要在重症监护室(ICU)进行重症监护和积极的液体复苏。对于严重的胆源性胰腺炎患者,应考虑早期行 ERCP,通过解除壶腹部的流出道梗阻以使胰腺实质坏死最小化。尽管早期相关的研究数据提示效果不错,但仍缺乏十分有力的证据支持在这些 SAP 患者中进行早期 ERCP 干预。特别是 SAP 患者早期实施 ERCP 还会伴有麻醉风险和穿孔风险,尤其存在胰管破坏时,在实施 ERCP 过程中无意间的胰管显影可能会将感染带入胰腺坏死组织,进而加重胰腺的感染。研究表明,在 SAP 患者中,只有同时存在胆管炎时(持续性或进行性黄疸)可受益于早期 ERCP[4]。SAP 患者需与急性胆管炎鉴别,因为 SAP 也可表现为发烧、白细胞增多、肝功能异常等。事实上,任何引起 SAP 的病因都能导致的胰头水肿,而胆管下段位于胰头组织内,水肿会导致梗阻性黄疸。但这种类型的胆道梗阻经常出现在 AP 发生后几天到一周左右的时间内,而不是发病初期就出现。

从技术的角度来看,对 SAP 患者行 ERCP 往往是困难的,因为周围的炎症可导致十二指肠降段弥漫性水肿,这使得乳头识别和导管插入变得很困难,但也并非不可能。超声内镜(EUS)或磁共振胆胰造影(MRCP)能诊断胆管结石,进而避免不必要的 ERCP。如果胆管结石确诊但是 ERCP 失败了,可选择经皮经肝穿刺胆管造影放置引流管,择期再行 ERCP 或 ERCP 会师术,也可以考虑 EUS 引导下的胆道穿刺引流术。

急性胰腺炎的局部并发症

有关 AP 并发症的专业命名术语近期有了新的修改[2],这些并发症包括急性胰周积液、急性胰腺假性囊肿、胰腺脓肿、包裹性胰腺坏死（WON）等。

急性胰周积液

急性胰周积液发生于胰腺炎早期阶段（AP 发生 4 周内），边界不清，无完整的囊壁，可以是同种性质的积液，也可能是不同性质的积液。大多数急性胰周积液是无菌的，通常能够自发的缓解，很少需要干预。因为积液是由液体组成的，当积液大小进展迅速或者发展为感染性积液时，可以行经壁（经胃壁或十二指肠壁）引流。内镜引流这些积液时通常需要在 EUS 引导下进行。虽然经乳头引流的方法理论上也是可行的，但很少在临床上应用。

胰腺假性囊肿

胰腺假性囊肿是胰周积液有完整的囊壁包裹，但内部没有固体组织成分。通常要在 AP 发生至少 4 周以上出现。急性胰腺假性囊肿多是由于主胰管或分支胰管破裂引起而无胰腺实质坏死。因此，急性胰腺假性囊肿往往是 IAP 或者非常局限的小块胰腺坏死性胰腺炎发展的结果。积液可通过 ERCP 经乳头引流，也可选择经壁（胃或十二指肠）引流。因为假性囊肿内完全是由液体组成，故不需要很大的经壁通道就可以成功引流。

急性坏死性积液

急性坏死性积液往往是在急性坏死性胰腺炎发病 4 周内形成，由不等量的液体和坏死性固体组织组成，这些坏死性积液可以位于胰腺组织内也可以位于胰周区域。能否行内镜引流取决于所在医疗机构是否具备相关的医疗设备和条件，有无严重感染的存在。行内镜治疗的前提条件是积液和坏死组织至少部分包裹。简单的经壁引流可暂时改善急性败血症，然而要想完全控制感染，尚需建立较大的透壁引流通道并进行清除坏死组织才能实现。

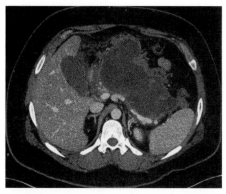

图 22.1　胰腺包裹性坏死的 CT 表现。图像来自 SAP 发病 7 周后。

包裹性坏死（WON）

WON 是胰腺或胰周坏死囊状包裹化结果，有界线清楚的囊壁（图 22.1），多在急性坏死性胰腺炎发病 4 周后形成。

胰腺坏死内镜干预的时机和适应证

一般认为,不伴有感染的胰腺或胰周坏死性组织,所有内镜下干预都应该尽量延迟到 SAP 发病 4 周后进行。大多数胰腺坏死的患者可以通过药物保守治疗得到缓解。而需要进行内镜干预的患者,至少要等到坏死组织包裹后才能实施,这至少要在 SAP 发病 2～3 周(通常需要 4 周)后才能形成。WON 患者满足以下条件时可以进行内镜治疗:持续时间很久的无菌性坏死、伴有难治性腹痛、胃输出梗阻、不能进食、胰腺炎发病 4 周后包裹性坏死迅速增大等。虽然没有明确的证据,但我们认为与观察等待(支持性护理治疗)相比,内镜及时干预(稍后描述)能够使患者更快速地恢复正常的健康状态。大量胸水、腹水中淀粉酶水平过高、由于腹腔高压而不能脱离机械通气的患者则是进行内镜干预的非常规适应证。

对于高度可疑的或已知的感染性坏死,决定是否治疗则简单得多。对于并发败血症的 WON 患者(CT 确诊的),AP 发病后 3 周左右的时间就可以进行干预。

坏死清除术

术前安排和镇静

在计划干预治疗前,首先必须做 CT 或者 MRI 的断层成像以便更准确地判断病变的程度及范围,决定进入点,并且评估囊腔内以及囊腔和胃/十二指肠壁之间有无大血管。此外,应注意结肠周围扩展的程度,以及是否存在多个囊腔相互交通。通常这种情况能够在冠状 CT 图像上予以鉴别。当出现自发性气腹时,应该怀疑腔内脏器和积液囊之间有瘘道形成。可以利用此瘘道进入囊肿腔内。术前应检查凝血常规、国际标准化比率(INR)和血小板计数,如有异常需行必要的处理。尚未接受抗生素治疗的患者,术前应给予抗生素。进一步静脉内用药,推荐使用青霉素类(哌拉西林/他唑巴坦)、喹诺酮类(左氧氟沙星)或碳青霉烯类(美罗培南)药物。实施干预过程中推荐使用麻醉镇静支持,这些患者病情很严重,操作时间长,误吸风险高,易出现穿刺不良反应(出血、气腹等)。

穿刺及引流通道的建立

当内镜下建立经壁通道时,依据影像学(更多是 CT)选择一个或几个进入点。位于胰体中部和胰尾部的 WON 病灶,经常采用经胃壁通道进入。经胃通道能够直接地将胃镜进到囊腔内甚至进入到结肠旁沟部位。对于局限于胰头部的积液，经十二指肠通道往往是唯一的、最佳的选择。

简单的经壁穿刺可以经多种方式进行，如 EUS 引导或非 EUS 引导等。非 EUS 引导下穿刺可以在十二指肠镜下完成，其优点是能与囊肿成直角穿刺，可以使用抬钳器辅助，通过内镜反转可从贲门部或胃底部进入囊肿积液内。其缺点是尚无专用的大口径穿刺针能够允许 0.089 cm(0.035 in)导丝进入，也不能使用超声内镜去探查潜在的血管。十二指肠镜下穿刺是"盲穿"，可选用针状刀或囊肿切开刀(Cook Endoscopy，Winston-Salem，NC)，也可以选用硬化注射针，其可以容纳 0.046 cm(0.018 in)的导丝(Marcon-Haber，Cook Endoscopy)。然而，这种穿刺针很短，并且不是为通过导丝专门设计的，针在成角后导丝不易通过。而过细的导丝虽然可以通过，但支撑和传导力不够，难以保证配件穿过厚实的胃壁。相反，三腔针刀或者其他电切设备可进入囊腔并放置 0.089 cm(0.035 in)导丝。然而，标准的 EUS 穿刺针却没有足够长度通过十二指肠镜。

普通胃镜也能用于穿刺，但是垂直进入囊壁则不太可能，除非囊腔明显凸进胃腔，整个手术过程均可保持良好视野。当然，标准的 19G EUS 穿刺针能够通过前视性内镜，并且在清除坏死组织时(DEN)不用更换内镜。

使用斜视内镜在 EUS 引导下穿刺更为常见。EUS 引导的优点是能够锁定病变，避开血管，并且能评估坏死的严重程度[5]。缺点是相对缺乏弹性，因为穿刺需垂直进针，而坚硬的穿刺针出针方向与胃壁呈切线状态。最后，超声内镜力学器件和光学器件都不如十二指肠镜更容易操作。

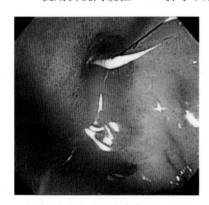

图 22.2　导丝通过十二指肠壁（与图 22.1 为同一患者）。

囊腔成功穿刺后（图 22.2），使用球囊扩张透壁通道以便使接下来的前视内镜进入囊腔，扩张的最小直径需要 15 mm（图 22.3）。有些病例需在首次扩张中扩到 20 mm，但增加了出血与穿孔的风险，这可能与扩张导致的组织撕裂及囊壁分离相关。

另一种方法是先对穿孔点进行轻度扩张，之后在胃壁或者十二指肠壁与囊腔之间放置大口径(直径约16～23 mm)自膨式金属支架(SEMS)作为内镜下清除坏死物入口[6-10]。在美国，大口径自膨式全覆膜金属支架仅用于食管，其最短长度是 6～7 cm，这一长度相对于腔面和腔内的距离仍然很长，并且会导致管腔

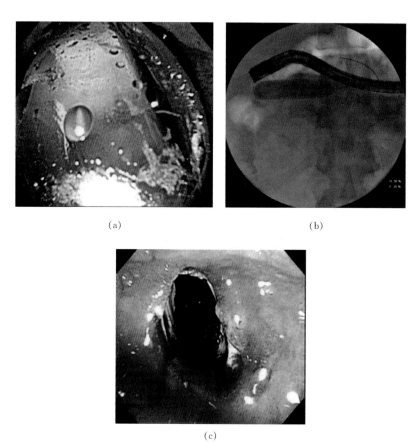

(a)

(b)

(c)

图 22.3　大直径球囊扩张通道。(a)内镜下 18 mm 球囊扩张。(b)X 线透视下表现。(c)扩张后内镜下观察经十二指肠壁建立的通道。

面或囊腔内留有过长的支架而产生并发症。具有更短长度(约 2 cm)和更大凸缘的支架在美国以外的区域已经可以获得,这样的支架在不远的将来有希望被美国食品和药品监督管理局(FDA)批准使用。

坏死物清除术

　　一旦通道成功建立,前视镜便可进入囊腔内并且实施内镜下坏死物清除术(图22.4)。诊断性内镜灵活性较好,但工作通道小,难于吸引黏稠的脓性分泌物及坏死组织碎片。治疗性内镜具有附送水功

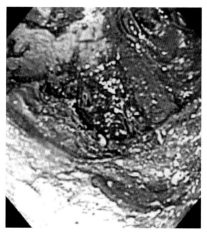

图 22.4　内镜观察 WON 可见坏死物质。

能,可以帮助冲洗黏稠的坏死物。6 mm 特大通道内镜具有双负压吸引功能,用来去除胃肠道出血时的血块,这个内镜虽然操作不方便但是可将大的坏死物冲散形成更小碎片以便清除。

通过机械方法,内镜可以进入囊腔内并进行坏死物清除。使用配件包括标准的息肉切除圈套器、异物抓取钳等。最有效的异物钳拥有大并且长的开口(pelican-alligator 抓取器)而非传统的鼠齿钳,其可将坏死组织撕成小块。最佳方法是选择螺旋网篮(Olympus Corporation, Center Valley, PA)抓取和清除组织。当然,这些圈套器在多次使用后会变形并且在一次操作中可能会使用多个圈套器。一旦组织被抓取住,便可从腔内取出并且放置在消化道内。

内镜下坏死物清除术是一件费时和费力的操作。内镜进出胰腺坏死腔有多个通道是必要的。在一个部位完全清除坏死物通常是不可能的,特别是当有大面积的坏死时。如果在内镜下坏死物清除术前没有放置支架,那么支架在操作后应放置。通常放置两个或两个以上 7～10 Fr 的双猪尾式支架。在几次坏死物清除术期间有时会放置鼻囊肿冲洗管,虽然其作用还不十分明确[11]。

后续坏死物清除术

后续坏死物清除术时机并非标准化的。一种方法是有序多次周期性进行坏死物清除[12],操作的间隔最短可以是 24 小时,最长可延长至几周不等。

术后护理

只要在内镜下坏死物清除术期间未发生不良反应,门诊患者可不住院。住院患者达到出院标准即可出院。抗生素需连续口服至少几周,在多数情况下需口服直至坏死完全消退。当无并发症发生并且无恶心、呕吐和腹痛症状时,患者可于术后当天进食。在无严重的反流性食管炎时,抗酸药物应停止使用,因为酸性环境具有抗细菌作用并且酸可进入坏死腔内消化坏死碎片,从而达到减少炎症的作用。需根据每个个体实际情况,定期进行断层成像。根据出血和血栓形成的风险,在术后 24～48 小时后需服用抗血栓药物的患者可给予抗血栓药物治疗。

脓肿累及结肠旁沟的处理

坏死脓肿累及结肠旁沟时很难治疗,特别当脓腔延伸入盆腔时。在沿着胰腺床经过坏死中心部位是可以进入结肠旁沟的。通过经皮穿刺途径治疗理论上是可行的。

不良事件

不良事件可发生在手术中或手术后。手术中的不良事件包括麻醉意外、出血和穿孔。出血最多发生在通道建立部位。通常这些出血是自限的并且在术后停止。非自限或持续出血可通过注射肾上腺素、球囊压迫、止血夹止血或电凝术治疗。难治性或大出血可通过放置大直径全覆膜自膨式金属支架治疗[13, 14]。囊腔内出血一般是自限的,严重囊腔内出血是致命的,也是内科医生最担心发生的并发症。囊腔内出血止血措施和其他出血止血措施相似,包括止血夹止血或电凝术治疗等。如果是动脉出血,可采取急诊介入栓塞治疗。而静脉出血一般无法通过介入栓塞治疗,往往需要外科手术治疗。

穿孔可发生在内镜进入部位或囊腔内。术中发生穿孔可导致严重的气腹,气腹可危及生命,需要立刻穿刺减压[15]。与出血相似,穿孔可发生在穿刺入口处,可通过钳夹、改道(此外,可在腔内放置猪尾式支架)和放置大口径自膨式金属支架治疗[16]。大的囊腔内穿孔需要手术治疗或者经皮穿刺处理。

空气栓塞可以是无症状的,也可以导致手术相关的死亡[17]。空气栓塞可通过用二氧化碳代替空气注气来预防。

内镜操作过程中不可避免带入外源微生物(细菌和真菌)并可导致感染。因此,清除液态和固体碎片并使用抗生素是必须的。

结果

现有很多数据证明内镜下坏死物清除术的有效性[18, 19]。然而,必须谨慎对待这些数据。痊愈应定义为通过非手术手段使炎症完全消退,包括使用辅助经皮穿刺治疗或者内镜治疗。基于坏死大小、坏死程度、结肠周围扩张情况、营养状况、伴随内科其他疾病以及发病到治疗的时间等,伴有 WON 患者可表现出不同的病理状态。这使得难以比较不同中心和学科中 WON 患者的结局。在对 260 名患者所做的 1 100 次内镜下坏死物清除术系统性评估中发现,总的死亡率是 5%,与手术相关的死亡患者占 27%[20]。单独使用内镜使胰腺坏死完全治愈的成功率是 76%。然而,这些研究包括了所有的内镜介入治疗。

表 22.1 急性胰腺炎(AP)并发胰周积液的类型

术语	定义
急性胰周积液	AP 早期胰酶含量丰富的胰液聚集在胰腺内或胰腺周围,无清楚界限的包壁囊壁
急性假性囊肿	非上皮细胞壁包裹胰液及胰周积液,至少需要 4 周时间才能形成,内部无明显固体坏死物

续　表

术语	定　义
急性坏死性积液	胰腺内液体聚集，包含大量的液体和固体组织，一般与胰周脂肪坏死相关。发生在 AP 发病 4 周内
胰腺包裹性坏死	早期坏死演变为部分包裹的胰液和坏死物质聚集。炎性包壁界限良好。至少需要 4 周时间才能形成

表 22.2　包裹性胰腺坏死的内镜治疗

内镜治疗	优点	缺点
单个或者多个透壁通道联合鼻囊肿引流管灌洗	操作简单	鼻囊肿引流管造成的不适感
单通道透壁经皮内镜下胃/空肠造瘘(PEG‑PEJ)灌洗术	不需要鼻囊肿引流管	较于鼻囊肿引流技术上更困难
经壁行内镜下直接坏死清除术	避免外引流	技术上困难
经皮灌洗联合内镜经壁灌洗	内镜操作微创	耗时，费力，需要介入科医生和内镜医生合作
通过内/外大直径支架联合行经皮和内镜下直接坏死清除术	内镜能进入经壁内镜技术达不到的部位	插外导管同时需要介入科医生和内镜医生内支架会引起腹痛等，并且费用高

总结

　　急性胰腺炎的患者可能发生一系列的并发症。胆源性胰腺炎患者早期施行 ERCP 并不会改善治疗结果，除非患者同时存在急性胆管炎。内镜治疗局部并发症技术上存在困难，并且可导致严重不良事件。

◇ 参 考 文 献 ◇

1　Bakker OJ, van Santvoort H, Besselink MG, *et al*. Extrapancreatic necrosis without pancreatic parenchymal necrosis: a separate entity in necrotising pancreatitis? Gut. 2013 Oct; 62(10): 1475 - 1480.

2　Banks PA, Bollen TL, Dervenis C, *et al*. Classification of acute pancreatitis — 2012: revision of the Atlanta classification and definitions by international consensus. Gut. 2013 Jan; 62(1):102 - 111.

3　Freeman ML, Werner J, van Santvoort HC, *et al*. Interventions for necrotizing pancreatitis: summary of a multidisciplinary consensus conference. Pancreas. 2012 Nov; 41(8):1176 - 1194.

4　de C Ferreira LE, Baron TH. Acute biliary conditions. Best Pract Res Clin Gastroenterol. 2013

Oct; 27(5):745 - 756.

5 Jürgensen C, Arlt A, Neser F, *et al*. Endoscopic ultrasound criteria to predict the need for intervention in pancreatic necrosis. BMC Gastroenterol. 2012 May 14;12:48.

6 Belle S, Collet P, Post S, Kaehler G. Temporary cystogastrostomy with self-expanding metallic stents for pancreatic necrosis. Endoscopy. 2010;42:493 - 495.

7 Antillon MR, Bechtold ML, Bartalos CR, Marshall JB. Transgastric endoscopic necrosectomy with temporary metallic esophageal stent placement for the treatment of infected pancreatic necrosis (with video). Gastrointest Endosc. 2009 Jan;69(1):178 - 180.

8 Sarkaria S, Sethi A, Rondon C, *et al*. Pancreatic necrosectomy using covered esophageal stents: a novel approach. J Clin Gastroenterol. 2014 14 Feb; 48(2):145 - 152.

9 Itoi T, Nageshwar Reddy D, Yasuda I. New fully-covered self-expandable metal stent for endoscopic ultrasonography-guided intervention in infectious walled-off pancreatic necrosis (with video). J Hepatobiliary Pancreat Sci. 2013 Mar; 20(3):403 - 406.

10 Krishnan A, Ramakrishnan R. EUS-guided endoscopic necrosectomy and temporary cysto-gastrostomy for infected pancreatic necrosis with self-expanding metallic stents. Surg Laparosc Endosc Percutan Tech. 2012 Oct; 22(5):e319 - 321.

11 Jürgensen C, Neser F, Boese-Landgraf J, *et al*. Endoscopic ultrasound-guided endoscopic necrosectomy of the pancreas: is irrigation necessary? Surg Endosc. 2012 May; 26 (5): 1359 - 1363.

12 Coelho D, Ardengh JC, Eulálio JM, *et al*. Management of infected and sterile pancreatic necrosis by programmed endoscopic necrosectomy. Dign Dis. 2008;26(4):364 - 369.

13 Iwashita T, Lee JG, Nakai Y, *et al*. Successful management of arterial bleeding complicating endoscopic ultrasound-guided cystogastrostomy using a covered metallic stent. Endoscopy. 2012; 44 Suppl 2 UCTN: E370 - 371.

14 Akbar A, Reddy DN, Baron TH. Placement of fully covered self-expandable metal stents to control entry-related bleeding during transmural drainage of pancreatic fluid collections (with video). Gastrointest Endosc. 2012 Nov; 76(5):1060 - 1063.

15 Baron TH, Wong Kee Song LM, *et al*. A comprehensive approach to the management of acute endoscopic perforations (with videos). Gastrointest Endosc. 2012 Oct; 76(4):838 - 859.

16 Iwashita T, Lee JG, Nakai Y, *et al*. Successful management of perforation during cystogastrostomy with an esophageal fully covered metallic stent placement. Gastrointest Endosc. 2012 Jul; 76(1):214 - 215.

17 Seifert H, Biermer M, Schmitt W, *et al*. Transluminal endoscopic necrosectomy after acute pancreatitis: a multicentre study with long-term follow-up (the GEPARD Study). Gut. 2009 Sep; 58(9):1260 - 1266.

18 Voermans RP, Veldkamp MC, Rauws EA, *et al*. Endoscopic transmural debridement of symptomatic organized pancreatic necrosis (with videos). Gastrointest Endosc. 2007 Nov; 66 (5):909 - 916.

19 Charnley RM, Lochan R, Gray H, *et al*. Endoscopic necrosectomy as primary therapy in the management of infected pancreatic necrosis. Endoscopy. 2006 Sep; 38(9):925 - 928.

20 Haghshenasskashani A, Laurence JM, Kwan V, *et al*. Endoscopic necrosectomy of pancreatic necrosis: a systematic review. Surg Endosc. 2011 Dec; 25(12):3724 - 3730.

◇ 指 南 ◇

Working Group IAP/APA Acute Pancreatitis Guidelines. IAP/APA evidence-based guidelines for the management of acute pancreatitis. Pancreatology. 2013 Jul-Aug; 13(4 Suppl 2):e1 - 15.

Tenner S, Baillie J, DeWitt J, Vege SS; American College of Gastroenterology. American College of Gastroenterology guideline: management of acute pancreatitis. Am J Gastroenterol. 2013 Sep;108 (9):1400 - 1415;1416.

van Geenen EJ, van Santvoort HC, Besselink MG, van der Peet DL, van Erpecum KJ, Fockens P, Mulder CJ, Bruno MJ. Lack of consensus on the role of endoscopic retrograde cholangiography in acute biliary pancreatitis in published meta-analyses and guidelines: a systematic review. Pancreas. 2013 Jul;42(5):774 - 780.

Freeman ML, Werner J, van Santvoort HC, Baron TH, Besselink MG, Windsor JA, Horvath KD, vanSonnenberg E, Bollen TL, Vege SS; International Multidisciplinary Panel of Speakers and Moderators. Interventions for necrotizing pancreatitis: summary of a multidisciplinary consensus conference. Pancreas. 2012 Nov;41(8):1176 - 1194.

Zaheer A, Singh VK, Qureshi RO, Fishman EK. The revised Atlanta classification for acute pancreatitis: updates in imaging terminology and guidelines. Abdom Imaging. 2013 Feb;38(1): 125 - 136.

第23章

儿童 ERCP
ERCP in children

Moises Guelrud & Andres Gelrud

要点

★ ERCP 在儿童患者中也是一种必要的内镜下诊疗手段，目前已常规应用于临床治疗。

★ 婴儿或儿童 ERCP 手术一般需要在三级以上医疗机构完成，操作者应为已完成过大量相关手术的成人内镜医师执行。此外，成人内镜医师和儿科内镜医师相互密切合作对手术的成功也是十分重要的。

★ 对参与术中镇静或麻醉的相关人员进行适当的培训是必要的。

★ 出生不足 12 个月的婴儿必须要用儿童十二指肠镜进行操作，12 个月以上的儿童可用成人十二指肠镜完成手术。

★ 对 1 岁以上的儿童进行 ERCP 胆总管插管的成功率基本与成人相似。

★ 对于那些存在潜在胰腺基础疾病的患儿其并发术后胰腺炎的概率要高于单纯胆管疾病的患儿。

★ 因解剖异常引发胆管炎或胰腺炎的患儿均建议行 ERCP。

引言

ERCP 对疑有胰腺或胆道疾病的儿童来说是必不可少的最敏感、最特异的内镜下诊断和治疗技术。既然 MRCP 已经成为诊断胆胰疾病的首选诊断方法，那么 ERCP 目前更多应用于胆胰疾病的治疗[1-5]。当然，ERCP 的不足之处是它是一种侵入式技术方法，通常需要全身麻醉，因此其在儿童中的应用受到一定限制。此外，由于儿童的胰胆疾病发病率较低、临床上缺乏儿童专用的十二指肠镜设备和专门培训的儿童内镜医师，因此，给人们的印象是在儿童中开展 ERCP 技术十分困难，而有关其治疗效果的评价以及其适应证和安全性等问题目前尚缺乏统一的规范[6]。

患者术前准备

儿童 ERCP 的镇静麻醉

儿童 ERCP 的术前麻醉与常规胃镜检查的术前麻醉类似。因为儿童以及部分青少年患者在局部麻醉下进行操作往往不能充分配合，因而深度全身麻醉有时是必要的。而内镜医师也必须在充分考虑 ERCP 的风险性、个人技术与经验、操作过程的复杂程度以及费用等问题后，选择局部麻醉或全身麻醉。

大部分儿童患者在联合使用丙泊酚[1 mg/(kg·h)]和瑞芬太尼[0.25 μg/(kg·min)]后即可获得较好的麻醉效果。但部分儿童患者则通常需要比成人更高基础量的咪达唑仑，才能达到较理想的麻醉效果。ERCP 麻醉术后监测与其他麻醉内镜的术后监测相同。

对于 7 岁以下的儿童，由于其气管壁比较软，理论上容易受到邻近消化道内内镜的挤压，同时 ERCP 的俯卧位体位更容易限制肺的舒张，从而引起通气不足而缺氧，因此建议行气管插管全身麻醉。

术前预防性抗生素的应用

目前尚无资料支持儿童实施 ERCP 术前预防性应用抗生素。我们的研究结果显示，常规预防性应用抗生素在胆汁淤积的新生儿中是不必要的。当然，在一些特殊的儿童患者中，如伴有心脏瓣膜修补术者、应用血管缝合器者、留置导管者以及器官移植术后服用免疫抑制剂的患者等，由于这些患者在接受侵入性治疗时易发生感染性心内膜炎，故应作个体化的考虑实施抗生素预防。此外，伴有胰胆管重度梗阻或中断，以及包裹性胰周液性积聚的患者，建议预防性应用抗生素。

其他用药

另外一些药物可能对实施 ERCP 有一定的帮助，包括胰高血糖素和丁溴东莨菪碱等,这些药物可以减少十二指肠蠕动以及十二指肠液的分泌,以便易于副乳头插管。

器械设备

对于新生儿和小于 12 个月的婴儿,可以选用 Olympus 公司生产的 PJF 型婴儿专用十二指肠镜[7]。该镜镜身直径 7.5 mm,带有 2.0 mm 的工作孔道以及抬钳器。对于较大的儿童和青少年,可选用标准成人十二指肠镜(镜身直径约 10.5 mm,工作孔 3.2 mm)。对于 12 岁到 17 岁且需要进行治疗性操作的儿童(如内镜下支架置入、狭窄扩张及取石网篮取石等),则需选择带较大工作孔道 (4.2 mm)的治疗性十二指肠镜。

操作技术

ERCP 是在放射环境下进行,需要技术熟练的内镜助手和专门训练的护士协助,他们可以帮助操作者较好地完成各种操作,包括患者的术前镇静、监测患者的临床体征、协助扶持器械、给药、操作导管、注射造影剂等。在手术过程中,必须密切监测患者的心率和氧饱和度,同时准备好复苏药物和急救设备。此外,ERCP 应该在可移动床上进行,需设置复苏区,并配备监测仪器和熟悉儿童护理的专训护士。

ERCP 插管方法同于成人患者的操作,唯一不同的是儿童患者由于年龄较小,其十二指肠内的操作空间较成人有限。新生儿患者,例如新生儿黄疸患者行胆道探查时,应尽可能缩短操作时间,防止充气过度引发腹部膨隆及呼吸抑制,推荐术中使用 CO_2 充气。

适应证

一般来说,怀疑有胆道或胰腺疾病的儿童应该首先进行 MRCP 检查明确诊断,然后再考虑 ERCP 治疗。

胆道疾病适应证

在新生儿与婴儿患者中,唯一的 ERCP 适应证是胆汁淤积。大于 1 岁的儿童 ERCP 适应证如下:
- 确诊或高度怀疑胆总管结石症。
- 确诊或高度怀疑胆管良、恶性梗阻。
- 胆囊切除术后或肝移植术后怀疑胆漏。
- 超声、CT 或 MRCP 等检查发现胆道异常需明确诊断。
- 其他病因(如胆道蛔虫)引起阻塞性黄疸需 ERCP 治疗。

胰腺疾病适应证

儿童胰腺疾病行 ERCP 的适应证为：

- 胰腺分裂引起反复发作急性胰腺炎。
- 特发性复发性胰腺炎。
- 钙沉积引起的慢性胰腺炎伴疼痛需取出结石。
- 慢性胰腺炎伴有胰管狭窄，反复疼痛需植入支架。
- 超声、CT 或 MRCP 等检查发现胰腺异常需明确诊断。
- 有症状的胰腺或胰周液性积聚（胰腺假性囊肿伴或不伴坏死）。
- 腹部钝性损伤后胰漏的治疗。

儿童 ERCP 的成功率

在新生儿与婴儿中进行胆管插管的成功率要低于成人患者，依据内镜医师的技术水平不同而差别较大，大约为 27％～98％[7-10]。一项来源于我们尚未发表的研究中，我们对 184 例患新生儿胆汁淤积的婴儿患者进行 ERCP，结果插管成功率为 93％。未成功的患者中，2 例为十二指肠扭转，另有 6 例无法插管。

在稍大一些的儿童中，ERCP 插管成功率与成人相当，大约 97％～98％[1-5, 11-18]。我们对 220 例大于 1 岁儿童患者实施 ERCP，结果插管成功率为 98％。

并发症

儿童患者 ERCP 并发症的发生率尚未完全确定。纵观目前所收集到的系列文献资料[1-5]，有关患新生儿胆汁淤积的患者，ERCP 术后并未出现严重并发症。在我们对 184 例新生儿与婴儿患者研究中，有 24 例（13％）发生无明显临床意义的轻微并发症；2 例新生儿患者发生短暂的麻醉药物性呼吸抑制；4 例婴儿发生非麻醉药物性呼吸抑制；经吸氧后均很快恢复；有 17 例患者发生轻微的十二指肠急性糜烂，但无明显临床表现；1 例新生儿出现 ERCP 术后腹胀 10 小时，后未经处理自行恢复。总之，无严重并发症发生。

系统性研究结果显示，大于 1 岁儿童 ERCP 并发症的发生率因胆道、胰腺疾病不同而不同，总体发生率大约 5％[1-5]。我们的一项尚未发表的 220 例儿童患者的研究结果显示，108 例诊断性 ERCP 中有 2 例（1.8％）发生并发症，而在 112 例治疗性 ERCP 中，有 12 例（10.7％）发生并发症。

一个涉及 116 例儿童和 116 例成年患者的回顾性病例对照研究[1]，分别对比两组患者实施诊断性或治疗性 ERCP 的成功率和并发症发生率，结果显示两组有大致相似的高成功率和低并发症发生率。流行病学显示成人 ERCP 术后胰腺炎的发生率是 3.4%,这与在儿童患者中观察到的结果基本相似,一个涉及 343 例儿童患者的综述研究显示 ERCP 术后胰腺炎的发生率是低于 3%[3]。

另一个包含 329 例患者的回顾性研究中,其中共有 32 例(9.7%)患者在 ERCP 术后发生并发症,包括 1 例发生胆管炎,31 例发生胰腺炎。329 例患者中 92 例为诊断性 ERCP,235 例为治疗性 ERCP,两者并发症的发生率分别是 5.4% 和 11.1%。在因胆道疾病或胰腺疾病行 ERCP 的不同患者中,其并发胰腺炎的发生率分别是 5.6% 和 10.6%。研究中 SOD 患者行胰胆管测压,因其采取的治疗方式不同,发生术后胰腺炎的概率也不同,其中 10 例患者单独行胆管括约肌切开术,3 例(30%)发生术后胰腺炎;8 例患者行胆管括约肌切开联合胰管支架植入术,2 例(25%)发生术后胰腺炎;14 例患者行胆管括约肌切开联合胰管支架植入术,3 例(21.4%)发生术后胰腺炎;25 例患者先行胰管支架植入再以针状刀行胰胆管括约肌切开,5 例(20%)发生术后胰腺炎;在预防性胰管支架植入后,单独胆管括约肌切开和胰胆管括约肌双切开,术后发生胰腺炎概率无统计学差异[2]。

研究显示,在成人 ERCP 术后应用单剂量吲哚美辛纳肛有减少术后胰腺炎发生的作用[19],但在儿童中有无预防作用尚需进一步研究。对于那些存在潜在胰腺炎发生的高风险患者,最终希望其能替代胰管支架的植入。

胆道疾病 ERCP

胆道闭锁与新生儿肝炎

对于 2 个月以内的新生儿患者,胆汁淤积的鉴别诊断是十分重要的。大约 30% 患者可以确定为某种特异的代谢性或感染性疾病(表 23.1)。通过利用十二指肠引流、超声、同位素扫描以及肝活检等方法进行鉴别分析,可使 80%～90% 的患者明确诊断是胆道闭锁还是新生儿肝炎[20, 21]。然而,还有 10%～20% 的新生儿患者则需要剖腹探查才能明确诊断。因此,对于这些患儿,通过 ERCP 造影显示胆管树结构对诊断是很有帮助的。

表 23.1　新生儿或儿童胆道 ERCP 检查结果

先天性异常
先天性胆道闭锁与新生儿肝炎
Alagille 综合征与 paucity 综合征
先天性肝纤维化

续　表

Caroli 病与 Caroli 综合征
囊性纤维化所致胆道狭窄
胆总管囊肿
胆管良性狭窄
获得性疾病
胆汁淤积综合征
原发性硬化性胆管炎
寄生虫感染所致胆道梗阻
胆总管结石
胆道良性狭窄
胆管恶性狭窄
肝移植后胆总管并发症

　　显然，儿童 ERCP 的成功与否取决于内镜医师的经验。当发现胆总管不显影时，操作者必须有足够的信心排除技术操作上的原因所致，同时要确定放置导管的位置。对那些技术熟练的内镜医师来说，ERCP 是明确诊断的最直接方法。当技术水平和操作设备均具备时，ERCP 是最佳的一线检查方法。北美儿科胃肠肝病与营养协会胆汁淤积专业委员会[6]认为，由于高昂的费用以及极高的专业技术水平要求使得 ERCP 并非经常使用，其实用价值更多依赖于大的内镜中心技术专家水平，因此该委员会建议在行 ERCP 之前常规行肝穿刺活检。在这种情况下，ERCP 可以明确分辨新生儿胆汁淤积的原因而避免剖腹手术。

ERCP 检查结果

　　ERCP 检查结果发现，新生儿或儿童胆道闭锁主要有 3 种类型[21]（图23.1）：Ⅰ型，整个胆树完全不显影（图 23.2）；Ⅱ型：远端胆总管与胆囊显影（图 23.3）；

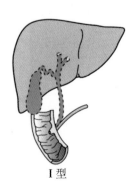
Ⅰ型

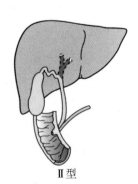
Ⅱ型

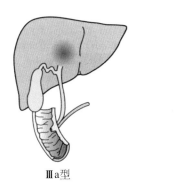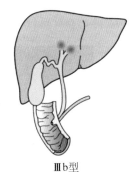

Ⅲa型　　　　　　　　　　　　　　　　Ⅲb型

图 23.1　胆道闭锁的类型。

Ⅲ型又分两种,Ⅲa型为胆囊及胆总管显影同时伴有肝门部胆漏(图 23.4),Ⅲb型为胆囊及胆总管显影同时伴有左右肝胆管漏。

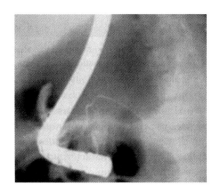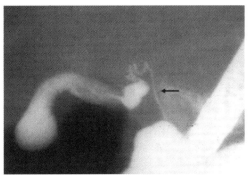

图 23.2　Ⅰ型胆道闭锁。整个胆树未显影,正常胰管显影。

图 23.3　Ⅱ型胆道闭锁。胆总管远端显影,呈不规则狭窄(箭形所示),胆囊与胆囊管正常显影。

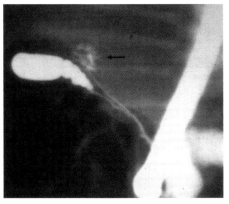

图 23.4　Ⅲa型胆道闭锁。25 天的新生儿,胆总管远端显影呈不规则狭窄,同时伴有肝门部肝总管漏。

几位研究者的研究结果显示[8-10, 22]，在经过各种常规检查仍不能明确肝内或肝外胆汁淤积的患者中，大约一半的患者实施 ERCP 术后出现胆树显影，因此避免了外科手术，ERCP 的误诊率仅为 1.6%。当胆树部分显影(如Ⅱ型或Ⅲ型患者)，则胆道闭锁的诊断可以明确，并确定实施外科手术治疗。若胆树完全不显影而仅有胰管显影(如Ⅰ型患者)，不能明确是否为胆道闭锁，则需要进一步腹腔镜检查予以明确。

其他遗传性胆汁淤积性疾病

Alagille 综合征患者的 ERCP 表现为肝内胆道弥漫性狭窄伴枯枝样改变，而肝外胆管显影正常[22, 23]。先天性肝纤维化则以小叶间胆管结构紊乱并形成或大或小的囊为特征[22](图 23.5)。Caroli 病则表现为小胆管多发节段性柱状或囊状扩张，而胆总管显影正常[22]。通过 MRCP 对这些疾病的明确诊断，可避免不必要的外科手术。

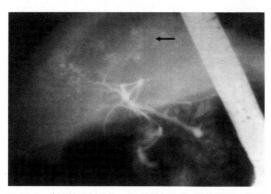

图 23.5　先天性肝纤维化。38 天的新生儿，肝外胆管显影正常，肝内胆管呈不规则状伴多发小囊肿(箭形所示)。

胆栓综合征

胆栓综合征是肝外胆管梗阻的一个原因，患者胆管结构正常，但胆汁排术受阻。本病在做超声检查时发现疑似诊断，而确诊需要 ERCP 检查，后者还可提供必要的治疗。而患者 ERCP 后症状改善提示简单的造影剂冲洗是有益处的[22]。

先天性胆管囊肿

先天性胆管囊肿是胆道的先天性畸形，以胆道囊状扩张为特征，其主要见于儿童与青少年，约 60% 报道的病例发生在小于 10 岁的儿童[24]。本病可通过腹部超声、CT 或 MRCP 诊断。而 ERCP 可以确切诊断并可以为外科手术方案提供一定参考。

胆管囊肿的发病机制

有关胆管囊肿的发生机制目前有多种理论,但被广泛接受的理论认为囊肿是后天获得的。大部分先天性胆总管囊肿的患者其胰-胆汇合部位于十二指肠壁外且伴有畸形,其功能调节不受 Oddi 括约肌调控[25-27](图 23.6)。按照此理论,经常发生胰液逆流入胆管并造成胆总管内壁损伤,进而导致胆管囊状扩张[28]。

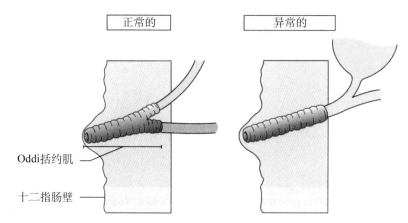

正常的　　　　　　　　　　异常的

Oddi括约肌

十二指肠壁

图 23.6　正常的胰-胆汇合部位于十二指肠壁内。异常的胰-胆汇合部位于十二指肠壁外,不受 Oddi 括约肌调控机制的影响。

正常情况下胰管和胆总管共同通道的长度在新生儿和 1 岁以内婴儿约为 3 mm,此长度随着年龄增长而增加,在儿童和 13～15 岁的青年,最长可达 5 mm[29]。

胰胆管汇合部畸形的分类

胰胆管汇合部畸形可分 3 种类型[30]。如果是胰管汇入胆总管,称为 P - B 型;反之,胆总管汇入主胰管则称为 B - P 型;如果二者以长的共同通道为汇合方式,则称为长 Y 型(图 23.7)。

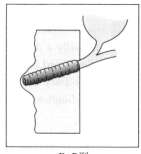
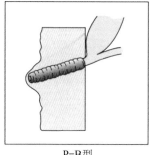
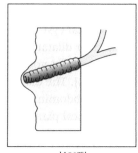

B-P型　　　　　　　　P-B型　　　　　　　　长Y型

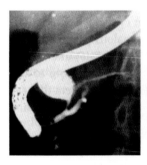
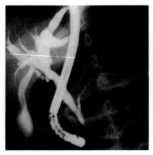
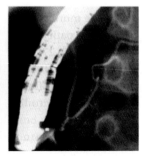

图 23.7　胰胆管汇合部畸形可分 3 种类型：B－P 型：胆总管汇入主胰管；P－B 型：胰管汇入胆总管；长
　　　　Y 型：二者以长的共同通道会合。

胆管囊肿分类

　　胆管囊肿的解剖分类经常采用 Todani 等的分类法[31]（图 23.8）。

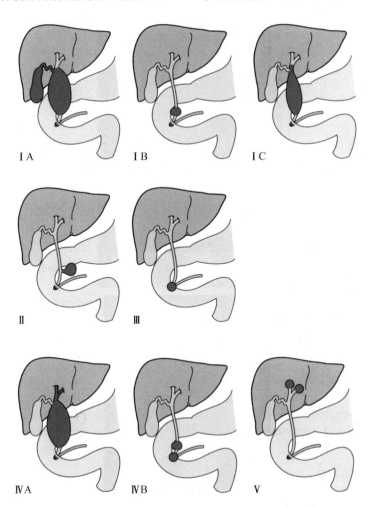

图 23.8　胆总管囊肿的 Todani 解剖分型[38]。

Ⅰ型 Ⅰ型囊肿最常见,约占所有胆总管囊肿的 80%～90%[24]。此型又分为 3 种亚型:ⅠA,胆总管典型囊状扩张;B,胆总管节段性扩张;C,胆总管弥漫性梭形扩张(图 23.9、图 23.10)。

Ⅱ型 肝外胆管憩室。

Ⅲ型 胆总管十二指肠壁内部分囊肿。

Ⅳ型 肝内和肝外胆管多发囊肿(图 23.11)

Ⅴ型 即 Caroli 病,肝内胆管单发或多发囊肿。

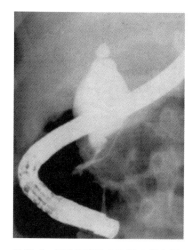

图 23.9 胆总管囊肿ⅠC型,3 岁女婴,表现为 B-P 型汇合部畸形。

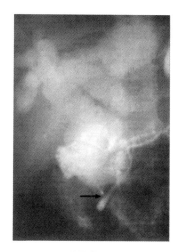

图 23.10 胆总管囊肿ⅠC 型并发囊肿内结石(箭形所示)。

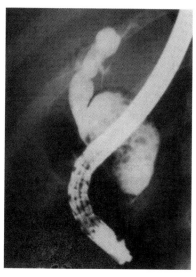

图 23.11 胆总管囊肿ⅣA 型,12 岁女孩,表现为 B-P 型汇合部畸形。

单纯胆总管囊肿

尽管单纯胆总管囊肿属于胆管囊肿类型中的一种,但其可能与胆管囊肿没有明显的共性。它是导致梗阻性黄疸的一种少见病因,诊断的确立依赖于ERCP,通过内镜下乳头肌切开可以得到有效治疗[32]。

在与胰管汇合部的远端胆总管常常出现狭窄(图 23.11)。大约有 8% 的患者可发生原发性胆总管囊肿腔内结石,且通常为多发结石,并可累及肝内外胆管[26]。

那些共同通道较长且胆树没有囊样扩张的患者发生胆囊癌的风险明显增加,甚至很年轻就发生胆囊癌[33],因此这也是预防性胆囊切除的适应证。

胆管囊肿的治疗

大多数胆管囊肿患者的胰胆管汇合部存在解剖畸形,这就需要不同的处理技巧。对于大多数患者,行内镜下括约肌切开术可能是不适合的,因此内镜下胆道取石或胆泥冲洗也是不可能的。但对部分患者,他们表现为胆总管梭形扩张或共同通道广泛扩张,则可尝试内镜下括约肌切开术,并取得了令人鼓舞的结果[34]。对于 Caroli 病的患者可能最终需要肝移植[35]。

胆总管梭形扩张与胆管癌

与胆管囊状扩张相反,胆总管梭形扩张常常伴发低分化癌,表现为胰-胆管汇合部远端短距离狭窄[41]。而且,梭形扩张很少是由癌变继发引起的[36]。

原发性硬化性胆管炎

在儿童,原发性硬化性胆管炎与组织细胞增多症和免疫缺陷有关,此外还与网状细胞肉瘤和镰状细胞贫血有一定关系,尽管不是很密切[43-46]。其与炎症性肠病的相关性不是很常见。这些提示遗传和免疫学因素是原发性硬化性胆管炎的重要的病因[37]。

大多数胆管良性狭窄的儿童患者是由于硬化性胆管炎所致。ERCP 是诊断硬化性胆管炎最准确而又敏感的方法。近来,MRCP 成为诊断硬化性胆管炎的一种有效的非侵入性方法[38]。胆管显影显示外周胆管数量减少,局部狭窄、扩张。胆总管狭窄的患者适合实施内镜下乳头括约肌切开和球囊扩张术,以此延缓肝硬化的进程[2]。然而,鉴于存在着胆管破裂的风险,常规内镜下水囊扩张术较少应用于儿童胆道狭窄。为此我们开发了一种锥形水囊扩张器用于肝内胆管狭窄的扩张,以避免小的肝内胆管破裂[39](图23.12)。

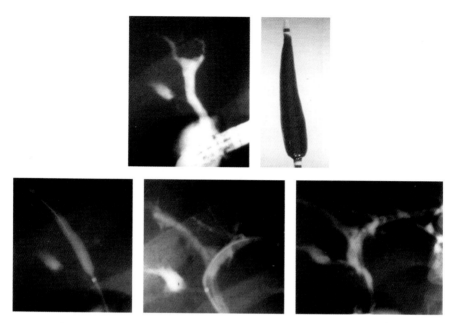

图 23.12　一例 16 岁原发性硬化性胆管炎的男性患者。左右肝管严重狭窄,透视下未显影。用导丝插入左右肝管,锥形水囊扩张器充分膨胀。扩张后造影即刻显示肝内胆管不规则狭窄伴局部扩张。

寄生虫感染

蛔虫感染可导致急性胆管梗阻并发胆管炎。ERCP 可显示虫体,并可用三角网篮取出虫体[22]。

胆总管结石

胆总管结石很少发生在婴儿和儿童。引起儿童胆总管结石的相关病变包括先天性胆道畸形(如胆总管囊肿)、慢性肝病、溶血、感染、早产、完全肠外营养以及应用特殊药物(如呋塞米、头孢曲松)等。诊断方法较为困难,用超声来明确胆道梗阻的原因通常是不可能的。MRCP 是最好的非侵入性诊断技术,在显示胆总管结石方面明显优于超声[40]。儿童的胆管结石多为黑色的碳酸钙结石,而这些却很少见于成年患者[41]。

ERCP 治疗结石

尽管 ERCP 和内镜下乳头括约肌切开术在治疗儿童胆总管结石患者中的作用和价值尚需进一步临床验证,但乳头括约肌切开术取石已经在婴幼儿[42]、儿童和青少年[2,43-45]中成功实施。内镜下乳头括约肌球囊扩张后取石是另一种取石方法,然而在儿童中有关该项技术实施的报道尚十分有限[45]。

对于多数无症状胆囊结石患者以及没有易于形成结石相关因素的婴儿患者,可以选择保守治疗[46]。虽然,那些较小或泥沙样结石可以通过口服药物达到缓解症状而无并发症的发生,但对于较大结石就很难达到同样效果。对那些有症状或有潜在成石因素的儿童患者,括约肌切开术应该被实施。

内镜下乳头括约肌切开取石术联合腹腔镜胆囊切除术已在儿童患者中成功实施[47]。尽管此种联合治疗方法看起来是安全的,但还需要进一步积累更多的经验以便评价其利弊、局限性、并发症以及临床应用前景。

胆道狭窄与胆漏

原发性狭窄

肝总管的原发性狭窄已有报道[48],水囊扩张可用于治疗胆总管的狭窄。

恶性狭窄

胆总管恶性狭窄在儿童中较少见,通过放置胆道支架可以得到成功的治疗[2-5, 49, 50],其主要目的是在围手术期或化疗前缓解胆汁淤积。

肝移植

对于肝移植(原位肝移植或近亲活体肝移植)术后吻合口狭窄的患者,ERCP是一种常用的干预方法,尤其对于有凝血功能障碍患者,ERCP可替代经皮肝穿刺胆管造影术。如果发现狭窄,可以对狭窄部位进行扩张,并在一定期限内留置支架进行治疗。有关在较小儿童中行胆管对胆管吻合活体供肝移植术的适应证还存在一定的争议。最近一个研究[51]将胆管对胆管吻合活体供肝移植术和 Roux-en-Y 胆道重建活体供肝移植两种手术方式进行对比,其中 56 例体重低于 10 kg 的儿童行活体供肝移植,其中 20 例行胆管对胆管吻合,36 例行 Roux-en-Y 胆道重建手术,至少随访 2 年后发现,胆管对胆管吻合术胆管狭窄的发生率是 5％,胆道重建的胆管狭窄的发生率是 11.1％,这个研究结果说明在儿童活体供肝移植中,胆管对胆管吻合胆道重建术是可行的。

胆漏

腹部钝挫伤或胆囊切除术后常发生胆漏,可通过内镜下乳头肌切开或放置支架进行治疗[52]。

胰腺疾病的 ERCP

复发性胰腺炎

研究结果发现,采用 ERCP 可确定大约 75％复发性胰腺炎儿童患者的病因(表 23.2)[1-3, 53-56]。但无论胰腺炎的病因是什么,只要存在胰管解剖结构异常的可能,就应该考虑采用内镜方法或手术方法治疗。

表 23.2　儿童 ERCP 的异常发现

复发性胰腺炎
先天性疾病
胆道异常
先天性胆管囊肿
胰、胆汇合部异常
胰腺异常
胰腺分裂
环状胰腺
短小胰腺
胰管囊性扩张(胰管囊肿)
十二指肠异常
十二指肠或胃复合囊肿
十二指肠憩室
获得性异常
寄生虫感染:蛔虫
Oddi 括约肌功能障碍
胰腺创伤
获得性免疫缺陷综合征
慢性胰腺炎
胰腺囊肿

　　有关儿童实施 ERCP 的时机目前尚存在争议。对于特发性胰腺炎的儿童患者,经过正规药物治疗,炎症虽已恢复,但何时实施 ERCP 以确定是否存在梗阻原因目前尚无共识。与再次发生胰腺炎时实施 ERCP 相比,选择在初次发作胰腺炎后即行 ERCP 有益于避免二次发作时各种相关并发症的发生,并降低死亡率。相关非随机对照临床试验结果已证实这一结论。尽管文献没有报道,但笔者经验认为,第一次胰腺炎发作后 MRCP 检查正常的儿童患者毋需进一步行 ERCP。

　　先天性胆管囊肿和胰、胆管异常汇合

　　大约 6%~18% 的复发性胰腺炎患者与先天性胆管囊肿有关[1, 54, 55]。大多

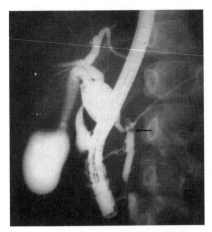

图 23.13 一例 5 岁男性患者，复发性胰腺炎。ERCP 造影示"先天性胆总管囊肿ⅠA 型伴胰腺分裂"，可见较长的共同通道伴有胰管结石。

数先天性胆管囊肿并发复发性胰腺炎的儿童患者均存在胰、胆管异常汇合（图 23.13）[31, 57]。在这一类儿童患者中，普遍存在 Oddi 括约肌功能障碍，这提示 Oddi 括约肌动力异常可能与复发性胰腺炎的发生有关[58]。并且，因为 Oddi 括约肌结构位于十二指肠壁内，实施内镜下括约肌切开术后（无需手术）就取得了较好的效果，这也进一步证实了上述观点[58]。有时，如存在胰管结石或胰管蛋白栓，还可以通过内镜取出（图 23.14）[22]。也有研究报道，部分复发性胰腺炎儿童患者伴有先天性胆管囊肿[22, 59]，实施内镜下括约肌切开术也取得了较理想结果[55, 60]。

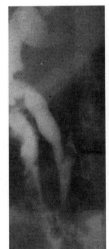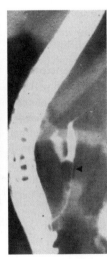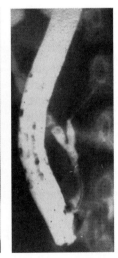

图 23.14 一例 6 岁复发性胰腺炎的女性儿童患者，胆总管囊肿ⅣA 型。造影见胰、胆汇合部异常，呈长 Y 形。胰管中可见结石（箭头所示）。行内镜下括约肌切开术后通过球囊清扫取出胰管结石（箭头所示）。

胰腺分裂

胰腺分裂是一种先天性解剖异常性疾病，由于在胚胎发育时内胚层背侧胰腺与腹侧胰腺融合失败所致。背侧和腹侧胰管各自通过自己独立的开口引流胰液，主乳头（Vater 乳头）引流腹侧胰管的胰液，较小的副乳头引流背侧胰管的胰液。

胰腺分裂的流行病学研究

胰腺分裂是最常见的胰腺先天性异常性疾病,尸体解剖显示其在成人中发病率约为5%~14%,而ERCP发现大约0.3%~8%的患者存在胰腺分裂[61,62]。

有关儿童胰腺分裂的发病率目前尚不明确。我们对272例成功实施ERCP的儿童患者的研究显示,其中9例(3.3%)存在胰腺分裂[63]。这些病例依据年龄大致分为两组,第一组是147例新生儿和婴儿患者,他们主要是因为新生儿胆汁淤积而实施ERCP,结果发现其中2例(1.4%)新生儿存在胰腺分裂,其中1例并发新生儿肝炎,另1例并发胆道闭锁;第二组是125例大于1岁的儿童患者,这些患者主要是为了明确胰腺和胆道异常而行ERCP,结果发现7例(5.6%)存在胰腺分裂。

胰腺分裂的临床意义

关于胰腺分裂的临床意义目前尚存在争议。一些研究认为胰腺分裂与胰腺炎的发生相关[61,62,64,65]。但也有一些研究者认为两者共同存在只是一种巧合[66,67]。看起来胰腺分裂并发副乳头狭窄会导致真正的功能障碍。目前研究显示在儿童复发性胰腺炎患者中,大约9.5%的患者存在胰腺分裂[1,54,55,68,69]。

胰腺分裂的 ERCP 诊断

经主乳头插管显示较短的腹侧胰管(Wirsung 管),并迅速变细发出分支胰管(图23.15)。为确切诊断,最重要的是副乳头插管造影显示背侧胰管。

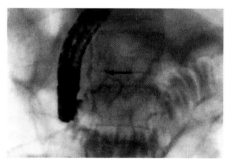

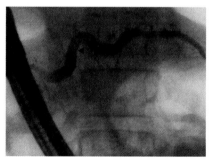

(a)   (b)

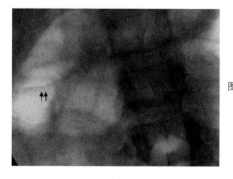

(c)

图23.15　一例12岁男性患者,胰腺分裂合并慢性胰腺炎。主乳头插管造影显示正常的胆总管和小的腹侧胰管(箭头所示);副乳头插管造影显示背侧胰管扩张(箭头所示),同时伴有一级和二级分支胰管扩张。副乳头括约肌切开后,放置近端带侧翼的5 Fr胰管支架(双箭头所示)5天。

胰腺分裂的治疗

有关胰腺分裂的治疗,外科副乳头括约肌成形术是一种治疗方法,可使70％的患者症状改善[70]。而内镜下可以通过多种方法使背侧胰管减压达到缓解症状的目的,包括内镜下副乳头括约肌切开术伴或不伴内支架植入术等。

内镜下副乳头括约肌切开术适用于症状明显且不易缓解的患者,术中尝试联合背侧胰管临时支架植入术(图 23.16 和图 23.17),可使大约 75％ 的儿童患者症状改善[1-3, 55]。总之,上述研究结果提示,对于那些胰腺分裂伴复发性胰腺炎的儿童患者,内镜下治疗能够达到减轻或缓解临床症状的目的。

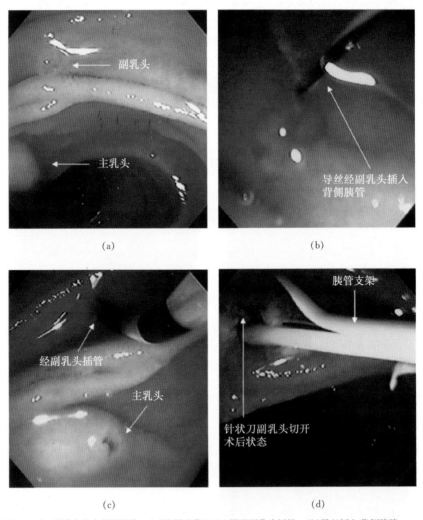

图 23.16　主、副乳头的内镜下图像。(a)锥形球囊(3 Fr)用于副乳头插管。(b)导丝插入背侧胰腺。(c)5 Fr 胰管支架置入背侧胰腺。(d)以针状切开刀在胰管支架上方实行副乳头括约肌切开。

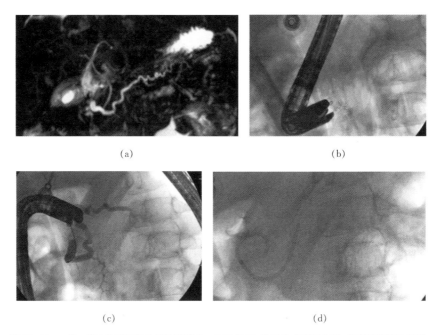

(a)　　　　　　　　　　　　　(b)

(c)　　　　　　　　　　　　　(d)

图 23.17　一例 8 岁女孩反复发作急性胰腺炎。(a)MRCP 提示患者胰腺分裂,背侧胰管明显扩张,
胰液经副乳头引流。(b)经主乳头插管造影显示又小又短的腹侧胰管。(c)经副乳头插管
造影显示明显扩张的背侧胰管。

其他胰腺先天性异常性疾病

有些研究认为环状胰腺与儿童复发性胰腺炎有关[55, 71],但其具体相关性机制尚不十分清楚。一项来自英国的研究显示,14 例环状胰腺患者,其中 5 例合并胰腺分裂,提示环状胰腺患者较一般人群更容易发生胰腺分裂[71],此种关联可能也解释了某些环状胰腺患者发生胰腺炎的机理。环状胰腺多在成年后发生十二指肠梗阻后才被发现。

其他可导致胰腺炎的先天性胰腺疾病还包括短小胰腺[54, 72]以及远端胰管囊状扩张或胰管囊肿等。

十二指肠重复畸形囊肿

十二指肠重复畸形囊肿也是一种先天异常性疾病,因其可导致胰管间歇性梗阻[73],故与复发性胰腺炎的发生有关。实践证明 ERCP 对十二指肠重复畸形囊肿的诊断和治疗是有价值的。如果囊肿膨入肠腔,可以通过内镜实行囊肿十二指肠造瘘吻合术,目前已取得了较好的结果[74]。

Oddi 括约肌功能障碍

Oddi 括约肌测压是诊断该种功能性动力性疾病的一种方法。在一项对 139 例复发性胰腺炎儿童患者的研究中,发现有 17 例存在 Oddi 括约肌功能障碍[2, 11, 55]。这些患儿一般要接受胆道括约肌切开术，但是总体来说疗效不甚理想[14]，可能是因为胰管括约肌未被切开之故。胰腺炎的复发进一步影响胰腺括约肌的功能[75]。实施内镜下胰管与胆总管括约肌双切开可能更有益于改善症状[2, 55]。不过，Oddi括约肌测压与乳头括约肌切开在儿科患者中的安全与有效性尚需进一步研究。

胰腺创伤

近期的研究表明，对创伤性胰腺炎早期实施ERCP是安全的，有助于确定是采用内镜治疗还是外科手术治疗[76, 77]。早期行ERCP可明确胰漏的存在与否及其具体位置，胰管造影正常的患者可采取保守治疗。对于无法放置支架或支架放置失败的患者可采取外科手术切除或胰管成形术。

获得性免疫缺陷综合征

目前，有关AIDS儿童患者胰腺受累情况的研究较少。类似消化道其他器官机会感染亦可发生于儿童AIDS患者的胰腺中。最常见为巨细胞病毒和隐孢子虫感染，继发卡氏肺囊虫、鼠弓形虫和鸟分支杆菌感染。研究证实ERCP对AIDS儿童患者胰腺受累的诊断与治疗是有价值的[78]。2例胰管狭窄的儿童患者经内镜下扩张术使腹痛症状明显改善。

慢性胰腺炎

研究发现，对于大约14%～69%复发性慢性胰腺炎儿童患者，ERCP治疗是有效的[1-5, 55]。由于主胰管狭窄、结石或假性囊肿阻塞了胰液的正常流出致使疼痛反复发作。可通过ERCP确诊上述病因的存在并行内镜下治疗[1-5, 18,, 55, 79]。

在病因学上，慢性胰腺炎儿童患者往往存在着潜在的基因突变，包括*PRSS1*、*CFTR*、*SPINK1*、*CTRC*以及其他基因等。内镜下治疗对大多数患者是有效的，但也有一小部分患者内镜下治疗无效，疼痛反复发作，这部分患者最终需要手术胰腺切除或胰岛自体移植[69]。

慢性胰腺炎儿童内镜下治疗

内镜下治疗的目的是基于胰管减压的理论。胰腺括约肌切开术可以改善胰液引流，并能改善胰管内治疗操作的条件；严重的狭窄可以实施胰管扩张术或放置支架重建通道；胰管结石引起梗阻的可以通过电力液压碎石或体外震波碎石后取出结石(图23.17)。这些先进的内镜下技术构成了精彩的全新的微创治疗手段，可以减轻反复发作的腹痛症状，避免外科手术干预。

研究显示，在慢性胰腺炎儿童患者中实施内镜下治疗具有良好的耐受性和安全性，如果操作者技术熟练，治疗的成功率是很高的。总体而言，大约80%的慢性胰腺炎儿童患者通过内镜下治疗可以获得短期症状改善[1-5, 55, 79]。但慢性胰腺炎内镜治疗能否带来长期的临床改善,还需要更长时间的跟踪研究。

胰腺假性囊肿

胰腺假性囊肿是急性和慢性胰腺炎的常见并发症,多数假性囊肿可自行吸收,只有那些伴腹痛、胆道梗阻以及伴有早饱、恶心、呕吐等消化道梗阻症状的患者才需要处理。超声内镜或非超声内镜下治疗是常用的处理方式,目前已经成为一线治疗方法,包括内镜下囊肿胃吻合引流术(图 23.18)、内镜下囊肿十二指肠造口吻合术以及经乳头囊肿引流术等(图 23.19),在成人内镜下治疗的成功率大约是 80%(图 23.20)[80]。然而,在儿童患者中胰腺假性囊肿内镜下治疗的经验不足,相关研究报道也十分有限[81]。当然,在不具有内镜下治疗技术的单位,外科手术及经皮穿刺引流术也是可选择的治疗方法。

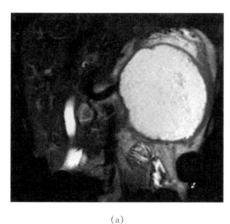

(a)

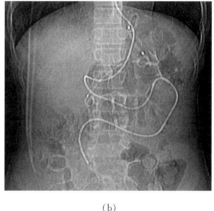

(b)

图 23.18　一个 12 岁女孩,被马蹄伤后继发外伤性胰腺炎,2 周后发生症状性胰腺假性囊肿,同时考虑可能存在着主胰管破裂损伤。(a)MRCP 提示胰周可见一 8 cm×9 cm×10 cm 的假性囊肿伴压迫胃腔。(b)经胃和囊肿间放置 10 Fr×4 cm 双猪尾塑料支架一根,主胰管内放置 5 Fr×7 cm 塑料支架一根进行引流,同时放置鼻空肠营养管。6 周后 CT 扫描囊肿完全消除,拔出支架。

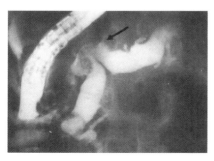

(a)

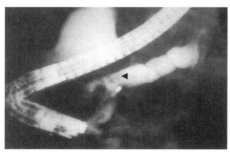

(b)

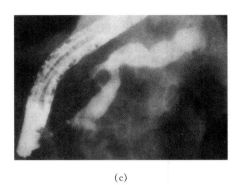

(c)

图 23.19 一例 14 岁女性患者,遗传性慢性胰腺炎。(a)胰头与胰体连接部较大的胰管结石(箭头所示)。(b)胰管括约肌切开术联合体外震波碎石术后 2 天,多个小的残余结石(箭头所示)用 Dormia 网篮取出。(c)1 个月后,复查 ERCP 显示胰管扩张,已无结石。

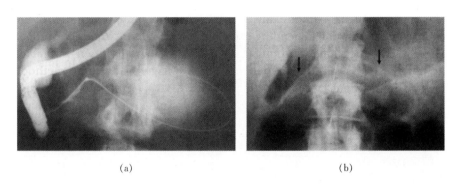

(a)   (b)

图 23.20 一例 13 岁女性患者,胰腺假性囊肿且与胰管相交通,行内镜下经十二指肠乳头胰管置管引流。(a)内镜下胆总管与胰管括约肌切开术后,导丝放入囊腔。(b)放置 7 Fr 支架跨过胰管狭窄部位(箭头所示)。

问题与展望

ERCP 在儿童患者中的应用目前仍处于起步阶段。尽管由专职儿科胃肠病学医师实施儿童 ERCP 操作日益增多,但完成的数量还远远不够,无法使他们达到技术熟练或精湛的程度。此外,由于目前 ERCP 更多是用于治疗目的而非诊断目的,那么这个问题就显得愈加突出。因此,目前主要是由成人内镜专家和儿科专家一起完成儿童患者的 ERCP 治疗。

但笔者坚信,未来儿童 ERCP 将由受过特殊培训的内镜医师在三级医疗机构内进行,并且他们每年将保持完成一定数量的此类操作。此外,应进一步提高 MRCP 对儿童胆胰疾病的诊断价值。一般来说,怀疑有胆、胰疾病的儿童患者应首先考虑行 MRCP 检查,而 ERCP 更多地用于疾病的治疗。

◇ 参 考 文 献 ◇

1 Varadarajulu S, Wilcox CM, Hawes RH, Cotton PB. Technical outcomes and complications of ERCP in children. *Gastrointest Endosc* 2004;60:367 – 371.

2 Cheng CL, Fogel EL, Sherman S, *et al*. Diagnostic and therapeutic endoscopic retrograde cholangiopancreatography in children: a large series report. *J Pediatr Gastroenterol Nutr* 2005; 41:445 – 453.

3 Iqbal CW, Baron TH, Moir CR, Ishitani MB. Post-ERCP pancreatitis in pediatric patients. *J Pediatr Gastroenterol Nutr* 2009;49:430 – 434.

4 Jang JY, Yoon CH, Kim KM. Endoscopic retrograde cholangiopancreatography in pancreatic and biliary tract disease in Korean children. *World J Gastroenterol* 2010;16:490 – 495.

5 Otto AK, Neal MD, Slivka AN, Kane TD. An appraisal of endoscopic retrograde cholangio-pancreatography (ERCP) for pancreaticobiliary disease in children: our institutional experience in 231 cases. *Surg Endosc* 2011;25:2536 – 2540.

6 Fox VL, Werlin SL, Heyman MB. ERCP in children: a position statement from the North American Society for Pediatric Gastroenterology and Nutrition. *J Pediatr Gastroenterol Nutr* 2000;30:335 – 342.

7 Guelrud M, Jaen D, Torres P, *et al*. Endoscopic cholangiopancreatography in the infant: evaluation of a new prototype pediatric duodenoscope. *Gastrointest Endosc* 1987;33:4 – 8.

8 Derkx HH, Huibregtse K, Taminiau JA. The role of endoscopic retrograde cholangiopancreatography in cholestatic infants. *Endoscopy* 1994;26:724 – 728.

9 Shteyer E, Wengrower D, Benuri-Silbiger I, *et al*. Endoscopic retrograde cholangiopancreatography in neonatal cholestasis. *J Pediatr Gastroenterol Nutr* 2012;55:142 – 145.

10 Wilkinson ML, Mieli-Vergani G, Ball C, *et al*. Endoscopic retrograde cholangiopancreatography in infantile cholestasis. *Arch Dis Child* 1991;66:121 – 123.

11 Brown CW, Werlin SL, Geenen JE, Schmalz M. The diagnostic and therapeutic role of endoscopic retrograde cholangiopancreatography in children. *J Pediatr Gastroenterol Nutr* 1993; 17:19 – 23.

12 Buckley A, Connon JJ. The role of ERCP in children and adolescents. *Gastrointest Endosc* 1990; 36:369 – 372.

13 Cotton PB, Laage NJ. Endoscopic retrograde cholangiopancreatography in children. *Arch Dis Child* 1982;57:131 – 136.

14 Hsu RK, Draganov P, Leung JW, *et al*. Therapeutic ERCP in the management of pancreatitis in children. *Gastrointest Endosc* 2000;51:396 – 400.

15 Lemmel T, Hawes R, Sherman S, *et al*. Endoscopic evaluation and therapy of recurrent pancreatitis and pancreaticobiliary pain in the pediatric population. *Gastrointest Endosc* 1994;40: A54.

16 Putnam PE, Kocoshis SA, Orenstein SR, Schade RR. Pediatric endoscopic retrograde cholangiopancreatography. *Am J Gastroenterol* 1991;86:824 – 830.

17　Tagge EP, Tarnasky PR, Chandler J, et al. Multidisciplinary approach to the treatment of pediatric pancreaticobiliary disorders. J Pediatr Surg 1997;32:158 – 164.

18　Poddar U, Thapa BR, Bhasin DK, et al. Endoscopic retrograde cholangiopancreatography in the management of pancreaticobiliary disorders in children. J Gastroenterol Hepatol 2001; 16: 927 – 931.

19　Elmunzer BJ, Scheiman JM, Lehman GA, et al. A randomized trial of rectal indomethacin to prevent post-ERCP pancreatitis. N Engl J Med 2012;366:1414 – 1422.

20　(a) Balistreri WF. Neonatal cholestasis. J Pediatr 1985; 106: 171 – 184. (b) Virginia M, Deborah F, Whitington PF, et al. Guideline for the evaluation of cholestatic jaundice in infants: recommendations of the North American Society for pediatric gastroenterology, hepatology and nutrition. J Pediatr Gastroenterol Nutr 2004;39:115 – 128.

21　(a) Sevilla A, Howman-Gile R, Saleh H, et al. Hepatobiliaryscintigraphy with SPECT in infancy. Clin Nucl Med 2007;32:16 – 23. (b) Guelrud M, Jaen D, Mendoza S, et al. ERCP in the diagnosis of extrahepatic biliary atresia. Gastrointest Endosc 1991;37:522 – 526.

22　Guelrud M, Carr-Locke D, Fox VL. ERCP in Pediatric Practice: Diagnosis and Treatment. Oxford: Isis Medical Media Ltd. , 1997.

23　Morelli A, Pelli MA, VedovelliA, et al. Endoscopic retrograde cholangiopancreatography study in Alagille's syndrome: first report. Am J Gastroenterol 1983;78:241 – 244.

24　Yamaguchi M. Congenital choledochal cyst: analysis of 1433 patients in the Japanese literature. Am J Surg 1980;140:653 – 657.

25　Arima E, Akita H. Congenital biliary tract dilatation and anomalous junction of the pancreaticobiliary system. J Pediatr Surg 1979;14:9 – 15.

26　Oguchi Y, Okada A, Nakamura T, et al. Histopathologic studies of congenital dilatation of the bile duct as related to an anomalous junction of the pancreaticobiliary ductal system: clinical and experimental studies. Surgery 1988;103:168 – 173.

27　Ikada A, Nakamura T, Higaki J, et al. Congenital dilatation of the bile duct in 100 instances and its relationship with anomalous junction. Surg Gynecol Obstet 1990;171:291 – 298.

28　Babbitt DP. Congenital choledochal cysts: new etiological concept based on anomalous relationship of common bile duct and pancreatic bulb. Ann Radiol 1969;12:231 – 240.

29　Guelrud M, Morera C, Rodriguez M, et al. Normal and anomalous pancreaticobiliary union in children and adolescents. Gastrointest Endosc 1999;50:189 – 193.

30　Misra SP, Dwivedi M. Pancreaticobiliary ductal union. Gut 1990;31:1144 – 1149.

31　Todani T, Watanabe Y, Narusue M. Congenital bile duct cyst. Am J Surg 1977;134:263 – 269.

32　Venu RP, Geenen JE, Hogan WJ, et al. Role of endoscopic retrograde cholangiopancreatography in the diagnosis and treatment of choledochocele. Gastroenterology 1984;87:1144 – 1149.

33　Hu B, Gong B, Zhou DY. Association of anomalous pancreaticobiliary ductal junction with gallbladder carcinoma in Chinese patients: an ERCP study. Gastrointest Endosc 2003; 57: 541 – 545.

34　Ng WD, Liu K, Wong MK, et al. Endoscopic sphincterotomy in young patients with choledochal dilatation and a long common channel: a preliminary report. Br J Surg 1992;79:550 – 552.

35　Yonem O, Bayraktar Y. Clinical characteristics of Caroli's disease. World J Gastroenterol 2007;

13:1930 – 1933.

36　Todani T, Watanabe Y, Fujii T, *et al*. Cylindrical dilatation of the choledochus: a special type of congenital bile duct dilatation. *Surgery* 1985;98:964 – 968.

37　Debray D, Pariente D, Urroas E, *et al*. Sclerosing cholangitis in children. *J Pediatr* 1994;124: 49 – 56.

38　Ferrara C, Valeri G, Salvolini L, Giovagnoni A. Magnetic resonance cholangiopancreatography in primary sclerosing cholangitis in children. *Pediatr Radiol* 2002;32:413 – 417.

39　Guelrud M, Mendoza S, Guelrud A. A tapered balloon with hydrophilic coating to dilate difficult hilar biliary strictures. *Gastrointest Endosc* 1995;41:246 – 249.

40　Arcement CM, Meza MP, Arumania S, Towbin RB. MRCP in the evaluation of pancreaticobiliary disease in children. *Pediatr Radiol* 2001;31:92 – 97.

41　Stringer MD, Taylor DR, Soloway RD. Gallstone composition: are children different? *J Pediatr* 2003;142:435 – 440.

42　Guelrud M, Daoud G, Mendoza S, *et al*. Endoscopic sphincterotomy in a 6-month-old infant with choledocholithiasis and double gallbladder. *Am J Gastroenterol* 1994;89:1587 – 1589.

43　Guelrud M, Mendoza S, Jaen D, *et al*. ERCP and endoscopic sphincterotomy in infants and children with jaundice due to common bile duct stones. *Gastrointest Endosc* 1992;38:450 – 453.

44　Man DW, Spitz L. Choledocholithiasis in infancy. *J PediatrSurg* 1985;20:65 – 68.

45　Tarnasky PR, Tagge EP, Hebra A, *et al*. Minimally invasive therapy for choledocholithiasis in children. *Gastrointest Endosc* 1998;47:189 – 192.

46　Wesdorp I, Bosman D, de Graaff A, *et al*. Clinical presentations and predisposing factors of cholelithiasis and sludge in children. *Pediatr Gastroenterol Nutr* 2000;31:411 – 417.

47　Guelrud M, Zambrano V, Jaen D, *et al*. Endoscopic sphincterotomy and laparoscopic chole-cystectomy in a jaundiced infant. *Gastrointest Endosc* 1994;40:99 – 102.

48　Chapoy PR, Kendall RS, Fonkalsrud E, Ament ME. Congenital stricture of the common hepatic duct: an unusual case without jaundice. *Gastroenterology* 1981;80:380 – 383.

49　Bickerstaff KI, Britton BJ, Gough MH. Endoscopic palliation of malignant biliary obstruction in a child. *Br J Surg* 1989;76:1092 – 1093.

50　Guelrud M, Mendoza S, Zager A, Noguera C. Biliary stenting in an infant with malignant obstructive jaundice. *Gastrointest Endosc* 1989;35:259 – 261.

51　Yamamoto H, Hayashida S, Asonuma K, *et al*. Single center experience and long-term out-comes of duct-to-duct biliary reconstruction in infantile living donor liver transplantation. *Liver Transpl* 2014;20:347 – 354.

52　Ulitsky A, Werlin S, Dua KS. Role of ERCP in the management of non-iatrogenic traumatic bile duct injuries in the pediatric population. *Gastrointest Endosc* 2011;73:823 – 827.

53　Blustein PK, Gaskin K, Filler R, *et al*. Endoscopic retrograde cholangiopancreatography in pancreatitis in children and adolescents. *Pediatrics* 1981;68:387 – 393.

54　Forbes A, Leung JW, Cotton PB. Relapsing acute and chronic pancreatitis. *Arch Dis Child* 1984;59:927 – 934.

55　Guelrud M, Mujica C, Jaen D, *et al*. The role of ERCP in the diagnosis and treatment of idiopathic recurrent pancreatitis in children and adolescents. *Gastrointest Endosc* 1994; 40: 428 – 436.

56 Agarwal J, Nageshwar Reddy D, Talukdar R, *et al*. ERCP in the management of pancreatic diseases in children. *Gastrointest Endosc* 2014; 79: 271 – 278.

57 Mori K, Nagakawa T, Ohta T, *et al*. Pancreatitis and anomalous union of the pancreaticobiliary ductal system in childhood. *J Pediatr Surg* 1993; 28: 67 – 71.

58 Guelrud M, Morera C, Rodriguez M, *et al*. Sphincter of Oddi dysfunction in children with recurrent pancreatitis and anomalous pancreaticobiliary union: an etiologic concept. *Gastrointest Endosc* 1999; 50: 194 – 199.

59 Weisser M, Bennek J, Hormann D. Choledochocele — a rare cause of necrotizing pancreatitis in childhood. *Eur J Pediatr Surg* 2000; 10: 258 – 264.

60 Siegel JH, Harding GT, Chateau F. Endoscopic incision of choledochal cysts (choledochocele). *Endoscopy* 1981; 13: 200 – 202.

61 Cotton PB. Congenital anomaly of pancreas divisum as a cause of obstructive pain and pancreatitis. *Gut* 1980; 21: 105 – 114.

62 Bernard JP, Sahel J, Giovanni M, Sarles H. Pancreas divisum is a probable cause of acute pancreatitis: a report of 137 cases. *Pancreas* 1990; 5: 248 – 254.

63 Guelrud M. The incidence of pancreas divisum in children [letter]. *Gastrointest Endosc* 1996; 43: 83 – 84.

64 Cotton PB. Pancreas divisum. Curiosity or culprit? *Gastroenterology* 1985; 89: 1431 – 1435.

65 Richter JM, Shapiro RH, Mulley AG, Warshaw AL. Association of pancreas divisum and pancreatitis, and its treatment by sphincterotomy of the accessory ampulla. *Gastroenterology* 1981; 81: 1104 – 1110.

66 Delhaye M, Engelholm L, Cremer M. Pancreas divisum: congenital anatomic variant or anomaly? Contribution of endoscopic retrograde dorsal pancreatography. *Gastroenterology* 1985; 89: 951 – 958.

67 Gelrud A, Sheth S, Banerjee S, *et al*. Analysis of cystic fibrosis gener product (CFTR) function in patients with pancreas divisum and recurrent acute pancreatitis. *Am J Gastroenterol* 2004; 99: 1557 – 1562.

68 Enestvedt BK, TofaniCh, Lee DY, *et al*. Endoscopic retrograde cholangiopancreatography in the pediatric population is safe and efficacious. *J Pediatr Gastroenterol Nutr* 2013; 57: 649 – 654.

69 Bellin MD, Freeman ML, Gelrud A, Total pancreatectomy and islet autotransplantation in chronic pancreatitis: recommendations from Pancreas Fest. *Pancreatology* 2014; 14: 27 – 35.

70 Warshaw AL, Simeone JF, Schapiro RH, Flavin-Warshaw B. Evaluation and treatment of the dominant dorsal duct syndrome (pancreas divisum redefined). *Am J Surg* 1990; 159: 59 – 64.

71 Lehman GA, O'Connor KW. Coexistence of annular pancreas and pancreas divisum-ERCP diagnosis. *Gastrointest Endosc* 1985; 31: 25 – 28.

72 Yanni GS, Gibbs LH, Nguyen S, Young LW. P0814 pancreatitis in a congenital short pancreas of a child. A case report. *J Pediatr Gastroenterol Nutr* 2004; 39: 366.

73 Lavine JE, Harrison M, Heyman MB. Gastrointestinal duplications causing relapsing pancreatitis in children. *Gastroenterology* 1989; 97: 1556 – 1558.

74　Johanson JF, Geenen JE, Hogan WJ, Huibregtse K. Endoscopic therapy of a duodenal duplication cyst. *Gastrointest Endosc* 1992;38:60 - 64.

75　Guelrud M, Siegel JH. Hypertensive pancreatic duct sphincter as a cause of pancreatitis. Successful treatment with hydrostatic balloon dilatation. *Dig Dis Sci* 1984;29:225 - 231.

76　Rescorla FJ, Plumley DA, Sherman S, *et al*. The efficacy of early ERCP in pediatric pancreatic trauma. *J Pediatr Surg* 1995;30:336 - 340.

77　Canty TG, Weinman D. Treatment of pancreatic duct disruption in children by an endoscopically placed stent. *J Pediatr Surg* 2001 Feb;36(2):345 - 348.

78　Yabut B, Werlin SL, Havens P, *et al*. Endoscopic retrograde cholangiopancreatography in children with HIV infection. *J Pediatr Gastroenterol Nutr* 1996;23:624 - 627.

79　Kozarek RA, Christie D, Barclay G. Endoscopic therapy of pancreatitis in the pediatric population. *Gastrointest Endosc* 1993;39:665 - 669.

80　Cremer M, Deviere J, Engelholm L. Endoscopic management of cysts and pseudocysts in chronic pancreatitis: long-term follow-up after 7 years of experience. *Gastrointest Endosc* 1989;35:1 - 9.

81　Makin E, Harrison PM, Patel S, Davenport M. Pancreatic pseudocysts in children: treatment by endoscopic cyst gastrostomy. *J Pediatr Gastroenterol Nutr* 2012;55:556 - 558.

第4篇

质控和安全性

Section 4　Quality and safety

第24章

不良事件：定义、规避和处理

Adverse events: definitions, avoidance, and management

Peter B. Cotton & Mohammad Yaghoobi

要点

★ 内镜医师有关 ERCP 的操作经验、术前风险评估、早期发现和不良事件的合理处理是风险最小化的关键。

★ 急性胰腺炎是 ERCP 术后最常见的严重并发症。目前已知的相关危险因素有多种，包括患者相关危险因素和手术相关危险因素等。预防性胰管支架置入和非甾体类消炎药（NSAIDs）直肠给药可减少 ERCP 术后胰腺炎的发生率。单独应用还是联合应用两种方法取决于基于专业知识上的风险评估。

★ 导丝贯穿、括约肌切开、管腔损伤或支架移位均可导致穿孔。多数情况下建议保守治疗，但肠道穿孔则需要手术和（或）内镜干预。

★ ERCP 术后出现发热应警惕是否发生感染。胆管炎是操作失败未能保证胆汁引流时最令人担忧的感染，当然院内感染、胆囊炎或胰腺脓毒症等感染亦可发生。对高危患者保证胆汁充分引流以及预防性使用抗生素可降低感染风险。

★ ERCP 结束后出现明显出血征象被认为是不良事件之一。凝血障碍是最常见的危险因素。纠正凝血障碍、内镜止血、血管介入止血及外科手术是主要的处理方式。

> ★ 其他不良事件包括心肺疾患、麻醉相关并发症以及支架相关并发症。通常情况下，ERCP术后并发症很少导致死亡。
>
> ★ 如果内镜医师和操作团队在术前、术后能够与患者及家属进行良好沟通，则可大大降低发生不良事件后医疗诉讼和司法鉴定的风险。

ERCP操作结束后，患者(和家属)可能由于以下原因存在不满：操作失败、操作完成但临床未获益、出现不良事件(并发症)。有时如果操作规程效率低下或者医师态度冷淡，即使手术成功进行，患者仍可能不满意。

本章节我们重点介绍不良事件的定义、规避及处理措施。

不良事件

ERCP操作进程在很多情况下可能并不顺利，严重程度从微不足道的小事件(如瞬时出血导致操作被迫中止)到危及生命的严重并发症(如穿孔)。绝大多数不良事件可在操作过程中或术后短期内及时发现，也有少数属于预先发生的(如准备失当所致)或远期并发症(如括约肌切开后的延迟出血)。

意外事件变为不良事件的严重程度是一项主观但重要的评判，收集并分析相关有意义的数据是定义不良事件的基础。1991年的共识研讨会提出了一个简单的定义，即所发生的事件已达到需要住院治疗(或延长住院周期)的程度。它同时提出了基于住院周期长度分级的严重程度的概念。这些指南目前得到广泛应用，并于2010年由美国消化内镜学会(ASGE)赞助的一项多学科研讨会中得到更新(涵盖所有类型的内镜规程)，并提出了一个新的定义。

定义：不良事件

- (由于某因素、非单纯性技术原因)阻碍操作规程完成，或者
- 14天内、有临床结果支持需要如下任一治疗：
  ○ 计划外或延期住院
  ○ (需镇静/麻醉的)额外诊疗操作
  ○ 专家会诊

意外事件则是未达上述标准的计划外事件，其中一些情况应进行书面记录(如缺氧或瞬时出血)，以便进一步提高治疗质量。

表 24.1 所示为研讨会确定的不良事件严重程度分级标准。

表 24.1　不良事件严重程度分级

事　件	分　级				
	微	轻	中	重	致命
操作完成,无后遗症	×				
操作取消(或未开始)		×			
需术后医疗咨询		×			
计划外的麻醉/通气支持			×		
计划外住院≤3 天		×			
计划外住院 4~10 天			×		
计划外住院≥10 天				×	
需 ICU 监护治疗				×	
需输血治疗			×		
并发症需重复内镜治疗			×		
并发症需介入治疗			×		
并发症需手术治疗				×	
永久性致残(特定)				×	
致死					×

总体发生率和影响因素

　　发生不良事件的概率取决于临床和技术等多种因素,之后将做介绍。一般来说,胰腺炎发生率大约在 5%,出血、穿孔、感染、心肺功能障碍发生率约为 1%。操作相关死亡则是非常罕见的事件。

　　影响数据精确性的一个重要因素是数据收集方式。由于许多迟发性并发症多被漏掉,现已知的回顾性研究常低估并发症的发生率。尤其是做大宗报道的大型医疗中心,因为治疗过程往往比较短暂,而且有些患者路途较远,多数需回家行进一步康复治疗。最可靠的数据来自前瞻性研究,包括定期走访或电话随访,但这要耗费大量的人力资源,一般在调查研究之外很少采用。

　　特定事件风险预测的细节以及降低风险的方法和管理建议将在后面部分论述。一般风险包括内镜医师个人(和团队)的技能水平、患者的临床状态和操作过程的确切性质。

专业技能相关事件

已有许多系列研究显示，经验丰富的内镜医师（和内镜中心）其操作成功率更高、并发症发生率更低，特别是在处理复杂病例的情况下。这一事实提示对操作人员的培训、资格审查和知情同意书的完善等具有重要的临床意义。此外，操作失败的同时也给后续干预治疗带来风险。

患者相关的事件

术前评估患者的某些可能影响 ERCP 操作风险的因素已逐渐引起人们的重视[1, 2]。这些特征必须在 ERCP 计划规程之前被识别，其中有一部分能够克服，见第 5 章内容所述(Joe R)。

当前有不少研究证实了诊断性和治疗性 ERCP 在婴儿、儿童和老年人群的安全性。然而，挪威的一项关于 2 808 例患者（半数以上超过 70 岁）的前瞻性多中心队列研究显示年龄是 ERCP 术后严重不良事件的一个独立预测因素[3]。

不良事件在急性胆管炎[4]、存在大量合并症等病情严重的患者人群中更易发生。最严重的合并症包括心肺功能低下（给镇静和麻醉带来风险）、免疫抑制、凝血障碍（包括正在进行抗凝治疗）[1, 2]。美国麻醉医师协会（ASA）评分被广泛用于评估镇静和麻醉的风险。

孕期施行 ERCP 似乎是安全的。植入心脏起搏器和除颤器的患者在采取适当的预防措施的情况下可以安全地接受 ERCP 诊疗。

操作适应证和具体技术

正如第 1 章的 ERCP 操作难度分级所述，操作的复杂性和操作风险通常具有一致性。因此，内镜下壶腹部切开术和假性囊肿引流可能比单纯的胆管结石取石风险更大。目前越来越明确对不明原因腹痛患者（"疑似括约肌功能障碍"）施行 ERCP 操作是尤其危险的。这一点在美国国立卫生研究院（NIH）2002 年关于 ERCP 的"State-of-the-Science Conference"会议上被着重强调[5]。可惜的是，"ERCP 对于最不需要的患者往往是最危险的"，这点往往是事实[6]。

每一种精确的治疗操作（如乳头括约肌切开）都对应一定的潜在手术风险，我们会在每个具体事件中逐一介绍。

胰腺炎

胰腺炎是 ERCP 和括约肌切开术后最常见的并发症。

定义

几乎所有患者在 ERCP 术后几小时内血清淀粉酶和脂肪酶的水平都会升高,甚至有时尽管没有进行胰管操作也会增高。虽然这提示胰腺被激惹,但是并不等同于临床相关胰腺炎的发生。1991 年的共识统一了有关 ERCP 术后胰腺炎的定义[7]:"ERCP 术后胰腺炎是有典型腹痛症状、24 小时内血清淀粉酶或脂肪酶至少升高 3 倍、症状明显需要收住入院治疗(包括目前已经住院或计划住院)的临床疾病"。严重程度分级:需要住院≤3 天的为轻度;住院 4~9 天的为中度;住院≥10 天或患者需要重症监护或外科手术治疗的为重度。该定义和分级已被广泛应用。

发生率和严重程度

文献报道胰腺炎的发生率相差甚大,从不足 1% 到高达 40%,主要由于定义标准、数据收集方法不同以及病案混杂造成。统一使用共识意见的定义后,近期的前瞻性研究系列显示发生率在 2%~9% 之间波动[8]。加拿大的一项以人群为基础的研究报道在 97 810 例 ERCP 中胰腺炎的发生率是 2.2%,其中年轻患者和女性患者发生胰腺炎的危险性更高[9]。严重程度方面,多数病例属于轻度(住院<3 天),约 20% 为中度(住院 3~10 天),5% 为重度,1% 死亡。另一项涵盖 2 808 例 ERCP 的大型多中心前瞻性研究报道其胰腺炎的发生率亦较接近,为 3.1%[3]。

危险因素

任何 ERCP 的操作都可能引起胰腺炎,但一些特定因素已明确会增加发生胰腺炎的风险。

患者相关因素　目前已非常明确的是,不伴有器质性胰腺疾病的年轻患者发生胰腺炎的危险性明显增高,例如不明原因腹痛以及"疑似括约肌功能障碍"的女性患者。2002 年美国国立卫生研究院(NIH)关于 ERCP 的"State-of-the-Science Conference"会议共识曾发布如下声明:"具有典型 SOD 特质(年轻健康女性)的患者发生 ERCP 相关重症胰腺炎甚至死亡的风险最高。"一项关于 10 997 例病例的荟萃分析显示,伴有 Oddi 括约肌功能障碍的患者胰腺炎发生率为 10.3%,而非 SOD 患者其发生率仅 3.9%[10]。曾有急性胰腺炎病史(自发性或 ERCP 所致)的患者发生胰腺炎的危险性也会增加,而慢性胰腺炎患者的发生风险反而减低。以往认为正常直径的胆管可能增加 ERCP 术后胰腺炎的发生风险,但这可能是括约肌功能障碍的一个特例,并且不适用于胆管结石患者。

操作相关因素　在胰管开口处粗暴操作[8]或胰管反复注射造影剂可使发生胰腺炎的风险性增加，有时甚至可以看到胰腺腺泡显影和尿路显影。以往观察到副胰管未闭的患者术后胰腺炎发生的可能性较小，这点证实了胰管内压力增加是重要的风险因素。

长期以来，括约肌测压被认为是引起胰腺炎的重要因素。然而目前已明确测压只是 Oddi 括约肌功能障碍（SOD）的替罪羊，胰腺炎真正的罪魁祸首是后者[11]。

部分研究表明，标准的胆管括约肌切开并不明显增加总的胰腺炎发生风险。

有些专家报道操作时对有良好（胆道）适应证的患者进行括约肌预切开是有效和安全的[12]。然而，同样有研究表明预切开会明显增加胰腺炎发生的危险性。一项多中心大样本前瞻性研究显示预切开后并发症的发生率是 24.3%，其中重症胰腺炎的发生率是 3.6%[13]。由于各种不同适应证在治疗中心施行胰腺括约肌切开的病例数正不断增加，同样地被认为是一个风险因素（OR 3.1）[13]。意大利的一项多中心前瞻性研究采用单因素分析发现接受胰腺括约肌切开的患者胰腺炎发生率为 3.9%，而对照组仅为 0.6%（$P = 0.03$）[14]。而现有的大多数研究并未能证实纯切割电流可以减少胰腺炎的发生风险。

球囊扩张胆管括约肌常用于巨大结石的辅助取石，同时也被提倡作为括约肌切开取石的常规替代方法，有望减低短期和长期并发症的发生风险。早期的病例研究显示了一些令人振奋的结果，但是这项技术同样有引起胰腺炎的可能。有不少随机研究比较了标准括约肌切开和球囊扩张的危险性。其中一些主要针对存在胆管扩张和较大结石的老年病例，其结果表明，括约肌切开和球囊扩张短期风险的发生率是相近的。然而，对结石较小、胆管相对正常的年轻患者保留其括约肌功能的概念是很有吸引力的。美国一项大型多中心研究显示此类患者（腹腔镜胆囊切除术后）胰腺炎的发生风险是增加的，甚至有 2 例死亡[15]。由此至少在美国达成了一致共识，球囊扩张技术只能用于存在凝血功能障碍、毕 II 式手术史等特殊病例。当然，这类限制性的建议随着预防胰腺炎措施的不断改进（如联合球囊扩张和药物或留置支架预防）会有所改变。一项前瞻性随机试验显示球囊扩张在一些亚洲国家应用较广，不良事件的发生率与括约肌切开相近[16]。一份关于 15 项随机对照试验（1 768 病例）的循证医学系统评价比较了两种技术，结果发现球囊扩张在统计学上取石成功率低（RR 0.90）、机械碎石使用度高（RR 1.34）、胰腺炎发生风险大（RR 1.96），但另一方面出血率显著减低、短期和长期感染更少，而在死亡率、穿孔率和总体短期并发症方面没有显著差异[17]。

对于疑似括约肌功能障碍的患者在胆管括约肌放置临时支架是一种治疗尝试，但该操作可能会引起胰腺炎，应尽量避免。

　　患者和操作同时相关的混合因素　这些危险因素通常具有累积效应[8]。例如一项系列研究对疑似括约肌功能障碍的患者进行预切开导致了 35.3% 的并发症,其中程度分级为严重的不低于 23.5%[13]。在同组学者的另一项研究中,血清胆红素正常、存在胆管结石、插管顺利的女性患者发生胰腺炎的风险为 5%;如果反复插管困难,风险会增加到 16%;如果未发现结石(尤其是疑有 SOD),风险则增加到 42%[11]。这些患者在 ERCP 术后可能发展为重症胰腺炎,他们是相对不幸的,其中部分可能提起法律诉讼[17]。关于 ERCP 术后胰腺炎的危险因素相关总结见表 24.2[19]。

表 24.2　ERCP 术后胰腺炎的危险因素

增加危险?	患者相关	操作相关
是	年轻 女性 疑似括约肌功能障碍 复发性胰腺炎 没有慢性胰腺炎 曾有 ERCP 术后胰腺炎史	胰腺造影 胰管括约肌切开 括约肌球囊扩张 插管困难 括约肌预切开
可能	没有结石 胆红素水平正常 内镜手术团队操作医师数量少	胰腺腺泡显影 胰腺细胞刷检 ERCP 术中出现腹痛
否	胆管狭窄或正常 壶腹周围憩室 胰腺分裂 变态反应 曾有 ERCP 操作失败史	治疗性 ERCP 胆管括约肌切开 括约肌测压 黏膜下注射

ERCP 术后胰腺炎的预防

　　避免胰腺炎的唯一方法就是不进行 ERCP,如评估患者操作风险极高,而临床获益未知的情况下,必须谨慎考虑和讨论是否取消操作。当需要进行 ERCP 操作时,可采取如下一些预防措施。

　　操作技术　重视之前已介绍的机械操作因素可以降低风险。轻柔操作、选择性插管和尽量少注射造影剂会有所帮助。由内镜医生自己注射造影剂能够更好地控制这一重要的可变因素。循导丝插管较造影剂注射更为谨慎,但此举是否可减低风险尚未得到证实。一项有关 12 个随机试验的荟萃分析显示循导丝插管优于造影剂辅助技术,插管成功率更高(84% *vs.* 77%)而术后胰腺炎发生率减低(3.5% *vs.* 6.7%)[20]。然而,最近的一项前瞻性非随机研究比较了这两种操作,发现使用导丝的病例胰腺炎发生率为 5.2%,使用造影剂的发生率为 4.4%,未表现出显著差异。同时,在高危和低危人群中采用不同操作 ERCP 术后胰腺炎的总体发生率相近[21]。

大量研究表明,不同造影剂对 ERCP 的过程没有显著差异。

必要时及时终止操作也是十分重要的。尽管未能完成 ERCP 操作会有遗憾,但对内镜医师和患者而言,并发严重胰腺炎的情况则是更为糟糕的。仅在有明确指征显示胆胰管存在病变并需要内镜治疗时,继续操作以及采取诸如预切开等更有风险的措施才是可取的。

进行测压时应当使用吸引式的导管系统。

括约肌切开时所采用的电流方式并不是影响胰腺炎发生率的主要因素,但是在胰管开口处避免过度电凝是明智的。

药物预防 被推荐并试验用于预防 ERCP 术后胰腺炎的药物清单很长、种类很多[8, 22, 23],包括抗生素、肝素、糖皮质激素、硝苯地平、奥曲肽和生长抑素衍生物、三硝基甘油、利多卡因喷雾、加贝酯、胰泌素、局部肾上腺素以及细胞因子抑制剂。上述药物中,仅双氯芬酸或吲哚美辛直肠给药有明确的证据支持效用。美国的一项关于 602 例高危患者的大型多中心双盲随机对照试验显示接受吲哚美辛直肠给药的患者胰腺炎发生风险减低 46%[24]。随后的四项随机对照试验的荟萃分析同样显示围手术期接受吲哚美辛直肠给药的患者可显著降低术后胰腺炎的发生率,低危组和高危组均使中至重度胰腺炎的发生风险减低一半[25]。欧洲消化内镜协会的最新指南推荐在 ERCP 术前及术后均常规给予双氯芬酸或吲哚美辛直肠用药,以此避免发生术后胰腺炎[26]。有趣的是,一项网络荟萃分析显示在预防术后胰腺炎方面,非甾体类消炎药(NSAIDs)直肠给药优于胰管支架置入,同时并不次于吲哚美辛直肠给药联合预防性胰管支架置入[27]。最近的研究称局部肾上腺素和 NSAIDs 直肠给药是预防 ERCP 术后胰腺炎最为有效的药物[28]。

一项关于 62 例一般危险患者的初步研究显示积极水化与 ERCP 术后胰腺炎减低相关(0% *vs.* 17%, $P = 0.016$)[29]。这个有趣的结论需进一步研究证实才能推荐于日常医疗实践。

胰管支架置入 一项针对 14 个随机对照研究的荟萃分析结果有力证明至少在操作经验丰富的研究中心,临时性置入胰管内支架可以降低高危患者(如疑似或明确有括约肌功能障碍)发生 ERCP 术后胰腺炎的危险[OR 0.39(0.29~0.53), $P<0.001$][30]。所使用的支架规格为 3~5 Fr,长度可短(3~5 cm)可长(8~10 cm,深入胰管)。胰管壁缺乏内瓣使得支架能够在几周内移位迁移到肠

腔(可由腹部 X 线平片确诊)。必须警惕的是,循细导丝插入胰管深部需要娴熟高超的技巧,这对于没有经验的新手而言很难做到,因此他们做此操作的安全性和价值很难保证。基于此以及前面所介绍的一些研究结果,吲哚美辛直肠给药相较单纯胰管支架置入或联合两种方式,其临床疗效更好、治疗花费更少、不良事件发生率更低,因此,预防性胰管支架留置的使用可能会逐渐减少[29, 31]。

识别和处理

多数患者在 ERCP 术后 1~2 小时都会有上腹部的压痛和饱胀感。通常这是由于过度充气造成的,短期内可以恢复(并可通过使用 CO_2 替代空气来避免)。而并发胰腺炎患者则会延迟至 4~12 小时后出现明显症状,表现为典型胰性腹痛,常伴有恶心、呕吐。患者可出现心动过速,上腹部明显压痛、肠鸣音减弱或消失。血清淀粉酶和脂肪酶可升高,但白细胞水平较淀粉酶更能预示严重程度。

如果术后出现明显腹痛和肌紧张(尤其是血清淀粉酶或脂肪酶水平暂时没有明显升高)应尤其警惕穿孔的诊断。腹部 X 线平片在一些病例中有诊断价值,但是 CT 检查更敏感。

ERCP 术后胰腺炎的严重分级和治疗原则与自发性胰腺炎是一样的。充分的镇痛和补液支持是关键。对疑有穿孔的患者需在 24 小时内进行 CT 扫描,此外,治疗一段时间后病程恢复缓慢或出现发热也应进行 CT 扫描(图 24.1)。一般情况下不使用抗生素,除非经皮穿刺证实存在胰腺感染。少数病例会并发胰腺假性囊肿甚至胰腺坏死,这类患者需进行经皮穿刺引流或内镜下引流,或外科手术清创,应将患者转至三级医疗中心治疗。

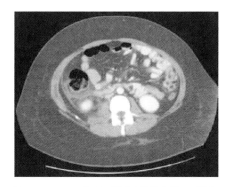

图 24.1 ERCP 术后 1 周重症胰腺炎的 CT 图像。

结论

胰腺炎目前是 ERCP 术后最常见的并发症,有些病情可能十分严重。多数情况下,娴熟的操作技巧以及胰腺小支架的应用能够将胰腺炎的发生率控制在 5% 以下,但仍不能完全避免胰腺炎的发生。

穿孔

ERCP 操作可导致 4 种类型的穿孔,分别是:

- 由导丝或其他机械损伤所致的管腔或肿瘤的穿孔，称为"穿透"更确切。
- 括约肌切开相关的十二指肠后壁穿孔。
- 食管、胃、十二指肠或小肠内腔的穿孔。
- 支架移位导致的穿孔。

管腔和肿瘤"穿透"

导丝和经由导丝引导的器件（如括约肌切开刀、导管和扩张器）能够穿过胆管和胰管系统的管壁（或是深入新切开括约肌的边缘区域）[32]。这在乳头部位肿瘤患者插管时可能更容易发生。当然，这些偶然事件报道得很少，因此其发生频率也无法明确。在一些疑难病例的操作过程中反复尝试插管，尤其当肿瘤造成胆管扭曲或其他原因造成管道急剧偏离时，往往容易发生"穿透"。硬质导丝可能更危险，选用超滑导丝通常比较安全，也更容易找到管腔。

胆管和胰管狭窄时如球囊扩张过度，偶尔会导致管腔破裂。注射造影剂后X线显影图片会出现一些报警信号。谨慎插入器件，同时明确潜在问题可以减少穿孔的发生。发现此类问题通常较为直观，找到正确的管腔并完成补救操作（如放置支架）可以圆满地解决问题。实际工作中出现不良后果的情况并不常见。

括约肌切开相关的穿孔

括约肌切开后穿孔的发生率约为1％，并且通常在十二指肠后壁，腹膜后出现气体[和（或）造影剂]可以明确诊断。然而，对括约肌简单切开后并无临床症状的患者行常规CT扫描显示十二指肠周围或腹膜后少量积气的患者多达30％[33]，因此临床上无症状性"微小"穿孔患者的数量可能较有症状的穿孔多。同样，如何解释有症状性ERCP术后胰腺炎患者CT扫描发现少量游离气体也是相当具有挑战性的。

穿孔的危险因素和预防措施　胆管括约肌大切开或重复切开以及在"1点到2点钟"以外的位置进行切开，发生穿孔的危险性较大。乳头周围憩室患者的相关报道不甚多见。

如前所述，在严格适应证情况下，由专家操作进行括约肌预切开是相对安全和有效的，而在常规操作或患者疑似括约肌功能障碍时，预切开则比较危险[13, 34]。一篇荟萃分析总结了6项对比早期预切开和反复尝试标准插管的研究，结果显示预切开后总体不良事件发生率为5％，对照组为6％，两种处理方式无显著差异[35]。预切开相关的穿孔成为ERCP相关医疗诉讼案件的焦点。

疑似括约肌功能障碍的患者更易发生穿孔[13]，主要由于胆管内径较小（通常正常),或者胆管虽有结石但在一定程度上反而受到保护(因为反复的结石嵌顿及排石使胆管局部变形或纤维化)。偶见报道因蛮力取出巨大结石或取石前仅用球囊扩张而未行括约肌切开导致的穿孔。在主乳头或副乳头进行胰管括约肌切开时发生穿孔的病例极为少见。此外,ERCP 术中额外行胆道镜检查似乎并不增加穿孔风险[36]。

很显然减低括约肌切开所致穿孔风险的最好方法是尽可能避免高风险操作,例如过度切开、偏离轴线的切开、原有括约肌切开的延长和预切开等。

穿孔的识别　当镜下见到非常规区域部位或是 X 线图像显示造影剂出现在十二指肠周围呈非正常解剖形状时,可明确发生了穿孔。充气后抽吸,但异常影像结构并不发生变化,此时能更好地证实发生穿孔(造影剂如在十二指肠内此时是会发生改变的)。穿孔后大量注气,X 线透视检查有时会发现右肾周围和肝脏下缘的游离气体(图 24.2)。

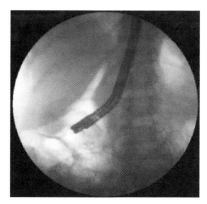
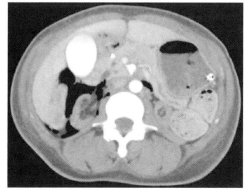

图 24.2　ERCP 术中 X 线图像显示腹膜后积气。　　图 24.3　穿孔后 CT 扫描显示腹膜后积气。

多数病例在术后患者诉上腹疼痛时才发现穿孔。鉴别诊断主要为胰腺炎,后者更为常见。术后即刻出现腹痛(胰腺炎通常在术后 4～12 小时发生)、症状比预期严重或伴有肌卫和心动过速等情况下多考虑穿孔。少数患者在数小时后会出现皮下气肿、纵隔气肿或气胸。白细胞计数通常很快升高。血清淀粉酶或脂肪酶正常或仅轻度升高而腹痛剧烈时,需高度怀疑穿孔。

腹部 X 线片可以发现十二指肠后气体,但 CT 平扫会更为准确(图 24.3),括约肌切开后出现严重腹部症状者应在 24 小时内行 CT 检查。

穿孔的管理　穿孔是危及生命的事件,及时识别诊断并有效处理是非常重要的[28]。患者需禁食、充分补液和营养支持,并且通常情况下给予抗生素治疗。部分专家建议留置胃或十二指肠引流管。部分内镜医师建议通过置入胆道支架或鼻胆管引流来减少腹腔感染,但这种做法并未经临床证实有效,亦非标准操作规程,额外的操作甚至可能会使病情更为严重。有些专家已能够熟练使用金属夹有效封闭括约肌切开所致穿孔[38]。

穿孔的手术治疗　外科医师多提倡穿孔后立即手术。然而,这些病例行剖腹探查时经常无法明确穿孔部位,最后仅单纯留置腹膜后引流管结束手术。多数系列研究显示绝大部分(已报道的)十二指肠后穿孔多进行保守治疗。需说明的是,保守治疗仅对穿孔早期有效。尽管非手术方法占穿孔治疗的主导地位,但尽早获得手术意见是比较明智的。应当每天对患者共同开展日常管理。早期开展内科保守治疗通常有效,但如果在随后几天或几周内患者右肾或结肠周围出现积液或形成脓肿,则需经皮或手术干预进行引流。由于感染的缘故在病程后期进行手术通常比较困难,此时需要留置多个引流管进行充分引流。一项关于9 314例 ERCP 的研究报道称仅 14% 括约肌切开相关穿孔的患者需要手术治疗,同时没有相关死亡[32]。

消化道管腔的穿孔

内镜引起的穿孔可以发生在内镜经过的任何部位。十二指肠镜侧视的特点会使咽喉部有憩室的老年患者发生穿孔的危险性增加。很难想象在缺乏病症的情况下在食管或胃腔发生内镜所致的穿孔,但是常有此类事件的报道[32]。十二指肠很少发生穿孔,通常在用力通过狭窄段或肿瘤所致的显著扭曲段时发生。早期的治疗型十二指肠镜远端头部较长,常在用力取石的操作中引起穿孔。

毕Ⅱ式胃切除术后和一些减肥干预相关的复杂短路手术患者在内镜操作过程中有明确发生输入襻肠腔穿孔的危险。穿孔通常发生于屈镜解襻时,而由内镜头端穿透造成的穿孔较少。谨慎的内镜操作可以很大程度避免穿孔的发生。

识别和处理　消化道管腔的穿孔通常十分直观、易于诊断,在操作过程中,患者会出现明显的胸腹痛和临床症状。X 线会显示腹腔内或纵隔有气体影。即刻外科会诊是必需的,手术治疗通常十分有效。极少数病例可以通过内科保守疗法或联合内镜下止血夹封闭创口来治疗。

支架移位所致穿孔

支架可能从胆管滑脱导致胆管甚至是十二指肠、小肠或结肠的破裂和穿孔,这方面有个案报道。此情况几乎都发生于使用 10 Fr 直型支架的病例。有些从胆管滑出穿透对侧十二指肠肠壁的支架可通过内镜拔除,另一些则需要外科手术干预。

感染

　　ERCP 与多数其他内镜检查的不同之处在于它可能会污染原先是无菌的区域。此外,当胆道存在感染时(如患者有结石或支架梗阻),进行胆道操作会使感染在局部或全身扩散。根据共识意见,ERCP 术后的感染定义为"ERCP 术后 24～48 小时内其他原因不能解释的体温持续高于 38℃"。据文献报道,ERCP 术后临床感染的发生率较低,大约在 0.7％～1.6％之间[13]。然而,无症状性菌血症的发生率高达 27％。ERCP 术后感染的主要致病菌为肠道细菌。

感染类型

　　院内感染　由于不正确的内镜洗消操作,铜绿假单胞菌、克雷伯氏菌、沙雷氏菌等仍可见于 ERCP 术后的感染。这些病原菌往往对抗生素耐药,后果可能是致命性的。

　　胆管炎　菌血症和败血症通常发生于胆道感染和引流不畅的患者。伴有结石和狭窄的患者如未能成功提供胆道的充分引流,则有高达 90％的患者在 ERCP 术后会继发胆管炎。对于肝门部肿瘤和硬化性胆管炎患者,由于无法实现对所有狭窄和阻塞的胆管充分引流,ERCP 术后发生败血症的危险性极大。因此在制订治疗计划之前最好[通过 CT 和(或)MRCP]获得详尽的解剖影像学资料。

　　胆囊炎　ERCP 术后可发生胆囊炎,特别是当胆囊管受到结石或肿瘤影响时(少数情况下会在支架置入后发生)。可通过正规的经皮引流或外科手术处理。

　　胰腺脓毒症　可发生于 ERCP 术后重症胰腺炎时以及有胰腺假性囊肿的患者,主要由于没有充分引流。

感染的预防

　　严格遵循无菌操作规程、减轻胆管压力(在注射造影剂之前抽吸胆汁)、尽量取尽胆道内结石或留置支架以保证充分引流等,都可最小化引发或加重胆道感染的风险。

　　预防性应用抗生素　多数专家推荐如果在 ERCP 术前预计胆道引流可能不完全(如肝门部复杂肿瘤、硬化性胆管炎和假性囊肿),则应预防性给予抗生素;而在引流失败后则应立即静脉给予抗生素治疗。一篇有关 7 项临床试验的荟萃分析显示对随机患者或疑有胆道梗阻的病例进行抗生素预防并不能显著降低 ERCP 术后胆管炎的发生[39]。有些研究提议在造影剂内混合抗生素,但目前这

种策略没有得到进一步验证。ASGE 推荐对疑有或明确胆道梗阻而 ERCP 不能保证提供充分引流、伴有交通性胰腺囊肿/假性囊肿、假性囊肿拟置管引流等患者在 ERCP 术前可给予预防性使用抗生素,而预计 ERCP 可解除梗阻并通畅胆汁引流的情况下不应使用。引流失败或移植后胆管狭窄需持续给予抗生素治疗[40]。

迟发性感染

支架阻塞是引起迟发性胆道感染的常见原因。患者可发生化脓性胆管炎,病情迅速加重。鉴于此,需充分告知患者及其看护人员这一危险性,在出现症状时要及时联系医生。出于同样的原因,塑料支架每 3~4 个月需要常规更换一次,尤其是良性胆管狭窄患者。尽管在对照研究中,恶性胆管狭窄患者定期更换支架并未比出现梗阻症状后再更换支架显示出更多优越性,目前临床工作中仍按此常规处理。

出血

括约肌切开、乳头切除或假性囊肿引流等切开操作不可避免地会引起即刻或延迟性出血。内镜下见少量出血比较常见,但是严重的出血在临床上十分罕见。括约肌切开后球囊扩张取较大结石有时也可发生出血。

定义和发生率

ERCP 术后出血具有特定的临床定义。如出血能在操作过程中自行停止或采用内镜止血措施成功止血,即使出血较多也不算并发不良事件。而当出血导致计划操作(如取石)无法完成或者失血明显(呕血、黑便、血红蛋白下降),患者需要住院治疗和(或)进一步处理(内镜检查或血管造影成像),此时出血则作为一项不良事件。在这些定义下,仅 1% 的括约肌切开会发生出血(其他更多见于括约肌切除)。一般情况下,出血多发生于早期[7, 41]。

出血的危险因素和预防措施

出血在凝血障碍和(或)门静脉高压、肾功能衰竭以及重复括约肌切开等患者中更易发生。尽管临床上常规要求患者停用阿司匹林和其他一些影响血小板功能的药物,目前没有证据表明使用这些药物会使患者出血的危险性增加。患者在操作中出现内镜下即刻渗血并不一定会发生延迟出血[42]。

预防　凝血功能障碍应尽可能纠正。根据 ASGE 的最新指南,抗凝剂应当暂停使用。临时性应用肝素的剂量和时间基于停用抗凝剂可能伴随的出血或血栓栓塞的风险而定[43]。括约肌切开(而非 ERCP)被认为是一项高风险操作。实施括约肌切开必须将操作置于可控范围内,使用混合电流,避免"拉链式"切开。所用电流的类型可能与出血风险相关。一项研究表明使用 ERBE 发生器可以减少内镜下可视出血的发生,但是并不减低临床定义的出血的发生危险。另一研究表明(为降低胰腺炎的风险)初始切开时使用切割电流的确会增加出血的风险。对于无法纠正的凝血障碍或严重门静脉高压患者,取石时多采用球囊扩张辅助而非括约肌切开。

处理 在括约肌切开过程中或随后即刻出现的出血(图 24.4)通常可以自发停止,除非有喷射性出血,一般不需要特殊处理。持续性出血多可在内镜下采用肾上腺素注射、气囊压迫或止血夹夹闭等方式控制。对于不严重的出血,先使用 1:100 000 的肾上腺素约 10 ml 喷洒出血部位通常是有效的。此举一般可以暂时止住渗血,或者至少能够明确出血部位。如果出血明确或者持续渗血,采用气囊压迫是进一步的措施。在胆管内将取石气囊充分

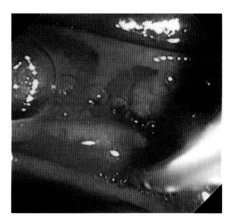

图 24.4 括约肌切开时的出血。

注气充盈,随后用力下拉,使出血部位位于气囊和内镜头端之间部分,压迫约 5 分钟左右。如果上述措施失败,则可使用标准硬化剂注射针头注射 1:10 000 稀释的肾上腺素。可以注射 1~5 ml,注意不要压迫胰管开口。鉴于此,最好只在括约肌切开部位的上外缘进行注射,而不要过深。如果已进行较多操作,留置一根小的保护性胰管支架是比较明智的。大量出血很少见,镜下可视视野会很快消失。经验性地血管介入处理是有效的。当其他处理都失败时,外科缝合结扎是有效的处理方法,但仍可能发生再出血。

迟发性出血

可发生在括约肌切开 2 周后甚至更久,处理方式和其他发作性出血相同。已证明 ERCP 术后 3 天内恢复使用华法林或肝素可增加此类风险[43,44]。由于患者有时可能由于其他病因造成出血,因此明确出血来源非常重要。

网篮嵌顿

从胆管内取巨大结石时可能发生网篮嵌顿。通常这种情况可以通过松开结

石或使用紧急碎石器得以解决（第 16 章）。为预防此类问题，明智的做法是取石前预估结石直径，直径超过 1 cm 时及早使用机械碎石器。在胰管内使用网篮要小心谨慎并尽量避免。机械碎石对于质地较软的结石（蛋白栓）和黏液栓是有效的，但是对于钙化的胰管结石效果不佳。网篮在管道内可能发生断裂并嵌顿的风险。

心肺并发症和镇静意外

任何内镜操作过程中或结束后都可能发生心肺并发症[45]，其中有关 ERCP 过程中心肌缺血的研究较为深入。一过性缺氧和心律失常在 ERCP 操作过程中偶尔会出现，但是由于认识充分和处理得当，通常不引起临床不良后果。极少数情况下，操作中或结束后可能引起严重的心肺功能失代偿，是 ERCP 致死的少见病因。

心肺并发症的危险因素包括一些已知或不曾预期的合并症，以及与镇静和麻醉相关的一些问题。过度镇静可引起严重后果，尤其对于年老或体弱的患者，在监护不充分的情况下更容易发生（如房间光线过暗）。

心肺并发症可以通过仔细的操作前评估、处理高危患者（ASA 等级 Ⅲ 级或更高）时与麻醉医师（及心脏科医师）良好的合作、对内镜操作医师和护士进行正规的镇静复苏培训以及仔细的监护来避免。使用阿片类和苯二氮䓬类药物时，基于丙泊酚的镇静或使用二氧化碳浓度监测仪可减少缺氧和呼吸暂停发作。

吸入性肺炎可发生在任何一种内镜操作结束后，其发生率不详，但是由于发病可能会延迟，因而实际发生的病例数可能比发现并诊断的要多。

支架置入的晚期并发症

胆管和胰管支架可因局部损伤、支架阻塞和移位等引发并发症，主要取决于它们的大小、性质和位置。

塑料胆管支架的阻塞 在置入几个月后支架阻塞几乎是难以避免的，并且可造成严重的胆管炎。近二十年来一系列试图克服此并发症的方法到目前为止都是徒劳的（第 3 章）。为减少感染风险，常规建议每 3 个月左右更换一次塑料胆管支架。这适用于胆管良性狭窄的患者。对于患有恶性疾病的患者，应告知家属一旦出现首发阻塞症状（通常为寒战），应及时采取紧急措施。自膨式金属支架通常能持续扩张更久，但发生阻塞的后果同样严重。

塑料支架的移位 支架向外移位通常会引起十二指肠或远端小肠的损伤。支架向内移位则导致难以取出，尤其是胰管支架[48]。多数移位的支架可以通过气囊、异物钳、圈套器或网篮取出。极少数情况下需要外科手术来处理移位的

支架。

　　塑料支架引起的管壁损伤　支架在胆管内留置数月后会导致部分管壁不规则增厚。影像学检查可以发现[超声内镜(EUS)诊断会比较困难],但没有临床意义。然而,对胰腺而言,支架引起的管壁损伤会造成严重的问题[49],尤其是胰管本身正常的情况下。支架端部(尤其是弯曲的管腔)或内部倒刺的刺激经常会引起管壁的不规整,导致临床严重的狭窄。明确有慢性胰腺炎的患者处理结石或狭窄时,留置较硬的 7 Fr 甚至 10 Fr 的胰管支架是合理的。但对于相对在正常的管腔,应使用较小的(3 Fr 或 5 Fr)质软的支架留置数周即可[49]。对于胰管支架长度的选择最好是使其内侧端在管腔的直行部分。

　　金属支架的迁移和堵塞　这一方面相较塑料支架而言金属支架所致的不良事件报告更少。原因之一可能是他们主要用于姑息治疗。此外,相关的研究没有塑料支架广泛。然而,大多数关于塑料支架的不良事件报道也可见于金属支架,包括移位(常见于覆膜支架)、阻塞以及引起十二指肠溃疡[50, 51]。

括约肌切开的晚期并发症

　　有关胆管括约肌切开后远期可能发生的不良后果一直以来都是关注热点[52]。对"乳头狭窄"患者行括约肌切开可能显著增加远期胆源性症状的风险,这可能是由于出现再狭窄,也可能是原先的诊断错误(第 17 章)。

　　括约肌切开不可避免会导致胆道细菌感染,这可能是促使胆色素结石形成的一个潜在启动因素。一项研究显示外科括约肌形术术后胆管癌的发生率显著增加,但斯堪的纳维亚半岛的一项队列研究发现内镜下括约肌切开与胆管癌的发生无关联性[53]。许多括约肌切开取石的患者被跟踪随访至术后 10 年或更久。在这些研究中,远期胆道问题的发生率在 5%～24%,平均约为 10%。其中阿姆斯特丹的研究报道的数据值最大(24%),并且除一例之外均发生复发结石[54]。在其他的系列研究中,有些患者在无结石甚至未发生括约肌切开后狭窄的情况下亦可发生胆管炎。

　　大多数括约肌切开后的远期并发症都可行内镜下治疗,需牢记重复切开会导致相关风险增加。少数患者尽管胆道引流通畅,仍可每 6～12 个月便形成胆管结石,并且需要定期行内镜下重复"胆道清理"。

　　胰管括约肌切开的主要风险是再狭窄,其发生率在已报道的病例中至少为20%(第 6～8 章)。通常都发生在内镜下治疗后,发生于乳头以下的狭窄即使外科修复也可能较困难。改良的新技术(和新型支架)有望减低这种风险。

　　最近有报道胰管开口硬化导致的复发性胰腺炎是胆管括约肌切开的一项晚期并发症。

少见并发症

ERCP 术后还可见其他一些不良事件的发生，包括以下情况。

- 胆石性肠梗阻，多发生在巨大结石取出术后。
- 肌肉骨骼的损伤，如：颞下颌关节或肩部的脱臼、牙外伤。
- 血管浑浊乳化，再采用尖导管造影时，有时可看到门脉系统和淋巴管显影，X 线透视下造影剂移动迅速。如果同时混杂空气注入，则 CT 扫描的结果会令人担忧，但是迄今没有相关后遗症的报道。
- 门静脉空气或胆汁栓子，导致心脏或大脑空气栓塞，最终导致死亡[55]。这是直接胆管镜检查的一个潜在隐患。
- 长期鼻胆管引流会造成鼻窦感染。
- 使用肾毒性药物(如庆大霉素)导致肾功能不全。
- 鼻胆管或鼻胰管嵌顿或毁损。
- 含碘造影剂的过敏反应。在 ERCP 过程中即使极少量的造影剂进入血液也可引起过敏反应。对于明确存在过敏的患者内镜检查应当采取相关的替代策略。
- 硬化性胆管炎的患者其胆汁淤积加重。
- 已有几例报道 ERCP 操作过程中发生脾损伤。
- 脾脏、肾脏以及其他部位发生远处脓肿。
- 葡萄糖-6-磷酸脱氢酶(G6PD)缺乏和溶血尿毒症造成的溶血。
- 括约肌切开后胰腺癌扩散。
- 针状刀括约肌切开后由胰十二指肠动脉的分支发展成假性动脉瘤。

ERCP 术后死亡

文献报道的有关 ERCP 术后 30 天的死亡分析，其结果难以鉴定是手术还是系合并疾病所导致。一项研究表明事实上很难区分死亡原因是并存的疾病、主要并发症还是 ERCP 失败后采取其他措施造成的并发症。1991 年共识意见收集的资料报道 7 729 例括约肌切开的患者有 103 例发生死亡(1.3%)。迄今为止最大的荟萃分析涵括了 16 885 名患者和 21 项前瞻性研究，所报道的 ERCP 相关死亡率为 0.33%(CI:[0.24, 0.42])[56]。

在所有已报道的研究中引起死亡的原因涵盖了所有常见并发症，包括胰腺炎、出血、穿孔、感染和心肺事件，各原因引起的死亡率基本相等。部分报道中称由于穿孔的延迟识别和诊断是引起死亡的主要原因[57]。丹麦 9 例死亡后要求保险赔偿的病例中，7 例归因于胰腺炎，其中 2 例进行了预切开[58]。

ERCP 术后护理

是否需要住院?患者留院过夜观察意味着医护人员能够保证提供充分的补液(主要通过静脉输液),同时能及时注意到提示并发症的任何症状的发生并快速检查。然而,整夜观察不仅增加治疗花费,也增加了患者及家属的其他负担。不少研究评估了预示需要留院治疗的一些因素[59]。大多数标准操作规程(简单的胆道取石和留置支架)不需要留院治疗,但当预估风险高于平均水平(如括约肌功能障碍的处理)、手术操作过程困难、患者一般状况差或无人陪护而回家路程需 1~2 小时以上等情况时,留院则是明智的。

可否早期开放饮食?患者总在操作结束后便急于进食,但在临床实践中,医护人员建议静脉补液至次日清晨以度过胰腺炎的主要风险期。有一项研究则称早期开放饮食并无害处[60]。

不良事件的处理

每种不良事件都需要特定的技巧来认识和处理,但也有一些重要的共性的指南可供参考。

及时诊断和处理

有效处理的关键是早期诊断和迅速做出明确的处理。延误处理在医疗和法律上都是危险的。操作结束后患者出现疼痛不适都应仔细检查和评估,不能轻易消除疑虑和担心。做适当的实验室检查和影像学检查,参考相关的文献资料,及时请教相关领域的专家处理意见。任何可能需要外科介入处理的患者必须及早请外科会诊。有时可以将患者转给专业的同事处理,或转诊至更大的医疗中心,当然,转诊后还应保持联系和随访,以示对患者的持续关心和关注。转诊后漠不关心和置之不理会疏远患者及其家属,有时可能导致医疗诉讼。

专业精神与有效沟通

发生严重并发症时,内镜医师常会觉得沮丧和震惊。有些痛苦是可以理解的和有价值的,富有同情心确实重要,但是保持镇静和面对现实同样重要。过多的道歉可能会营造不良形象。缺乏沟通是发生不快和医疗纠纷的主要原因。记住要真实全面地告诉患者及其陪护人员可能发生的并发症,这是知情同意程序中的重要组成部分。本着同样的精神陈述怀疑发生的并发症是适当和正确的做法。比如说"看上去这里好像发生了穿孔。之前我们讨论过发生的可能性很小,但是很不幸地现在发生了这种情况。我们接下来会对症处理。"通知和联系其他家属、转诊医生、监护人以及风险处理顾问也是明智的。

文件记录

必须在第一时间真实仔细地记录所发生的事件，不要想着回顾性地再增加记录。许多诉讼结果取决于文件记录的质量甚至是缺乏记录。

诉讼事件的经验

幸运的是多数并发症不会导致法律诉讼。尽管 ERCP 是常规内镜操作中危险性最高的，事实上由于结肠镜和上消化道内镜引起的诉讼事件更多[61]。通常患者或其监护人提起诉讼主要有以下原因[18]。

沟通

在知情同意的过程中告知不足通常是一个主要问题（第 4 章）。我们经常听到"如果知道会发生这样的情况，我们是不会同意进行这种操作的。"不良事件发生后的良好沟通也十分重要，能够显示你对患者的关注。有些情况下患者和家属动怒只是单纯地因为觉得医护人员对病情并不关心。

医护行为规范的实践

诉讼程序成立后，关键问题是内镜医师（及其他相关人员）是否遵循"医护规范"行事。所谓规范的定义是指在类似的情况下专业的同行会如何处理（以及在法庭上鉴定人所发表的意见）。

适应证 ERCP 是否确实需要施行？显然需要对操作的利弊进行权衡[62]。虽然专业协会出版了 ERCP 的应用指南，但细节之处最容易出问题，例如肝功能检测异常以及胆管直径增宽到什么程度可构成客观的病理依据。在实践中，决策的有效性取决于症状的严重程度、先前的治疗和检查是否全面深入以及沟通的过程是否合理。症状（或病理表现）是否真的十分紧迫？非侵袭性检查手段（目前包括 MRCP）是否用尽，或者至少被考虑到并讨论过？

对于经验不足的内镜医师而言，尤其是高风险的操作，转诊至专业中心是需考虑的变通方法之一。

操作技术 在正常管径的胰管放置 10 Fr 支架等操作是否明显偏离了操作常规？对病理结果高度怀疑是否可决定进行预切开？胰腺的过度操作和过度注射（例如腺泡化）以及造影剂注入胆管分支是否有放射学依据？对于操作过程的记录，护士可提供重要证据，如镇静过度和造影剂注射过量，以及可记录患者的不适。清晰的内镜图像有时也能成为控诉凭证，如图像显示在不正确的方向切开括约肌。

术后处理　患者是否得到了适当的监护? 是否在恢复良好的情况下出院? 以及是否得到恰当的就诊或随访建议? 当出现非预期的症状时有无做出迅速处理? 内镜医师是否能够给出建议? 最常见的错误是治疗延误(尤其是考虑和处理穿孔时)和胰腺炎患者补液不足。

内镜医师及工作人员的风险

内镜中心并非一个危险的地方,但是对于 ERCP 内镜医师及工作人员而言仍存在一些风险。感染传播的可能性是存在的,但可以通过标准预防措施(隔离衣、手套和眼部保护)和严格消毒规程而完全预防。某些免疫措施也是可行的。工作人员很少会因 ERCP 操作过程中所使用的医用材料(如戊二醛、乳胶手套)而发生过敏。辐射的风险可通过合理教育、屏蔽和暴露监测而最小化。有些年长的内镜医师会因为长期俯视纤维镜而引起颈椎问题,当 ERCP 操作室内内镜显示屏和 X 射线监视器并非平行并排设置时常常会更严重。频繁操作 ERCP 的医师有时也会抱怨"抬钳器性拇指筋膜炎"。

结论

40 多年来,ERCP 操作及其治疗过程中的风险已有大量详尽的阐述。胰腺炎是最常见的并发症,出血、穿孔、感染和镇静相关并发症仍时有发生。此外,还有许多罕见并发症。一个经验丰富的操作团队可通过认识并管理主要风险因素把不良事件的发生率降到最低,但不能完全消除[37]。因此,让患者充分了解他们将接受怎样的操作及其风险是至关重要的。当不良事件发生后,仔细小心地护理患者可最小化医疗诉讼的风险。

◇ 参 考 文 献 ◇

1　Romagnuolo J, Cotton PB, Eisen G, et al. Identifying and reporting risk factors for adverse events in endoscopy. Part I: cardiopulmonary events. Gastrointest Endosc 2011; 73 (3): 579 - 585.

2　Romagnuolo J, Cotton PB, Eisen G, et al. Identifying and reporting risk factors for adverse events in endoscopy. Part II: noncardiopulmonary events. Gastrointest Endosc 2011; 73 (3): 586 - 597.

3　Glomsaker T, Hoff G, Kvaløy JT, et al.; Norwegian Gastronet ERCP Group. Patterns and predictive factors of complications after endoscopic retrograde cholangiopancreatography. Br J Surg 2013; 100(3): 373 - 380.

4 Leung JW, Chung SC, Sung JJ, Banez VP, Li AK. Urgent endoscopic drainage for acute suppurative cholangitis. Lancet 1989;1(8650):1307－1309.

5 Cohen S, Bacon BR, Berlin JA, et al. National Institutes of Health State-of-the-Science Conference Statement: ERCP for diagnosis and therapy, January 14－16, 2002. Gastrointest Endosc 2002;56:803－809.

6 Cotton PB. ERCP is most dangerous for people who need it least. Gastrointest Endosc 2001;54(4):535－536.

7 Cotton PB, Lehman G, Vennes J, et al. Endoscopic sphincterotomy complications and their management: an attempt at consensus. Gastrointest Endosc 1991;37:383－393.

8 Freeman ML, Guda NM. Prevention of post-ERCP pancreatitis: a comprehensive review. Gastrointest Endosc 2004;59(7):845－864.

9 Urbach DR, Rabeneck L. Population-based study of the risk of acute pancreatitis following ERCP. Gastrointest Endosc 2003;57(5):AB116.

10 Masci E, Mariani A, Curioni S, Testoni PA. Risk factors for pancreatitis following endoscopic retrograde cholangiopancreatography: a meta-analysis. Endoscopy 2003;35(10):830－834.

11 Freeman ML, DiSario JA, Nelson DB, et al. Risk factors for post-ERCP pancreatitis: a prospective, multicenter study. Gastrointest Endosc 2001;54(4):535－536.

12 Cotton PB. Precut papillotomy: a risky technique for experts only. Gastrointest Endosc 1989; 35:578.

13 Freeman ML, Nelson DB, Sherman S, et al. Complications of endoscopic biliary sphincterotomy. N Engl J Med 1996;335:909－918.

14 Testoni PA, Mariani A, Giussani A, et al.; SEIFRED Group. Risk factors for post-ERCP pancreatitis in high- and low-volume centers and among expert and non-expert operators: a prospective multicenter study. Am J Gastroenterol 2010;105(8):1753－1761.

15 DiSario JA, Freeman ML, Bjorkman DJ, et al. Endoscopic balloon dilation compared with sphincterotomy for extraction of bile duct stones. Gastroenterology 2004;127:1291－1299.

16 Fujita N, Maguchi H, Komatsu Y, et al.; JESED Study Group. Endoscopic sphincterotomy and endoscopic papillary balloon dilatation for bile duct stones: a prospective randomized controlled multicenter trial. Gastrointest Endosc 2003;57(2):151－155.

17 Weinberg BM, Shindy W, Lo S. Endoscopic balloon sphincter dilation (sphincteroplasty) versus sphincterotomy for common bile duct stones. Cochrane Database Syst Rev 2006;4:CD004890.

18 Cotton PB. Analysis of 59 ERCP lawsuits; mainly about indications. Gastrointest Endosc 2006; 63(3):378－382.

19 Cotton PB, Garrow DA, Gallagher J, Romagnuolo J. Risk factors for complications after ERCP: a multivariate analysis of 11,497 procedures over 12 years. Gastrointest Endosc 2009;70(1):80－88.

20 Tse F, Yuan Y, Moayyedi P, Leontiadis GI. Guide wire-assisted cannulation for the prevention of post-ERCP pancreatitis: a systematic review and meta-analysis. Endoscopy 2013;45(8):605－618

21 Mariani A, Giussani A, Di Leo M, et al. Guidewire biliary cannulation does not reduce post-ERCP pancreatitis compared with the contrast injection technique in low-risk and high-risk patients. Gastrointest Endosc 2012;75(2):339－346.

22 Freeman ML. Prevention of post-ERCP pancreatitis: pharmacologic solution or patient selection and pancreatic stents. Gastroenterology 2003;124(7):1977-1980.

23 Andriulli A, Leandro G, Niro G, et al. Pharmacologic treatment can prevent pancreatic injury after ERCP: a meta-analysis. Gastrointest Endosc 2000;51:1-7.

24 Elmunzer BJ, Scheiman JM, Lehman GA, et al.; U. S. Cooperative for Outcomes Research in Endoscopy (USCORE). A randomized trial of rectal indomethacin to prevent post-ERCP pancreatitis. N Engl J Med 2012;366(15):1414-1422.

25 Yaghoobi M, Rolland S, Waschke KA, et al. Meta-analysis: rectal indomethacin for the prevention of post-ERCP pancreatitis. Aliment Pharmacol Ther 2013;38(9):995-1001.

26 Dumonceau JM, Andriulli A, Deviere J, et al.; European Society of Gastrointestinal Endoscopy. European Society of Gastrointestinal Endoscopy (ESGE) Guideline: prophylaxis of post-ERCP pancreatitis. Endoscopy 2010;42(6):503-515.

27 Akbar A, Abu Dayyeh BK, Baron TH, et al. Rectal nonsteroidal anti-inflammatory drugs are superior to pancreatic duct stents in preventing pancreatitis after endoscopic retrograde cholangiopancreatography: a network meta-analysis. Clin Gastroenterol Hepatol 2013;11(7):778-783.

28 Akshintala VS, Hutfless SM, Colantuoni E, et al. Systematic review with network meta-analysis: pharmacological prophylaxis against post-ERCP pancreatitis. Aliment Pharmacol Ther 2013;38(11-12):1325-1337.

29 Buxbaum J, Yan A, Yeh K, et al. Aggressive hydration with lactated ringer's solution reduces pancreatitis after endoscopic retrograde cholangiopancreatography. Clin Gastroenterol Hepatol 2014;12(2):303-307.

30 Mazaki T, Mado K, Masuda H, Shiono M. Prophylactic pancreatic stent placement and post-ERCP pancreatitis: an updated meta-analysis. J Gastroenterol 2014;217(5):788-801.

31 Elmunzer BJ, Higgins PD, Saini SD, et al.; United States Cooperative for Outcomes Research in Endoscopy. Does rectal indomethacin eliminate the need for prophylactic pancreatic stent placement in patients undergoing high-risk ERCP? Post hoc efficacy and cost-benefit analyses using prospective clinical trial data. Am J Gastroenterol 2013;108(3):410-415.

32 Enns R, Eloubeidi MA, Mergener K, et al. ERCP-related perforations: risk factors and management. Endoscopy 2002;34(4):293-298.

33 Genzlinger JL, McPhee MS, Fisher JK, et al. Significance of retroperitoneal air after endoscopic retrograde cholangiopancreatography with sphincterotomy. Am J Gastroenterol 1999;94(5):1267-1270.

34 Cotton PB. Needleknife precut sphincterotomy: the devil is in the indications. Endoscopy 1997;29:888.

35 Cennamo V, Fuccio L, Zagari NM et al. Can early precut implementation reduce ERCP-realted complication risk? Meta-analysis of randomized controlled trials. Endoscopy 2010; 42 (5):381-388

36 Hammerle CW, Haider S, Chung M, et al. Endoscopic retrograde cholangiopancreatography complications in the era of cholangioscopy: is there an increased risk? Dig Liver Dis 2012;44(9):754-758.

37 Balmadrid B, Kozarek R. Prevention and management of adverse events of endoscopic retrograde cholangiopancreatography. Gastrointest Endosc Clin N Am 2013;23(2): 385-403.

38 Lee TH, Han JH, Park SH. Endoscopic treatments of endoscopic retrograde cholangiopancreatography-related duodenal perforations. Clin Endosc 2013;46(5):522－528.

39 Bai Y, Gao F, Gao J, et al. Prophylactic antibiotics cannot prevent endoscopic retrograde cholangiopancreatography-induced cholangitis: a meta-analysis. Pancreas 2009;38(2):126－130.

40 Anderson MA, Fisher L, Jain R, et al.; ASGE Standards of Practice Committee. Complications of ERCP. Gastrointest Endosc 2012;75(3):467－473.

41 Vaira D, D'Anna L, Ainley C, et al. Endoscopic sphincterotomy in 1000 consecutive patients. Lancet 1989;2:431－434.

42 Wilcox CM, Canakis J, Monkemuller KE, et al. Patterns of bleeding after endoscopic sphincterotomy, the subsequent risk of bleeding, and the role of epinephrine injection. Am J Gastroenterol 2004;99:244－248.

43 Anderson MA, Ben-Menachem T, Gan SI, et al.; ASGE Standards of Practice Committee. Management of antithrombotic agents for endoscopic procedures. Gastrointest Endosc 2009;70 (6):1060－1070.

44 Hussain N, Alsulaiman R, Burtin P, et al. The safety of endoscopic sphincterotomy in patients receiving antiplatelet agents: a case-control study. Aliment Pharmacol Ther 2007; 25 (5): 579－584.

45 Lee JF, Leung JWC, Cotton PB. Acute cardiovascular complications of endoscopy: prevalence and clinical characteristics. Dig Dis 1995;13(2):130－135.

46 Riphaus A, Stergiou N, Wehrmann T. Sedation with propofol for routine ERCP in high-risk octogenarians: a randomized, controlled study. Am J Gastroenterol 2005;100(9):1957－1963.

47 Qadeer MA, Vargo JJ, Dumot JA, et al. Capnographic monitoring of respiratory activity improves safety of sedation for endoscopic cholangiopancreatography and ultrasonography. Gastroenterology 2009;136(5):1568－1576.

48 Johanson JF, Schmalz MJ, Geenen JE. Incidence and risk factors for biliary and pancreatic stent migration. Gastrointest Endosc 1992;38:341－346.

49 Rashdan A, Fogel E, McHenry L, et al. Pancreatic ductal changes following small diameter long length unflanged pancreatic stent placement [Abstract]. Gastrointest Endosc 2003;57:AB213.

50 Kahaleh M, Tokar J, Conaway MR, et al. Efficacy and complications of covered Wallstents in malignant distal biliary obstruction. Gastrointest Endosc 2005;61(4):528－533.

51 Ee H, Laurence BH. Haemorrhage due to erosion of a metal biliary stent through the duodenal wall. Endoscopy 1992;24(5):431－432.

52 Park SH, Watkins JL, Fogel EL, et al. Long-term outcome of endoscopic dual pancreatobiliary sphincterotomy in patients with manometry-documented sphincter of Oddi dysfunction and normal pancreatogram. Gastrointest Endosc 2003;57(4):483－491.

53 Karlson BM, Ekbom A, Arvidsson D, et al. Population-based study of cancer risk and relative survival following sphincterotomy for stones in the common bile ducts. Br J Surg 1997;84:1235－1238.

54 Bergman JJGHM, van der Mey S, Rauws EAJ, et al. Long-term follow-up after endoscopic sphincterotomy for bile duct stones in patients younger than 60 years of age. Gastrointest Endosc 1996;44(6):643－649.

55 Finsterer J, Stöllberger C, Bastovansky A. Cardiac and cerebral air embolism from endoscopic

retrograde cholangio-pancreatography. Eur J Gastroenterol Hepatol 2010;22(10):1157 – 1162.

56 Andriulli A, Loperfido S, Napolitano G, et al. Incidence rates of post-ERCP complications: a systematic survey of prospective studies. Am J Gastroenterol 2007;102(8):1781 – 1788.

57 Howard TJ, Tan T, Lehman GA, et al. Classification and management of perforations complicating endoscopic sphincterotomy. Surgery 1999;126(4):658 – 665.

58 Trap R, Adamsen S, Hart-Hansen O, Henriksen M. Severe and fatal complications after diagnostic and therapeutic ERCP: a prospective series of claims to insurance covering public hospitals. Endoscopy 1999;31(2):125 – 130.

59 Linder JD, Tarnasky P. There are benefits of overnight observation after outpatient ERCP. Gastrointest Endosc 2004;59(5):AB208.

60 Barthet M, Desjeux A, Gasmi M, et al. Early refeeding after endoscopic biliary or pancreatic sphincterotomy: a randomized prospective study. Endoscopy 2002;34(7):546 – 550.

61 Gerstenberger PD, Plumeri PA. Malpractice claims in gastrointestinal endoscopy: analysis of an insurance industry data base. Gastrointest Endosc 1993;39(2):132 – 138.

62 Cotton PB. Is your sphincterotomy really safe — and necessary? Gastrointest Endosc 1996;44 (6):752 – 755.

第25章

ERCP 的质量控制

ERCP: Quality issues and benchmarking

Peter B. Cotton

要点

★ ERCP 操作者专业技能各不相同,会影响操作成功率和不良事件的发生。

★ 欲行 ERCP 的患者应当被告知所提供治疗的质量。

★ 应当鼓励操作者通过使用报告卡中的既定质量评价指标和参加基准测试来提供信息。

★ ERCP 的结果同样取决于操作设备和协作团队的质量,亦可进行评估和记录。

    内镜下逆行胰胆管造影术(ERCP)因其巨大的临床价值越来越受到世界各地的欢迎。问题是仅当操作以最优水准执行时临床获益才可最大,但并非总能如此。技能娴熟的操作者也可能发生操作失败和严重并发症,当然专业技能尚不熟练的内镜医师从技术和临床角度而言更易发生问题。操作者、患者及支付者都应关注提升内镜质量,并作相应记录。

    与内镜相关的专业组织以及它们的负责人已经逐渐接受伴随医学同步发展的质量改进模式。全球性的胃肠病学和内镜专业相关的学术团体和组织已发布了实用的报告和指南。问题是到目前为止这些深思熟虑的结论和文件在现实实践中绝大部分影响甚微。质量问题经常被提及,但是评价标准则是参差不齐的、非强制性的。仅少数医疗机构遵循出版的指南进行操作。

    我们需对内镜操作的评估指标达成共识,建立基础架构来收集和分析数据,并根据结果在实践中引导改进措施。患者将从中获益。

什么是内镜质量

社会(即患者)期望我们所进行的操作拥有正当的理由,并且能够尽快地、熟练地、成功地、安全地、舒适地完成。这些期望可进一步扩展,从而可列出关于所有类型内镜操作程序的理想特征的清单:

- 合理的适应证——遵循已出版的指南。
- 适宜的操作环境、技术团队行为与支持。
- 充分准备,并告知患者。
- 最小化操作风险的策略,包括患者的准备和监控。
- 合理使用药物,包括镇静/镇痛。
- 正确选择操作设备。
- 插管过程舒适。
- 疾病相关系统的完整评估。
- 识别所有异常(并留取照片/图像存档)。
- 根据需要进行组织取样。
- 应用暗示疗法。
- 避免、识别和处理并发症。
- 操作时间合理。
- 术后复苏顺利,解释病情,合理安排出院。
- 详细和明确的随访计划和建议。
- 完整的病理结果和合理的交流。
- 病史档案完整。

许多组织和团体已经探讨了这些质量问题及其评估指标[1-6]。来自美国国立卫生研究院(NIH)的关于 ERCP 的"State-of-the-Science Conference"的会议报告对于质量问题作了很多评论[7]。

正如其他章节所强调,ERCP 是一个团队事件,但我们将分述内镜医师及操作环节相关的质量方面的内容。

如何识别和衡量内镜医师的卓越技能

某些因素使得 ERCP 操作医师更可能取得好的结果。正规的内镜培训和丰富的经验并不能保证高质量的操作,但一定程度上成功的可能性更大。因此,这些内容以及相关因素的文档应当是内镜操作评估内容的一部分。合理的评价标准应当包括以下几点:

- 专业培训和认证(地点和日期)。

- 有关生命支持和镇静技能的培训和维护。
- 相关继续教育的证据。
- 累计完成及上年完成的 ERCP 例数。
- 上年的操作练习频率(复杂度等级)。

质量的评判依据来自关于操作行为的文件记录,应详细收集的相关数据(23)。现今多数国家的学员需要持续记录他们在训练期间的活动日志,美国消化内镜学会(ASGE)以及其他一些机构也建议内镜医师应当在他们的内镜练习和操作过程中收集前瞻性数据[3]。这些内容可转化为"内镜操作报考卡",此举已倡导多年[8]。

报告卡和基准操作测试

报告卡并不能涵括不同出版物所列出的所有数据元素。应根据数据收集的难易程度和相对重要性选择适当的项目。有些项目便于记录,已出现在多数操作报告中(如适应证、解剖部位、持续时间、诊断、意外事件等)。其他项目主观性较强(如病变描述),亦或难以记录(如迟发并发症、特定内镜医师的患者满意度)。有些项目相较其他指标似乎对于质量评估更为重要。对 ERCP 而言,选择性插管成功率和不良事件发生率显然是关键参数[9]。

规范化评估是指将某一内镜医师的操作表现与他/她的同行或"竞争对手"进行比较。这需要由特定组织机构来实施。

ERCP 质量网络评估项目

在美国 Olympus 公司的支持下,我们建立了一项收集并比较有关内镜医师 ERCP 操作过程中质量评估数据并测试其实用性和可接受性的试点项目[10]。评估信息包括内镜医师的经验和操作环境。每一阶段的数据均直接或通过单页数据表上传至一个安全网站,继而进行前瞻性研究。数据点包括适应证、复杂性等级、美国麻醉医师协会(ASA)评分、镇静/麻醉、准入标准、内镜操作和透视时间、单项操作(如胆道插管、括约肌切开、支架置入等)成功率,并注明早期和延迟并发症,患者没有标识符,数据自动进行分析,结果随即发布在网上。数据提供者可以通过报告卡直观地了解自己的表现总结,并在系统内将其与其他提供者进行比较(基准测试),但无姓名标识。几个国家的 150 多位 ERCP 操作者录入了超过 20 000 例病例数据。图 25.1 显示了一个输出示例,表示每一个内镜医师的胆道插管率。某些内镜医师所提交的数据显示了相当低的操作成功率,这点令人惊讶但同样值得鼓励。

这项试点项目表明,部分医师对于共享他们的数据并与同行进行业务表现

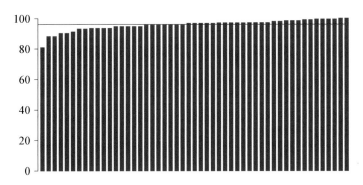

图 25.1　ERCP 质量网络评估项目中内镜医师平均报道的胆管插管率。

的比较是认可的,甚至是积极的。美国消化内镜学会(ASGE)联合美国胃肠病学会(ACG)也开展了一项类似的有关结肠镜检查的项目(胃肠镜质量改进共同体,GIQUIC)[11]。该项目正考虑将 ERCP 也纳入其中。

怎样的操作水平足够好,由谁决定

　　ERCP 质量评估项目证实了显而易见的事实,即使在那些坦诚分享数据的人群中,内镜医师的操作技能水平也有明显差异。并非所有的患者都能由专家进行操作管理。接下来的问题是谁来决定哪些操作可接受,以及哪些操作正当。专业组织最先着眼于评估掌握操作技能所需要的操作例数(远远太低),近来集中于探讨哪些是"可接受的"操作,即公正地评判独立操作的技术水平(之前已完成正式培训)。ASGE 最新发布的关于 ERCP 质量问题的报道[12]中作了如下叙述:"经验丰富的内镜医师其插管成功率可达到甚至超过 95％,培训项目的目标成功率一般需要达到 80％以上……因此,尽管成功插管的总体目标概率为＞90％,对大多数内镜医师而言,＞85％应该是可以实现的。"它接着报道:"常见胆道操作的技术成功率应当达到＞85％以上。"

谁将为你施行 ERCP 操作

　　我们是否都能接受许多 ERCP 仅是由技能一般的内镜医师进行操作的,特别是需要明确操作经验不足可能导致更多并发症?关于此话题我曾在别处讨论过[13]。你会让你近期的学员为你的家人施行失败的操作吗?你会接受一位成功率为 80％～85％的内镜医师为你本人或你的母亲进行操作吗?这种级别的操作水平在抢救或者是急诊及远程的情况下是可以接受的,但是对于有专家级别的操作医师在场时则并不可取。我个人认为至少对于基本胆道操作而言,

95％以上的成功率是一个合适的目标。当患者无法区分"85％"与"95％"的操作者时该如何做出明智的判断呢？在卫生保健系统体制内的人员可以通过一定的途径了解哪位医师操作技能"好"、哪位"不好"，但是绝大多数患者则无从得知。他们的判断主要依赖于护理人员（和朋友）的建议，以及被推荐的内镜医师的诚实度和沟通技巧（有时候并不充分）。我认为我们需要通过以下两种途径做得更好。一方面是将该行业机构的从业门槛提高，并在通过正式考核后授予证书或文凭。此举可能需要很多资源，同时并非没有争议，但对其他领域而言考核制度是确保知识和技能水平达标的公认的方法。授权书将基于报告卡的分析数据、专业知识的考核成绩以及操作病例的随机观摩等结果给予，条件许可的情况下还可在模拟训练仪上进行操作。这些考核需要对主观操作评判方面的得分标准达成一致意见。另一方面——同时也是第一条途径之后的一步——即鼓励或强制实行如前所述的报告卡模式，并教育引导公众在就诊治疗过程中主动索要报告卡的结果。

现如今如何进一步改善

质量网络评估项目表明在商业支持下部分热心的志愿者能主动提供数据供搜集、共享和比较。什么能够激励 ERCP 操作医师的主体人群主动参与呢？最终要靠知情并支付医疗费用的患者进行推动。操作成功率较差或者不提供相关数据的 ERCP 从业医师将处于不利地位。持续记录报告卡会成为一个竞争优势。在美国，此举应当提供一些医疗法律保护，并最终成为推动"绩效薪酬"的关键工具。目前日益广泛使用的电子内镜检查报告系统将使该进程更易推进甚至自动化。

尽管如此，仍然需要一个高级的核心机构进行数据的收集、分析和发布。这同样需要持续的资金支持。执业医师愿意支付这种费用吗？费用不是唯一的障碍。该项目的反对者总是怀疑数据的准确性，并指出当前所提出的报告卡仅关注技能水平，然而对于操作过程中的知识水平和决断能力同样也是重要的决定因素。这些都是需要解决而非逃避的挑战。

如何识别和衡量内镜中心的卓越性

患者常常希望并认为他们的 ERCP 操作程序能够被"完美地完成"，通常更关注整个过程的安全性、舒适度、尊严和效率。事实上，相较技术层面而言，患者在镇静后显然能够更好地评估此类因素。正如前面的章节所述，即使很有天赋的内镜医师，如果脱离了良好的工作设施、设备以及训练有素、配合良好的协作团队的支持，都无法开展工作。内镜医师应对所有这些因素负责，其要通过自己影响整个团队发挥积极作用,提高整个团队的工作质量。

下面列出可能影响 ERCP 手术操作质量的内镜中心特征性因素。

(1) 中心成立的年份。

(2) 特征:医院、独立式内镜诊疗单位、办公室。

(3) 认证机构(和最新评级)。

(4) 医疗主管的姓名。

(5) 护士长的姓名。

(6) 上一年度的 ERCP 操作数量及复杂性等级。

(7) 操作间及患者区数量。

(8) 护理人员的总数(和训练水平)。

(9) 规章制度。

- 镇静和监护。

- 清洁和消毒。

- 减少风险。

- 患者随访监测。

- 跟踪病理结果。

- 质量改进。

(10) 安全数据。

- 胰腺炎发生率。

- 感染率。

- 计划外插管。

- 计划外住院。

(11)沟通和反馈。

- 患者满意度数据。

- 员工满意度数据。

"内镜中心报告卡"可从以上标准中选择部分类目组成。英国的 Roland Valori 博士针对内镜中心提出的"全球评定量表(Global Rating Scale)"已成为内镜现代化进程的一部分[14]。该系统由于囊括广泛的基础知识,对提高操作质量具有重要作用,因此受到广泛支持。8 年来几乎涵盖英国所有内镜中心的连续测量结果,取得了可喜的进步和改善。在美国,ASGE 发起了一项"内镜中心认证项目(Endoscopy Unit Recognition Program)"[1]。该项目是自愿的、非专利的,但补充加入了 ERCP 特定类目。该项目十分受欢迎,目前数以百计的内镜中心已得到正式认证,着重点在于改进质量的项目和流程。

结论

内镜操作的相关人员都希望能确保操作过程高质量地完成。许多患者认为进行操作的医师均能胜任、设施设备均为安全(尽管有些可能看起来还有些欠缺)。将内镜的操作过程简单化为"插入,退出"的过程可让患者和医师都产生一种虚假的安全感。不良事件可能也确实会发生。我们专业人员必须努力说服操作者收集和分享操作数据。某些内镜医师不愿记录和公布他们的操作过程,但这不能阻止我们做正确的事情。我们应当直率而自豪地将数据看作质量的象征。这是正确的做法,最终将带来巨大的收益。

◇ 参考文献 ◇

1 www. bsg. org. uk. Accessed August 8,2014.

2 www. asge. org. Accessed August 8,2014.

3 www. acg. org. Accessed August 8,2014.

4 www. thejag. org. uk. Accessed August 8,2014.

5 www. conjoint. org. au. Accessed August 8,2014.

6 Faigel DO, Cotton PB; World Organization of Digestive Endoscopy. The London OMED position statement for credentialing and quality assurance in digestive endoscopy. Endoscopy 2009;41: 1069 - 1074.

7 Cohen S, Bacon BR, Berlin JA, et al. NIH State of the Science Conference Statement; ERCP for diagnosis and therapy. Gastrointest Endosc 2002;56;803 - 809.

8 Cotton PB. How many times have you done this procedure, doctor? Am J Gastroenterol 2002; 97;522 - 523.

9 Johanson JF, Cooper G, Eisen GM, et al. Quality assessment of ERCP. Gastrointest Endosc 2002;56(2);165 - 169.

10 Cotton PB, Romagnuolo J, Faigel DO, et al. The ERCP quality network; a pilot study of benchmarking practice and performance. Am J Medical Quality 2013;28(3);256 - 260.

11 www. giquic. gi. org. Accessed August 8,2014.

12 Baron TH, Petersen BT, Mergener K, et al. Quality indicators for endoscopic retrograde cholangiopancreatography. Am J Gastroenterol 2006;101;892 - 897.

13 Cotton PB. Are low-volume ERCPists a problem in the United States? A plea to examine and improve ERCP practice-NOW. Gastrointest Endosc 2011;74(1);161 - 166.

14 www. globalratingscale. com. Accessed August 8,2014.